KB252933

아시아
전통의학을
찾아서

허정 지음

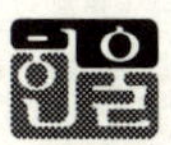

머리말

 돌이켜 생각해 보니 처음으로 구소련 땅을 밟은 것은 1984년이었다. 그 전에도 세계보건기구(WHO)의 초청을 받아 그곳에 갈 기회가 여러 번 있었으나 소련 정부의 입국사증을 받지 못해 번번이 좌절되곤 했다.
 두 달 동안에 걸친 소련 여행은 참으로 많은 것을 느끼게 했다. 모스크바를 거쳐 카자흐스탄 공화국의 수도 알마아타에 머문 후 우즈베키스탄 공화국의 타슈켄트와 사마르칸트를 거쳐 상트 페테르부르크를 끝으로 공포와 기대 속에서 소련 여행은 끝났다. 그 후 세계보건기구의 자문관으로서 중국의 변방이라 할 수 있는 내몽골(內蒙古), 서안(西安), 투르판, 우루무치 그리고 청해성(靑海省)과 티베트에 이르는 중국 여행 또한 내 인생에 값진 정신적 자산이 되었다.
 그 후에도 중국문화의 영향을 오래도록 받아온 베트남, 라오스, 캄보디아에 다녀왔다. 공식적으로는 세계적인 장수화(長壽化) 경향에 따른 비전염병 내지 성인병 관리에 세계보건기구가 관심을 갖게 되어, 중년 이후 성인건강관리를 위한 전통의학의 활용방안을 찾아보기 위한 여행이었다.
 오늘날 우리가 누리고 있는 장수화와 평균수명의 연장은 성인병에 대한 관리를 더욱 복잡하게 하고 있다. 오래 살게 되었다고는 하지만 과학적 의학과 현대 문명은 생리적 수명의 연장이나 중년 이후 성인들의 기대여명(期待餘命)을 연장하는 데는 별로 기여하지 못했다.

뒤집어 말하면 어릴 때 영양실조나 전염병으로 희생되었던 어린이들이 많이 살아남게 되어 통계적으로 볼 때 평균 수명이 연장되어 장수화 사회가 이룩되었으나, 늘어만 가고 있는 성인병 관리에는 별다른 진전이 없다.

따라서 세계보건기구는 18세기 후반 이래 서세동점의 거센 물결 속에서 세인들의 관심에서 벗어나 있던 아시아 여러 지역의 전통의학을 재평가하고 활용하는 데 관심을 쏟고 있다.

또 개인적인 입장에서 보더라도 예방의학과 보건학을 공부하면서 그 역사적 배경에 관심을 가져왔고, 더욱이 이런 전통의학의 흥망과 역사에 관심을 가져온 지 오래되어 세계 의학의 역사적 파악이란 차원에서 퍽 고생스러웠지만 지난 해까지 여러 오지를 돌아다니며 자료를 모으고 분석해 왔다.

우리나라와 일본은 물론 유라시아 대륙에 분포되어 있는 수많은 소수민족들은 이제 과학적 의학에 대한 대체의학(代替醫學) 내지 보완의학(補完醫學)의 차원에서 자신들의 전통의학을 되찾고자 힘쓰고 있다. 우리나라의 전통의학에 관련된 뿌리도 앞으로는 중의학(中醫學)과의 관계는 물론 인도의 아유르·베다 의학이나 서양의 그리스·로마 의학과 함께 폭넓은 안목에서 밝혀나갈 필요가 있다고 본다.

그런 의미에서 10여 년간에 걸쳐 모은 자료를 정리해서 한 권의 책으로 엮었다. 관심을 있는 분들의 참고가 되길 바랄 뿐이다.

1997년 4월
연구실에서

차 례

제2부 티베트의 전통의학

제1부

아시아 전통의학의 현장

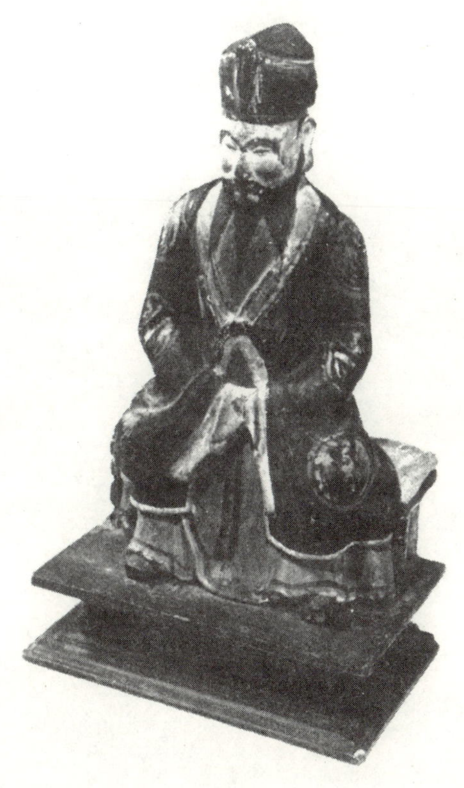

Ⅰ. 서설—아시아 의학의 전통

1. 왜 아시아 전통의학에 주목하는가

의학과 보건학을 중심으로 20세기 후반에 나타난 범세계적인 변화를 꼽는다면 생활수준의 향상과 의료기술의 발전에 힘입은 장수화 경향을 빼놓을 수 없을 것이다. 일본의 평균수명은 80세를 넘어섰다. 유엔의 추계에 따르면 현재와 같은 추세가 계속된다면 오는 2025년에는 일본의 전체 인구 가운데서 65세 이상의 진짜 노인들이 25~30%가 될 것으로 전망되고 있다. 우리 나라나 중국도 예외는 아니다.

과학적인 전염병 예방법의 도입은 평균수명의 연장을 가져오고 평균수명의 연장은 40~50대 이후의 장년 및 노인들의 증가로 나타나고 있다. 그러나 오래 살수록 병 없이 사는 사람들은 드물다. 전염병은 남녀노소를 가리지 않고 많은 사람들의 목숨을 앗아갔지만, 나이 먹은 사람들에게 생기는 성인병이나 노인병은 일단 발병하면 거의 완치되기가 어려운 비전염병이다.

제대로 관리를 해도 좋지 못한 합병증이 생겨 많은 사람들을 오래도록 괴롭힌다. 옆구리가 아프거나 무릎이 쑤시고 안면마비로 얼굴이 뒤틀리는 등 갖가지 통증이 나타난다. 그래서 이런 질병치료에 전통의학을 활용하자는 의견이 점차 세계적으로 확산되면서 세계보건기구(WHO) 는 노인들의 만성병 관리에 이같은 전통의학을 활용하는 방안을 모색하고자 필자로 하여금 중국과 구소련의 카자흐스탄 공화국 그리고 우즈베키스탄 공화국 현지로 네 차례에 걸쳐 직접 나가 그 타당성을 조사하도록 하였다.

물론 필자는 한의사가 아니다. 티베트의 장의사(藏醫師)나 몽골의 몽의사(蒙醫師)도 아니며 물론 위구르족의 유의사(維醫師)도 아니다. 서양의학을 공부한 후 예방의학과 보건학을 전공하고 20년 전부터는 의과대학에서 의학사 강의를 담당하고 보건대학원에서는 보건사를 강의하고 있다. 의학사나 보건사를 세계적인 안목에서 아시아나 한국으로 그 범위를 국한시키면 중국의 중의학(中醫學)이나 아시아 대륙의 전통의학은 매우 중요한 연구대상이 될 수밖에 없다. 이러한 인연 때문에 필자는 서양의학을 공부하였지만 전통의학을 학문의 대상으로 삼고 이해하려는 입장을 지녀왔다.

또 1961년 이후 근 10년 동안 한의과대학에서 보건학을 강의한 인연도 있어서 세계보건기구의 요청을 흔쾌히 받아들여 1990년 이후로 몇 차례에 걸쳐 만주는 물론 내몽골, 신강(新疆) 자치구, 청해성(靑海省), 서장(西藏) 자치구는 물론 우리 한의학(韓醫學)의 뿌리를 찾아보고자 북경, 장춘, 성도, 낙양, 정주, 서안 등 중국의 여러 지역을 돌아보았다. 이보다 앞서 1984년에는 두 달간에 걸쳐 구소련의 여러 지역을 돌아보았다. 특히 중앙아시아 여러 민족의 전통의학의 뿌리를 찾아보고자 카자흐스탄 공화국의 알마아타와 우즈베키스탄 공화국의 타슈켄트와 사마르칸트를 가보았다. 이 밖에도 중앙아시아는 아니지만 인도차이나 지역의 전통의료를 살피기 위해 1993년 12월에 베트남과 캄보디아를 역시 세계보건기구 자문관으로서 다녀왔다.

2. '중의학(中醫學)'이 곧 '아시아의 의학'은 아니다

제2차 대전이 끝날 때까지 약 20년 가까이 중국과 아시아에서 활동하였던, '유니세프' 주한 대표를 지낸 맥베인 씨는 중국을 가리켜 하나의 나라가 아니라 또 하나의 세계라고 말한 적이 있다. 중국은 확실히 넓다. 중국 안에는 우리 나라 동포뿐만 아니라 56개의 소수민족이 한족과 더불어 살고 있다.

물론 중국의 역사에서 크게 각광받은 민족으로는 한족과 몽골족 그리고 만주족을 꼽을 수 있다. 그러나 왕소군(王昭君)의 애기로 유명한 중앙아시아의 위구르족이나 문성공주(文成公主)의 일화로 잘 알려진 장족(藏族) 같은 존재도 무시할 수는 없을 것이다.

대개 중국의 역사는 중국을 둘러싼 북적(北狄), 남만(南蠻), 서융(西戎), 동이(東夷) 등의 변방민족과 한족 간의 관계가 한족을 중심으로 기록되어 있다. 의학의 경우도 예외는 아니다. 오늘날 중국이 정치적으로 강조하고 있는 이른바 중의학도 엄격히 따지면 한족을 중심으로 발달되어온 한의학(漢醫學)을 뜻하고 있다. 중국에서도 몽골족의 전통의학은 몽의학(蒙醫學)이라 일컬어지며 위구르족의 전통의학은 유의학(維醫學), 티베트의 전통의학은 장의학(藏醫學)이라 불린다.

역사적으로 한족만이 중국을 지배한 것이 아니라 변방의 만주족이나 몽골족도 대륙을 지배하였듯이 한족의 한의학이 아시아에서 언제나 지배적인 위치에 있었던 것은 아니다. 아시아의 전통의학은 인도의 '아유르·베다' 의학은 물론 아라비아나 시리아의 이슬람 의학, 더 나아가 유럽의 그리스 의학과도 밀접한 관계를 맺으며 발전해 왔다.

중국을 둘러싸고 있는 여러 나라들은 오래 전부터 각기 다른 민간의료를 가지고 있었다. 이런 의료는 오랜 문화적 기반 위에서 생긴 것으로, 이미 역사에서 그 자취가 사라진 것도 있다.

일반적으로 민간의료는 공식적인 문서에 의해 계승되어온 기술의학

(記述醫學)과 관련지어 생각해볼 수 있다. 문자에 따른 아시아의 기술의 학은 대체로 중국이나 인도 그리고 아라비아의 의학에서 그 근원을 찾을 수 있다. 우리 나라와 일본 그리고 베트남의 공식적인 전통의학의 뿌리를 거슬러 올라가면 중국의 한의학과 깊은 관련이 있음을 알 수 있다. 그런 의미에서 보면 일본의 한방(漢方)의학이나 우리의 한의학(韓醫學)은 중국의 한의학에서 그 이론체계를 모방해 왔음을 쉽게 알 수 있다. 그러나 우리 나라나 일본의 한방의학이 내용과 역사면에서 중국의 한의학과 똑같은 것만은 아니다.

질병이나 그 치료에 관한 사고방식에서도 아시아 여러 나라의 의사들은 각기 독창적인 비판정신과 고유영역을 지니고 있었다. 이런 사실은 마치 아라비아의 의사들이 비록 그리스 의학의 전통은 받아들였지만 그들 나름의 독창성과 비판정신을 가졌던 사실과 비슷하다.

확실히 아시아의 전통의학은 역사적으로 동양과 서양을 연결하는 중요한 가교 역할을 수행해 왔다. 그래서 좀더 넓은 시야로 아시아 대륙의 뿌리를 찾으려면 이 고장의 전통의학부터 찾아나서야 할 것으로 여겨진다. 필자는 이 글을 통해 아직도 거의 알려지지 않은 중국 및 중앙아시아의 여러 민족이 지니고 있는 전통의학의 뿌리를 찾아보기로 하겠다.

3. 중앙아시아의 전통의학

중앙아시아에 사는 사람들은 크게 나누어 서너 부류로 구분된다. 첫째가 위구르족이고 둘째는 우즈베크인이나 타타르족 같은 회교도, 셋째는 얼굴 생김새가 한족에 가까운 타지크나 카자흐족, 넷째는 몽골족과 장족(藏族) 그리고 한족을 꼽을 수 있다.

신강 자치구의 중심 도시인 우루무치는 제법 큰 도시로 인구가 10만 명이 넘는다. 그러나 그 거리를 자동차로 달리다보면 확실히 이 고장은 동서간의 문화교류가 활발하였고 그만큼 인종 및 종교적으로 다양한 사람들이 모여산다는 것을 쉽게 알 수 있다. 근래에 구소련의 카자흐스탄과 우즈베키스탄 공화국과의 국영무역으로 붐비는 위구르족과 러시아족의 거리를 벗어나면 타타르족의 거리가 나오고 다시 거기에서 얼마 가지 않아 몽골족과 한족이 모여사는 구역으로 들어선다.

인종과 종교가 서로 다르듯 이곳의 전통의학도 꽤 다르다. 생활습관도 차이가 난다. 돼지고기를 먹고 만지는 한족의 손이 불결하다고 해서 이들이 만든 음식은 먹지도 않는 철저한 청진교도(淸眞敎徒)들이 있는가 하면, 이곳에서 도보로 10분만 가면 회교도들이 그렇게 싫어하는 돼지고기를 길거리에서 파는 한족들을 볼 수 있다.

근래에 투르판에서 출토된 자료에 따르면 불교의학과 관련된 여러 가지 의서들이 나오고 있다. 『서역제선소설요방(西域諸仙所說要方)』이나 『서역바라선인방(西域婆羅仙人方)』 같은 책은 그 이름만 보아도 인도에서 건너온 불교의학과 관련된 의서임을 쉽게 짐작할 수 있다. 더구나 이 지역은 10세기경 아라칸[哈立汗] 왕조 때부터 이슬람 문명권에 흡수되어 아라비아 의학의 영향을 받기도 하였다. 원래 아라비아 의학은 동로마에서 그리스 의학을 받아들였기 때문에 그리스 자연철학의 4원소설(四元素說)처럼 화(火)·기(氣)·토(土)·수(水)의 4액체설로 모든 병을 설명한다. 이와 비슷하게 인도의 불교의학은 지(地)·수(水)·화(火)·풍(風)의 네 가지 요소로 질병과 건강현상을 설명하는 4원소설이 그 근간을 이루고 있다. 따라서 한의학과는 이론이나 실제 치료면에서 꽤 차이가 난다.

이런 영향을 가장 많이 받은 의학체계를 든다면 장의학, 몽의학, 유의학 같은 이 지역의 전통의학을 꼽을 수 있다.

좀 오래된 얘기지만 청나라 강희제(康熙帝) 때 북경에 와 있던 불란서 신부(神父) 파르닝의 기록에 따르면 당시 청나라를 통일하여 그 영향력이 절정에 달한 강희제 역시 한의학뿐만 아니라 여러 가지 의학체계에 흥미가 많았다고 한다. 청나라 왕실의 외과의사로 있었던 '파라미노'가 강희제를 따라 서북의 변경지방에 갔을 때 왕은 갑작스럽게 심한 산통(疝痛)을 일으켰다고 한다. 이때 한의사는 물론 서양의사들도 병을 고치지 못하여 결국 그 고장의 라마승에게 자신의 병을 고치도록 하였다. 이 라마승은 자신이 가지고 있던 기름과 대마(大麻) 그리고 약초가루를 써서 강희제가 아파하는 곳을 찜질하자 30분도 되지 않아 깨끗하게 나았다고 한다. 이런 애기는 갑신정변 때 큰 부상을 입은 당시의 세도가 민영익을 알렌이 고쳤다는 애기와 흡사하다.

이와 같이 중앙아시아의 장의학 같은 전통의학은 이 고장 고유의 풍부한 약재와 온천 그리고 독특한 치료법을 가지고 있다. 지대가 높고 춥지만 청장고원(靑藏高原)에는 온천이 많다. 체가단 호수 주변에는 석회암 지대에서 솟아나는 좋은 온천이 있다. 라사 부근의 산중에도 온천들이 많다. 또 3백 종이 넘는 각종 식물과 자연적인 약용식물이 있다. 대황(大黃), 당귀(當歸), 동충하초(冬蟲夏草) 등 수많은 약재가 생산된다. 이 가운데 겨울에는 벌레, 여름에는 풀로 여겨지는 동충하초는 곰팡이균의 기생을 받은 나비나 모기의 유충(幼蟲)으로 매우 희귀하고 유명한 약용식물로서 히말라야 지방에서 자라고 있다. 중국의 한의학뿐만 아니라 서양의학에서도 이런 약재들이 쓰이고 있다.

Ⅱ. 티베트의 전통의학 탐방

1. 티베트의 첫인상

　1951년 이후 중국의 직접 지배 하에 들어간 티베트는 아직도 외국인의 방문을 제한하고 있다. 분리독립을 원하는 장족과 라마 승려들의 시위 때문에 외국인들이 여행이 자주 취소되기도 한다. 티베트의 수도에서 자동차로 두 시간 거리에 비행장도 생기고 최근에는 청해성(青海省)과 연결되는 도로도 생겼지만 북경에서 직행하는 비행기는 아직 없다.

　필자는 중국 정부의 외국인 특별여행허가증을 받아 중경(重慶)에서 하룻밤을 묵은 뒤 라사로 들어갔다. 근래에는 치안이 비교적 잘 이루어지면서 단체관광객도 받고 있지만 외국인의 왕래는 그리 많지 않은 편이었다. 9월 말이었지만 고산지대여서 밤에는 춥고 낮에는 햇볕이 매우 따가웠다. 비행장에는 이곳 자치정부의 위생국 부국장이 직접 나와 맞아주었다.

　이곳은 해발 약 4천 미터여서 고산병에 걸리기 쉬우므로 오후에는 쉬라고 하였지만 카메라를 들고 안내하는 위생국 직원과 함께 포탈라 궁을 찾았다. 북경에 묵는 동안 호텔에서 포탈라 궁 수리가 2년만에 마무

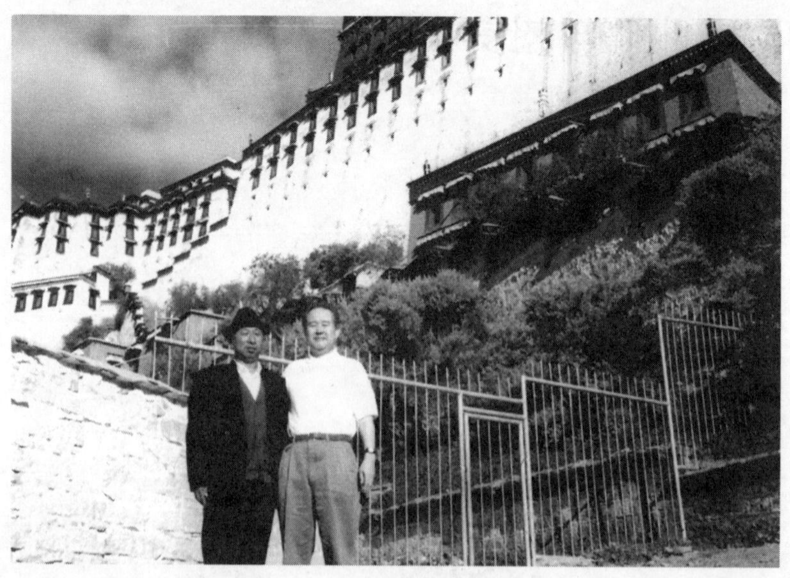

티베트의 상징 라사의 포탈라 궁(오른쪽이 필자).

리되었다는 뉴스를 접한 터라 가벼운 흥분 속에 찾아간 것이었지만 첫
인상은 실망뿐이었다. 내부 벽화나 불상 관리도 그렇지만 언덕 위의 포
탈라 궁을 둘러싼 주변 동산은 온통 빈민굴 같은 허름한 건물들로 둘러
싸여 있었다.

  두 시간 반에 걸쳐 궁 주변과 역대 달라이·라마들의 불상들을 돌아보
고 자동차를 타고 라사 강에 이르니 근래에 이주해온 한족 사람들이 물
고기를 잡고 있었다. 이곳 사람들은 물고기를 거의 먹지 않는다. 사람이
죽으면 새들에게 육신을 보시하려고 산 위에서 조장(鳥葬)을 지내거나
물고기 밥이 되는 수장을 지내고 있기 때문에 좀처럼 물고기를 먹지 않
는다고 하였다. 그리고 이승에서 죄가 많은 사람들만 땅에 묻는 매장을
한다는 얘기였다.

2. 티베트 정력제 칠십미진주환(七十味珍珠丸) 이야기

현재 이곳 시간은 북경과 차이가 없다. 그러나 1950년까지는 표준시간이 북경과는 세 시간 이상 차이가 났다. 그래서 여름에는 9시 반이나 10시에 출근하고 겨울에는 11시에 출근한다. 점심시간은 대개 1시간 반에서 두 시간쯤 되며 일찍 퇴근하는 것 같았다. 마침 전화연락이 되어 서장자치구 장의원(藏醫院)의 문진부(聞診部) 차장과 만났다.

문진부는 우리 나라로 말하면 외래진료소이다. 이 문진부는 조캉 사원 즉 한문으로 대조사(大照寺) 옆의 가장 번화한 거리에 있었다. 인사를 나누고 명함을 받으니 이름이 네 글자인 공쟈오지아추오[貢覺加措]라는 장의(藏醫)였다. 통역을 통해 여러 가지 얘기를 들었는데, 그의 설명에 따르면 이곳에선 거의 탕약을 쓰지 않고 가루약이나 환약을 쓴다는 것이었다.

이제는 많은 사람들이 도회지에 정착해 살고 있지만, 그래도 지대가 낮은 고장에서는 양을 치고 고산지대에선 야크와 말떼를 따라다니는 유목생활을 하다보니 다려먹기도 힘들고 부피도 많은 탕약보다는 환약이나 침을 많이 쓴다는 얘기였다. 그는 귀한 손님이 왔다면서 칠십미진주환을 선물로 주었다. 이 약은 우리 나라 식으로 말하면 중년 이후 남성들을 위한 강장보양약(强壯補陽藥)이다. 그 속에는 70가지 약재가 들어있어 칠십미진주환이라는 얘기였다.

이보다 값이 조금 싼 보약으로는 이십미산호환(二十味珊瑚丸)이 있고 오미감로환(五味甘露丸)도 중년 이후 남자들에게 좋다는 얘기였다. 신기한 느낌이 들어서 필자의 통역인 한족출신 의사의 도움을 받아 한문으로 그 주성분을 알아보니 측백(側柏), 마황(麻黃), 두견엽(杜鵑葉), 야고(野高), 홍류엽(紅柳葉)의 다섯 가지 약으로 되어 있는데 이 약 또한 정력에 매우 좋다고 하였다.

이같은 약들의 특색을 든다면 사람의 생리기능을 조절하고 정력을 향

상시키기 위해 티베트 같은 내륙에서는 구하기 어려운 산호가루 같은 것
도 넣어 고혈압이나 관절염, 소화불량에 잘 듣고 중년 이후 남자들의 정
력에도 도움을 주는 일종의 최음제(催淫劑)나 미약(媚藥)의 역할까지 한
다는 얘기였다.

3. 티베트의 장수촌

티베트는 지대가 가장 낮은 곳이 해발 3천7백 미터이고 높은 곳은 5
천 미터에 가깝다. 산소가 부족해서 외국인들은 좀체로 적응하기 힘들
다. 그러나 티베트는 이미 역사시대 이후 기원전 500년경부터 문자로
기록된 역사를 가지고 있는데, 7세기경에는 티베트 글이 만들어졌고 7
세기 들어 중앙아시아를 정복한 후 서기 763년에는 중국에 들어가 한때
장안(長安)을 점령하기도 하였다. 또 785년에는 서쪽으로 나아가 파미
르 고원까지 그 지배 하에 두고 찬란한 문명을 이룩하였다. 아직도 나취
[那曲], 르카저[日喀則], 샨난[山南] 같은 곳에는 이들이 자랑하는 장수
촌이 있다.

이런 곳에 가보면 생활수준도 낮고 위생상태도 좋지 않다. 거의 목욕
을 하지 않아 냄새가 나는데다 강렬한 햇빛으로 피부가 상하는 것을 막
기 위해 야크 젖으로 만든 버터를 바르는 등 어쩐지 불결한 느낌이 든
다.

밥도 없고 빵도 없다. 고산지대에선 야크 고기를 주식으로 하며 4천
미터 이하의 낮은 고장에선 양고기를 먹고 '짬바'와 버터 차를 마시는
것이 고작이다. 해발 4천 미터 이상의 고산지대에서 자라는 보리나 조를
그대로 볶아 빻은 것을 젖으로 만든 버터를 넣고 반죽을 해서 오른손으
로 먹는다. 야채도 없고 과일도 거의 먹지 않는다.

그렇다고 피부병이 많은 것은 아니다. 사실 오늘날 현대인이 앓고 있

는 대부분의 피부병은 몸을 너무 깨끗이 하고 위생적으로 관리함으로써 생겨난 경우가 더 많다. 아프리카의 오지나 티베트 같은 중앙아시아에선 거의 목욕을 하지 않고 일생을 살아간다. 태어나서 목욕한 뒤로 장가들고 시집갈 때 다시 한 번 하고는 죽을 때까지 특별한 경우 말고는 목욕을 하지 않는다. 역설적인 얘기가 되겠지만 피부를 지나치게 닦으면 오히려 피부병에 더 잘 걸린다는 것은 이미 전문가들의 공통된 견해이다.

티베트에 머무는 동안 여러 곳을 둘러보았다. 생활수준도 낮고 먹는 것도 별로 균형 있는 식사가 되지 못하였다. 그러나 우리 나라 같이 악착스럽게 사는 사람은 없었다. 부자나 권력을 부러워하는 사람도 보지 못하였다. 확실히 이들에게 이승이란 잠깐 머물다 가는 과정으로 받아들여지는 것 같았다. 중국이 이 고장을 점령할 때만 해도 어느 가정에서나 아들이 둘 이상 태어나면 한 사람은 반드시 승려가 되게 해서 한때는 전인구의 4분의 1이 라마 승려였다고 한다.

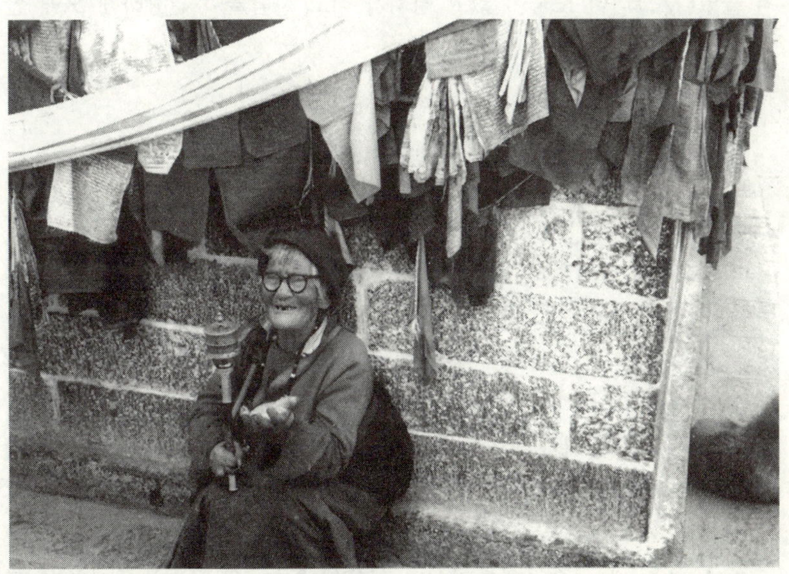

티베트 라사 거리에서 복을 빌기 위해 마니콜로를 돌리는 노인의 모습.

라사의 번화가는 물론 시골의 작은 도시에서도 라마 승을 볼 수 있다. 크고 작은 절에서는 그림이나 영화에서 본 것처럼 온몸을 던져 부처님께 절하는 오체투지(五體投地)하는 사람들을 수없이 보게 된다. 걸어다닐 때도 누구나 '마니콜로[瑪尼闊羅]'나 '마니창아[瑪尼常呵]'라는 것을 돌린다. 마니콜로는 마치 곡예사가 접시를 돌리듯 원통처럼 생긴 것의 머리부분을 돌리는 것이고 마니창아는 우리 나라의 염주와 흡사하다. 걸어다닐 때는 물론 잠시 쉴 때도 누구나 쉴새없이 마니콜로를 돌리거나 마니창아를 굴린다.

라마 사원에 가보면 입구에 사납게 생긴 신장(神將)들이 버티고 서 있고 경내로 들어가면 반드시 복을 빌기 위해 돌리도록 되어 있는 '마니경륜(瑪尼經輪)'이 있다. 이런 것은 티베트뿐만 아니라 청해성과 신강자치구 그리고 몽골에서도 찾아볼 수 있다. 세상만사는 모두 부처님 뜻에 따라 이루어진다는 얘기이다. 생활이 종교이고 종교가 생활이라는 느낌마저 들었다. 그러니 도둑이 없고 범죄가 적고 사람들이 건강하게 오래 산다는 설명이었다.

4. 만성병 치료와 약욕(藥浴) 이야기

티베트의 전통의학도 인도의 고대 불의설(佛醫說)을 받아들이고 있다. 생로병사(生老病死)의 4대고(四大苦)를 비롯한 모든 괴로움 가운데 병을 다스리는 데 힘쓸 뿐 아니라, 이런 병들은 지수화풍(地水火風)의 네 가지 원소가 조화를 이루지 못하여 생겨난다는 4대부조병리설(四大不調病理說)을 받아들이고 있다. 우리 나라도 이런 불의설에 영향을 받은 흔적을 많다. 여러 가지 의서(醫書)에 나오는 서역산 약재뿐만 아니라 분명히 서역에서 유래하였을 것으로 생각되는 치료법도 있다.

조선 세종 때 나온 『향약집성방(鄕藥集成方)』을 보면 "풍선창(風癬

瘡)에는 단고박하(單鼓薄荷)를 넣어 목욕을 시키면 좋고 악질편신창(惡疾遍身瘡)에는 부평(浮萍)을 쪄서 그 물에 목욕을 시키면 좋다"는 구절이 있는데, 이는 약욕법을 가리키는 것이다. 티베트에서도 약욕과 온천욕은 갖가지 만성병 치료에 이용되고 있다. 그곳 장의원의 입원실 옆에 반드시 약욕실이 있다.

라사에서 자동차로 세 시간쯤 달리면 온천이 나온다. 청해성이나 몽골에도 좋은 온천이 많아 소화불량은 물론 관절염이나 신경통 같은 만성병 치료에 이용되고 있다. 특별한 시설도 없이 노천욕을 즐기는 것을 보았다. 13세기 원나라 때의 『음선정요(飮膳正要)』를 보아도 티베트나 몽골에서는 온천물을 마시고 목욕을 해서 여러 가지 병을 깨끗이 고친다고 하였다.

티베트의 전설에 따르면 대부분의 온천은 사람이 별로 살지 않는 산간이나 원시림 속에 자리잡고 있는데 주로 사냥꾼들에 의해 발견되었다고 한다. 먼 옛날 어느 사냥꾼이 야생양 한 마리를 활로 쏘았는데도 피를 흘린 채 숲속으로 사라지길래 서둘러 뒤쫓아가보니 금세 상처가 아물어 멀리 도망갔다더라는 얘기로, 그곳에 좋은 온천이 샘솟고 있었다는 것이다.

이들이 약욕에 쓰는 약재는 자백(刺柏), 마황(麻黃), 소백호(小白蒿), 동청(冬靑), 하백(河柏) 같은 생약을 찐 물에 목욕을 시키고 있다. 여기에 잘 듣는 병으로는 신경통, 관절염, 소화불량 같은 병을 꼽고 있다. 이 밖에도 여름이면 우리 나라에서도 근래에 유행하고 있는 모래찜질을 해서 여러 가지 만성병을 고치고 있다.

5. 우리 나라의 굿과 '룽다[龍達]' 이야기

고려 인종 때 송나라 사람 서긍(徐兢)이 쓴 여행기 『고려도경(高麗圖經)』을 보면 "고려에서는 병에 걸려도 약을 먹지 않고 귀신만을 섬기는

법을 알아 저주염승(詛呪厭勝)만 일삼았는데 중국에서 고명한 의원을 보내 사람들의 병을 고쳐주었다”는 굴욕적인 얘기가 나온다. 쉽게 말하면 중국은 문명이 발달하였지만 우리 나라는 그렇지 못하였다는 아전인수격 얘기이다.

실제로 중국에 가보면 아직도 병을 고치는 데 비과학적인 요소를 수없이 찾아볼 수 있다. 티베트의 경우도 예외는 아니다. 비행기에서 내려 시내로 들어서자 맨먼저 눈에 띄는 것이 양병기복(攘病祈福: 병을 물리쳐 복을 구함)한다는 ‘룽다’였다. 몽골이나 청해성 그리고 신강지방에서는 이같은 의식을 ‘오뿌[傲布]’라고도 한다.

쉽게 말하면 횡액을 막고 병고에서 벗어나기 위한 일종의 토착신앙 같은 것이다. 시골에 가보면 돌을 쌓아놓고 그 한가운데에 이런 오뿌나 룽다를 세워 놓는다. 30~40년 전 우리 나라 성황당과 흡사하다. 룽다는 마치 깃대에 소원이 담긴 깃발 같은 천을 수없이 매달아 놓은 것으로 복을 빌고 무병장수를 기원하기도 한다. 이런 깃대는 사람이 사는 곳이면 어디에나 있다. 집 안에도 있고 들에도 있고 길거리에서도 볼 수 있다.

이런 풍습은 라마교와는 별로 관계가 없으며 불교가 전래되기 전부터 있었던 ‘분교(苯教)’와 관계가 깊은데, 몽골에서는 살만교(薩滿敎: 샤마니즘)의 영향 하에 전래되어 왔다. 특히 이런 토착신앙에 종사하는 도사들은 미친 사람을 잘 고친다고 한다. 이런 의식을 전문적으로 관장하는 사람을 ‘뿌어(布額)’라 하는데, 일종의 기도사 역할을 하는 것으로 우리 나라에서 미친 사람을 다스리기 위해 무당이 굿을 하는 것과 비슷하다. 우리 나라의 굿 역시 티베트나 몽골를 통해 이처럼 정신병 치료법의 일환으로 전래된 것이 아닌가 여겨진다.

6. 『동의보감(東醫寶鑑)』과 서역의 약재

우리 나라에선 지방에 따라 좀 다르지만 경상도나 전라도에서는 소주를 고을 때 '아라기[阿刺吉]' 냄새가 난다고 하고 개성에서는 아직도 '아락' 주(酒)라고 한다. 이런 점에 미루어볼 때 우리 나라에서는 소주를 아라비아 원명을 따서 '아락' 술이라 불러온 것으로 보는 학자들이 많다. 이수광(李晬光)의 『지봉유설(芝峯類說)』에도 소주 만드는 법은 원나라 때 들어왔다고 한다. 종래의 포도주나 곡주를 증류해서 알콜을 만드는 이른바 알콜 증류법은 아라비아의 명의(名醫) 아비센나가 발견한 것으로, 그 후 원나라 사람들이 이 알콜 증류법에서 배워 소주를 만들었다는 것이다. 오늘날 남쪽지방에서는 제사를 드릴 때 막걸리나 청주는 쓰지만 소주는 쓰지 않는다. 이런 풍속은 소주가 예로부터 우리 고유의 민속주가 아니라 외국에서 들어온 것이기 때문에 쓰지 않는다고 보는 견해도 있다.

확실히 티베트에 가보면 우리의 풍속과 비슷한 것이 많다. 절에 가면 흔히 볼 수 있는 탱화를 티베트에선 '탕커[唐卡]'라고 한다. 아직도 티베트에선 이런 탕커를 이용해서 의학교육을 하고 있다. 『사부의전(四部醫典)』도 정교하게 그린 벽에 걸린 탕커를 이용해 교육된다.

물론 우리 나라와 티베트 혹은 서역의 전통의학 사이에 직접적인 교류가 이루어졌다는 증거는 찾아보기 어렵다. 그러나 중국의 여러 사료나 우리 나라의 『동의보감』을 보면 서역이나 인도, 더 나아가서는 아라비아산 약재들이 그 약성(藥性)이나 약리작용과 함께 소개되어 있다.

이곳 장의원의 설명에 따르면 전세계적으로 희귀한 약재들은 모두 티베트에서 생산된다고 한다. 앞에서 언급한 칠십미진주환 같은 약은 카트만두를 통해 네팔이나 동남아시아로 대량 수출된다고 한다. 비록 라마불교는 탄트라와 주술적인 황교(黃敎) 분위기가 짙지만 분명히 우리 나라와도 활발한 교류가 있었고 약재 역시 교류된 것으로 짐작된다.

실제로『동의보감』에 기록된 20종의 약재는 분명히 중앙아시아산 아니면 티베트산으로 추정된다. 그 약재들의 이름을 적어보면 서각(犀角), 대모(玳瑁), 목향(木香), 아위(阿魏), 회향(茴香), 두관(荳冠), 호박(琥珀), 정향(丁香), 유향(乳香), 단향(檀香), 강진향(降眞香), 소합향(蘇合香), 빈향(檳香), 용흉향(龍胸香), 몰약(沒藥), 안식향(安息香), 천축향(天쯔香), 호숙(胡叔), 유황(硫黃), 붕사(硼砂) 등이다.

또『고려사(高麗史)』를 보면 서역 상인들이 세 차례에 걸쳐 우리 나라에 찾아와 조정에 예물을 바쳤다고 한다. 그 가운데 몰약이나 대소목(大蘇木) 같은 것은 그때에 처음 소개된 것이다. 그런 의미에서 티베트의 문물과 의학은 파미르나 타클라마칸 고원을 넘어 몽골로 전파되어 원나라 때에 우리 나라에도 전해진 것으로 생각된다. 특히 우리 주변에서 관격(關格)이 들면 손끝에서 피를 뽑듯이 티베트에서도 병이 나면 몸에서 피를 뽑는 사혈요법(瀉血療法)을 흔히 쓰는 것을 보았다. 그런 점에서 우리 나라의 양생법도 티베트 불교의학의 영향을 많이 받은 것으로 짐작된다.

7. 티베트 의학의 고전—『의경팔지』와 『사부의전』

티베트에 가려면 꿔뤄장족자치주(果洛藏族自治州)를 지난다. 이곳의 주정부가 있는 티엔떠[甘德]에서 장의원 구경을 하고 저녁 식사를 대접받았는데, 귀한 손님이 왔다며 양을 잡아 즉석에서 삶아놓고 큰 칼을 주면서 먹으라고 하였다. 야채는 없고 좁쌀이나 보리를 볶아 빻은 것을 버터를 녹인 더운 물에 넣고 손으로 반죽을 해서 먹었다. 전통적인 티베트족의 성찬을 대접받은 것이다.

이튿날에는 중국에서 두번째로 큰 라마 사원인 '테르' 사원으로 갔다. 이 절은 역사도 길고 명나라 홍무(洪武)의 교주 카빠[喀巴] 대사가 출생한 곳으로 라마 불교에 새로운 활력을 불어넣은 곳이기도 하다. 몇 해

전에 죽은 '핀첸·라마'도 이 절에 와서 큰 법회를 열기도 하였다.

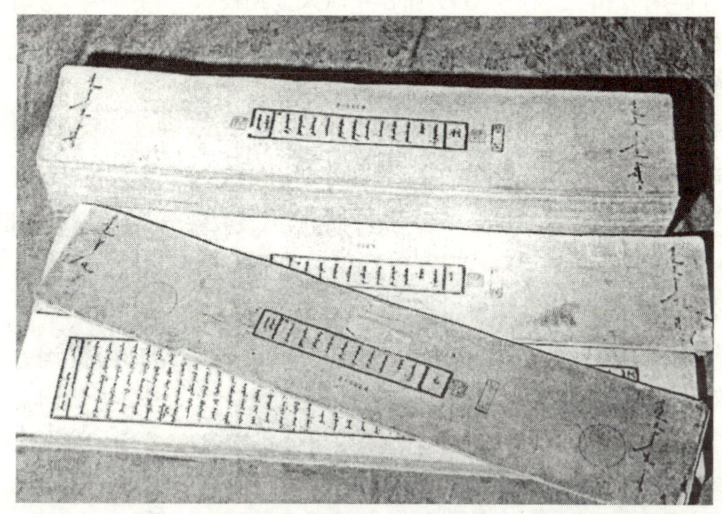

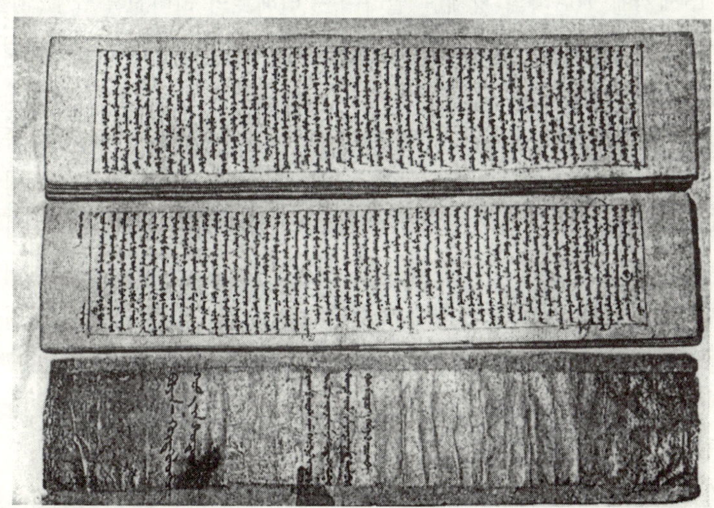

티베트를 대표하는 의학경전인 『사부의전』(위)과 그 해설서. 티베트의 전통의학과 인도, 한나라, 몽고 등 여러 민족의 전통의학을 종합하였다.

독실한 라마교 신도들이 오체투지하면서 참배하는 모습에서는 많은 것이 느껴졌다. 현재 이 절은 대금와전(大金瓦殿)을 비롯하여 7동의 건물로 되어 있다. 불경을 외우면서 수없이 드리는 마니경륜은 영겁의 세월을 넘어 인간의 삶 자체에 새로운 의미를 부여하는 것 같았다.

원래 티베트의 장의학은 라마 불교와 떼어놓을 수 없다. 아직도 이 절에는 60여 명의 젊은 라마승이 6년간의 과정으로 장의학을 공부하고 있다. 장의학의 기본경전인 『의경팔지(醫經八支)』나 『사부의전(四部醫典)』은 중국말로 번역되기도 하였지만 이곳에선 모두 티베트말로 된 의학경전으로 배우고 있었다.

모든 종교의학에는 신비한 일면이 있다. 라마교도 밀교(密教)적인 분위기가 짙다. 불교의학뿐만 아니라 도교의학이나 회교의학도 그런 면에서 보면 서로 비슷하다. 장의학이나 장의학의 강력한 영향 아래 나타난 몽의학도 모두 티베트의 황교(黃教)와 밀접한 관계를 가지고 발전해 왔다. 13세기에 원나라의 황제 쿠빌라이는 티베트의 라마교를 국교(國教)로 선언하고 몽골에까지 보급하는 데 힘썼는데, 라마교가 몽골에 본격적으로 전파된 것은 16세기 후반부터였다.

1577년에 토메트 지방의 '아루탄 칸'이라는 사람은 당시 티베트 종교의 수령인 제3세 달라이·라마를 초청하여 황교에 귀의하고 몽골지방에 황교를 포교하였다. 그 후로 타루카 지방의 '아바다이 칸'을 비롯하여 여러 곳의 캔[汗]들이 뒤이어 황교에 귀의한 채 포교에 앞장섰다. 이렇게 해서 티베트의 라마교는 몽골에 본격적으로 전파되었다. 이런 과정을 통해 중앙아시아에 오랫동안 뿌리내렸던 일종의 원시종교인 살만교를 대신해서 황교가 폭넓게 보급되고 『의경팔지』와 『사부의전』 같은 장의학 관계 의서도 널리 보급되기 시작하였다.

이때 몽골에 전수된 『의경팔지』는 224권의 『단주니경(丹珠爾經)』 속에 들어 있는 『팔지심요(八支心要)』였다. 이것은 고대 인도의 아유르·베다 의학경전의 하나로 3세기 무렵 인도의 대학자 뤄빤빠뿌[羅班巴布]

라는 사람이 쓴 것이다. 그 기본 이론은 기·담·담(氣膽痰)과 칠정력(七精力) 그리고 삼예(三穢)에 관한 이론과, 인도 고대의 유물사상(唯物思想)에 입각한 토(土)·수(水)·화(火)·기(氣)·공(空)의 5원소로 이루어진 것이었다.

『의경팔지』에는 한족의 한의학에서 볼 수 있는 목(木)·화(火)·토(土)·금(金)·수(水) 같은 오행설(五行說)이나 오장육부이론(五臟六腑理論)은 들어 있지 않다. 17세기에 이르러 티베트말로 된 『단주니경』이 몽골어로 번역되면서 『의경팔지』 같은 고대 인도의 의서들도 번역되었던 것이다. 『사부의진』은 의학에 관련된 네 가지의 근본적 경전이란 뜻을 지닌다. 이 의서는 원래 8세기경에 티베트의 유명한 의학자 '여우튀커윈딴짠뾔[由托克雲丹官卜]'란 사람이 티베트말로 쓴 후 12세기에 다시 새롭게 정리된 책이다. 이 책은 티베트민족의 전통의학을 기초로 해서 인도의 『의경팔지』 이론과 경험은 물론 한의학의 이론을 일부 수용해서 만들어진 책이다.

이 책은 16세기에 이르러 몽골에 전해졌고 청나라 때에 몽골말로 번역되어 목판본으로 출간되었다. 일부 학자들의 주장에 따르면 이 책은 이미 원나라 때 몽골에 전해졌다고 하지만 보편화한 것은 16세기 이후이다. 『사부의전』에 들어 있는 기·담·담 이론과 칠정력 그리고 삼예에 관한 이론 및 5원소설은 분명히 『의경팔지』와 같다. 그러나 오장육부이론과 한의학에서 볼 수 있는 목·화·토·금·수의 오행설은 분명히 한의학으로부터 들여온 것이다.

이처럼 각기 다른 이론은 모두 티베트의 전통의학과 유기적으로 결합되어 수용되었다. 예컨대 『사부의전』에 들어 있는 육부(六腑)의 하나인 사무사이는 내생식기(內生殖器)를 의미하는 것으로, 한의학에서 말하는 삼초(三焦)와는 분명히 다르다.

8. 먼빠짜추앙[門巴札倉]과 비방(秘方) 이야기

티베트 전통의학 교육은 도제교육의 형식을 통해 전수되기도 하였지만 의학이론이 발전하면서 차츰 전문교육기관이 생겨났다. 원나라 이후에도 이같은 의학교육기관이 있었다는 사실은『원사(元史)』나『성경통지(盛京通志)』에 나온다. 17세기에 이르러 티베트 지방에서는 '먼빠짜추앙'이라는 기관이 설치되어 의학교육을 전담하게 되었다. 글자 그대로 먼빠[門巴]란 의학을 뜻하며 짜추앙[札倉]은 학교란 뜻으로 의사를 양성하는 의학교를 의미한다.

이 찰창은 그 후 1868년에 이른바 회민 폭동 등 회족의 반정부활동으로 큰 피해를 입었지만 1876년부터 제 기능을 회복하여 2백 명 이상의 의학생을 배출하였다고 한다. 이 밖에도 청나라 때는 요녕성(遼寧省)에 먼빠짜추앙이 설치되면서 여러 지방에 의학교가 사원 형태로 생겨나 의학교육을 담당하였다. 1951년까지 라사에서 가장 큰 의학교육기관은 바로 이같은 먼빠짜추앙의 하나인 약왕산(藥王山)이었다. 이제는 장의학원(藏醫學院)으로 통합되었지만 아직도 지방에서는 큰 사원에서 의사를 양성하고 있다. 그러나 일반인들은 대대로 비방을 물려받고 절에서 교육받은 나이 먹은 의사를 가장 존경하며 그들을 노장의(老藏醫)라 부르기도 한다. 그만큼 티베트의 전통의학에도 신비한 일면이 남아 있는 것이다.

이 짜추앙에 들어가면 몇 년 동안 티베트말을 배워 시험에 합격함으로써 정식 학생이 된 다음 다시 5단계의 진급과정을 거쳐 의사로 성장하였다. 여름이면 산과 들에 나가 약초도 채취하였다. 마지막으로 제5급에 이르러 졸업에 임박해서는 의학교의 교수격인 먼빠한삐[門巴罕卜]의 지도 아래 선생과 학생 전원 앞에서 구두시험을 치러 거기서 합격되면 의료에 필요한 각종 기구가 상으로 주어지고 마란빠[瑪然巴]란 칭호가 부여되었다. 이 칭호를 받은 의사는 먼빠짜추앙에서 의학교육을 담당할 수 있는 고급의사가 된 셈이었다. 이런 먼빠짜추앙은 의학교육뿐만 아니라 의료를 실시하는 중요한 역할도 담당하였다.

여름이면 멀리서 병을 고치려고 찾아온 사람들이 친 몽골 파오로 북적거리기도 하였다. 실제로 필자가 테르 사원을 방문한 것은 여름이었다. 많은 사람들이 모여들어 천막을 쳐놓고 진료를 받고 있었는데, 약욕이나 침구(鍼灸)도 이용하였지만 여러 가지 환약을 많이 쓰는 것 같았다.

역시 어느 나라의 전통의학에서나 신비한 일면이 많이 남아 있는 것 같았다. 비록 그 성분이 과학적으로 규명되지는 않았지만 많은 사람들에게 쓰이고 있는 것만은 사실이다. 역시 전통의학의 가장 큰 숙제는 그 효과를 객관적이고도 합리적인 방법으로 모든 사람들에게 납득시킬 수 있는 과학화 과정이라는 생각이 들었다.

Ⅲ. 몽골족과 몽골의술

1. 몽골의 풍물과 인정

몇 해 전 백두산과 심양을 돌아보고 난 뒤 내몽골자치구 수도인 '호아호투'에 다녀온 적이 있다. 비행기로 황하 북쪽의 산악지대를 넘어 저녁 무렵에 도착해 자치구 정부 위생처장(衛生處長)의 안내로 여장을 풀으니 호텔 이름이 소군대주점(昭君大酒店)이었다.

그곳에선 제일 좋은 관광호텔로 큰 불편은 없었다. '나담' 축제가 열린다고 해서 많은 사람들이 북적댔다. 호텔 정문 앞에 어여쁜 여인의 석상이 서 있었는데, 알고보니 북쪽의 흉노들과 화평을 맺기 위해 시집을 갈 수밖에 없었던 한나라 때 궁녀 왕소군(王昭君)의 석상이라고 하였다.

이튿날부터는 숨돌릴 틈도 없이 바쁜 일정이었지만 평생 잊기 어려운 여러 가지 추억도 남겼다. 필자가 내몽골을 찾은 것은 그때가 두번째로, 1986년에 역시 세계보건기구가 주최하는 1차보건의료 관련 회의에 참석하려고 호아호투의 정반대인 용보산(龍寶山)에 2주일쯤 머문 적이 있었다. 당시에는 한 곳에서 회의가 계속되어 몽골 사람들의 생활상을 두루 살펴보기는 어려웠다.

공식 일정으로 호아호투 시내에 있는 몽의병원(蒙醫病院)과 침구연구소, 몽의정골연구소(蒙醫整骨研究所)를 비롯해서 몽의종합병원과 자치구 위생처를 찾았다. 그런 다음 칭기스 칸의 무덤을 찾아본 뒤 아직도 실제로 초원에서 양을 치고 사는 유목민들을 찾아나섰다.

이곳에 온 후 저녁 초대는 단 하루도 거르지 않았다. 흔히 우리 나라 사람들을 몽골족이라 하지만 말을 탄 이곳 유목민들의 모습은 아직도 우리 나라 시골 생활과 크게 다를 바 없었다. 단지 다른 것이 있다면 언제나 그리고 누구나 말을 타고 육식을 많이 한다는 점이다. 첫날 저녁 초대에서 선물로 받은 화려한 장식의 자그마한 단도(短刀)는 알고보니 즉석에서 말이나 양을 삶아 잘라먹는 칼이었다.

애기가 조금 빗나갔지만 몽골 사람들의 손님대접은 매우 극진하였다. 귀한 손님이라고 좌석 중앙에 앉힌 다음 화장을 곱게 한 노래하는 아가씨 두 명이 흰색 명주 목도리를 걸어주고는 독한 마유주(馬乳酒)를 큰 잔으로 받쳐들고 권주가를 불렀다. 노래가 끝나면 조건없이 마셔야 하는데, 아마도 술의 도수는 40도가 넘는 것 같았다. 서너 잔 받다보니 거의 만취 직전이 되곤 하였다. 매일밤 계속된 저녁 만찬에서는 그렇게 취하지 않으면 자리를 뜰 수 없었다.

특히 40대 후반의 이곳 위생처에 근무하는 몽의(蒙醫) 짜오나스투[昭那斯圖] 씨는 막무가내였다. 취하지 않으면 절대 놓아주지 않았다. 유목민촌에 가면 말젖으로 만든 차와 버터나 치즈를 곁들여 볶은 좁쌀을 대접하였다. 원래 몽골 사람들은 밥이나 빵을 먹지 않는다. 귀한 손님에게는 즉석에서 양을 잡아 순대와 고기를 푸짐하게 대접하였다.

2. 지커무떠 교수가 말하는 몽의학의 특징

오늘날 내몽골에는 서의(西醫), 중의(中醫)와 함께 이른바 몽의(蒙醫)가 있다. 몽골 전통의학의 주된 연구기관으로는 호아호투 시에 있는 내몽의학원(內蒙醫學院)과 시린호투 시에 있는 몽의연구소(蒙醫硏究所)가 있다. 특히 이 몽의연구소는 몽골지방 특유의 마유주에 의한 치료와 그 연구로 유명하다.

몽골 전통의학인 이른바 몽의학 교육은 대학의 몽의학부(蒙醫學部)와 전통적 전승방식이 병용되고 있다. 아직도 라마 불교사원에서는 전승방식에 의해 몽의학을 교육하고 있는데, 특히 청해성의 테르 사원에선 청해성뿐만 아니라 내몽골자치구에서 온 젊은이들이 티베트말로 장의학과 몽의학을 배우고 있다.

역사적으로 볼 때 몽의학은 라마 불교에 의해 도입된 의학체계이다. 그 이론적 기반은 티베트를 통해 전래된 인도의학에 크게 의존하고 있다. 그런 의미에서 몽의학은 아유르·베다 의학의 영향권을 벗어나지 못하고 있다. 라마 불교는 몽골을 거쳐 북쪽의 시베리아에까지 영향을 끼친 적이 있다. 그러나 라마 불교에 따른 의학체계는 몽골 너머로는 더 이상 퍼져나가지 못하였다. 그런 의미에서 몽골은 아유르·베다 의학이 북쪽으로 가장 멀리 파급된 지역으로 볼 수 있다.

현재 내몽골 몽의학원의 교수로 있는 지커무떠[吉格木德] 박사는 원래 몽의학 이론과 몽의학의 역사 즉 몽의사(蒙醫史)가 전공으로, 몽의학 이론과 몽의사에 관한 책도 몽골말로 여러 권을 썼다. 그는 몽의사(蒙醫師)로서 원래 '소롱고트' 성(姓)을 가진 명문 출신으로 1938년에 출생해서 몽의학을 공부한 후 대학에서 30년 동안 교편을 잡아온 사람이다. 그는 '소롱고트'란 한국, 고려 또는 조선을 뜻하는 몽골말이라면서 대대로 '소롱고트'란 성을 지닌 것으로 미루어 보아 자신의 조상은 한국인일 것이라고 하였다.

그가 쓴 『몽의간사(蒙醫簡史)』는 최근 일본의 ≪의사신보(醫事新報)≫에 번역되어 연재되고 있다. 머지않아 자기가 쓴 몽골 전통의학사가 일본에서 출판된다고 기뻐하였다.

오늘날에는 일종의 대중의학으로서 몽골에서는 몽의학과 몽의술(蒙醫術)의 비중이 높다. 이곳의 대부분의 종합병원은 몽의진료부(蒙醫診療部)를 두고 있다. 지커무떠 교수의 설명에 따르면 전통 몽의학은 중국 한의학과는 몇 가지 점에서 차이가 난다는 것이다.

첫째, 약의 분량이 적다는 점이다. 이제는 줄어들었지만 몽골 사람들은 근본적으로 말이나 양을 치고 사는 유목민들로, 그곳에서 농사를 짓는 사람들은 모두 중국 본토에서 이주해온 한족들이다. 유목생활은 목초를 따라 이동해야 하고 그러기 위해서는 탕약이나 분량이 많은 약은 먹기가 어렵다. 따라서 몽의(蒙醫)들은 적은 분량의 약으로 병을 고치려고 힘써왔다.

둘째는 독특한 식양법(食養法)이다. 말젖으로 만든 마유주(馬乳酒)를 써서 건강관리에 힘써온 것이다. 그런 점에서 질병의 치료보다는 예방에 힘써온 인상이 짙었다.

세번째 특징을 든다면 온갖 약초를 넣고 목욕을 하는 이른바 약욕요법(藥浴療法)을 들 수 있다. 몽의병원에 가면 어디에나 반드시 목욕탕이 있다. 꼭 우리 나라 대중탕과 비슷하다. 거기에서 여러 가지 약초를 넣고 목욕시키는 광경은 우리 나라 쑥탕 같기도 하지만 역시 특이한 치료법이다. 몽골은 원래 여름에는 덥고 겨울에는 몹시 춥다. 습도가 낮고 물도 흔하지 않다. 내몽골 수도인 호아호투도 인구가 10만이 넘지만 대부분 지하수를 끌어올려 쓰고 있다.

한낮에 밖에 나가 돌아다니면 땀이 나지만 그들의 전통적 간이주택인 파오에 들어서면 곧 땀이 마른다. 땀이 나도 곧 말라버려 목욕을 하고 싶은 생각이 안 든다.

몽골 파오는 30분이면 새로운 곳에 설치할 수 있다. 그만큼 이동이 간

편하고 유목생활에 편리하지만 땅바닥에서 스며드는 한기나 습기를 막
는 데는 충분치 못하다. 그런 탓인지 이 고장에서는 어깨가 결리고 허리
가 아프거나 관절에 병이 생기는 사람이 퍽 많다. 이런 풍토 때문에 생
겨난 것이 독특한 약욕요법인 것 같다.

네번째로 들 수 있는 것은 전통적인 진뇌술(振腦術)이다. 이론적으로
보면 진뇌술은『사부감로(四部甘露)』같은 책에도 나오는데 정뇌술(整
腦術)이라고도 한다. 어릴 때부터 말을 타고 다니기 때문에 뇌진탕에 특
히 효험이 있다는 것이다. ‘나담’ 축제는 유목생활을 하는 몽골족의 무
술경연대회 같은 것으로, 말타는 묘기와 활쏘기 그리고 우리 나라 씨름
과 레슬링을 합친 것 같은 몽골 특유의 투기를 보름 동안 겨루는 것이
다. 어린아이들도 말을 잘 탔다. 그러다보니 뇌진탕이나 내장에 손상을
입는 경우가 많은 것이다.

다섯째로는 방혈(放血)이나 사혈(瀉血) 등 서양의 중세의학에서 유행
하였던 사혈요법(瀉血療法)을 많이 쓰고 있다는 것이다. 이곳에서 쓰는
침은 한의학에서 쓰는 침보다 크고 굵다. 일반화시켜 말하기는 어렵지만
우리 나라와 일본에서 쓰는 침은 가늘고 작은데, 중국 본토의 침이 보다
크다. 그러나 몽골의 침은 작은 칼날 같은 것이 붙어 있어서 일종의 외
과기구 같은 인상을 받기도 하였다.

여섯째로 정골요법(整骨療法) 및 퇴권요법(堆拳療法)을 들 수 있다.
몽골 사람들은 말을 타고 지내다보니 탈구(脫臼)나 골절이 흔한 것 같았
다. 이런 사람들을 치료하기 위해 발달된 것이 바로 정골요법과 퇴권요
법이다. 이들의 정골요법은 마치 정골사들의 정교한 정골요법 같은 인상
을 주었고 퇴권요법은 안마술 같은 느낌을 주었다.

확실히 몽의학은 이론체계도 다르지만 몽의술은 중국의 한의술과는
차이가 난다. 좀더 넓은 의미에서 동양의 전통의학을 이해하고 진료방법
을 포괄적으로 이해하려면 몽의술에 대한 체계적인 이해가 뒤따라야 할
것으로 믿는다.

3. 몽의학의 역사

좀더 시야를 좁혀 몽의학 기초이론의 변천과정을 역사적으로 살펴보자. 원래 몽골의 전통의술과 전통의학 이론은 인도는 물론 희랍의 4원소설과 함께 한나라 때부터 체계화하기 시작한 한족의 음양오행 사상의 영향도 크게 받아왔다. 여기에 기·황·담(氣黃痰) 또는 기·담·담(氣膽痰)으로 요약할 수 있는 아유르·베다 의학의 영향을 많이 받아왔다. 이러한 몽골의 전통의학은 13세기 이후 칭기스 칸의 몽골민족 통일 후 더욱 발전해서 18세기에 이르러 기존의 『의경팔지』나 『사부의전』은 물론 의학서로서 『사부감로(四部甘露)』가 등장하고 방제학(方劑學)으로는 『방해(方海)』가 저술되었으며 몽약학(蒙藥學)에서는 『몽약정전(蒙藥正典)』이 지어졌다.

몽골의 고유한 의학이론은 몽골족의 독특한 생활양식과 풍토에 적응해서 발전한 것이며 몽골족 고유의 의료경험을 기초로 생겨난 것이다. 초기의 발전과정을 보면 고대의 소박한 유물주의(唯物主義)와 자연발생적인 귀납법에 입각한 음양이론, 그리고 독특한 식양법과 외과처치 및 진동치료 원리 등이 몽골의학의 기초를 이루었다.

먼저 몽골 전통의학에서는 14세기에 이르기까지 모든 병을 차고 뜨거운 두 가지 성질로 분류하는 한열이분법(寒熱二分法)이 통용되어 왔다. 병의 성질을 더운 것과 찬 것으로 나누어 더운 성질의 것으로 추운 성질의 병을 치료하고 추운 성질의 것으로 더운 성질의 병을 고치려는 생각은 오늘날의 몽의학에도 그 뿌리가 남아 있다.

다음으로 몽골족의 독특한 식양법은 원나라 왕실의 조리사이자 의사였던 후스후이[忽思慧]가 1330년에 펴낸 『음선정요(飮膳正要)』를 통해 확인할 수 있다. 이 책에는 음식으로 병을 치료하려는 몽골족의 독특한 식양법에 관한 상세한 내용이 담겨 있다. 특히 말젖으로 만든 마유주와 여러 가지 유제품, 그리고 양고기와 과일을 써서 병을 치료한다는 내용이 주목을 끈다.

또 짐승을 잡고 가축을 사육하는 과정에서 동물의 신체조직에 관한 지식이 자연히 축적되면서 인체조직에 대한 지식도 점차 늘어났는데, 이러한 경험이 전쟁터에서 생기기 쉬운 부상이나 외상을 치료하는 데 도움을 주어 외과학의 발달로 이어졌다.

마지막으로 앞에서도 언급한 바와 같이 몽골의 전통의학에서 나타나는 진동치료 개념은 매우 독특하다. 이러한 진동치료 개념은 오랜 유목 생활을 통해 생겨난 것으로, "진동에 의한 피해는 진동으로 고치며 우선 진동을 가한 후 안정시킨다"라는 귀납적인 이론에 토대를 두고 있다. 아직도 유목민들은 말을 많이 탄다. 말에서 떨어지면 뇌진탕이나 진동에 의해 내장이 손상되는 있다. 이때 이용하는 것이 진뇌술(振腦術)이나 진동치료(振動治療)이다.

이러한 전통적인 의학개념과 함께 당시의 외래적인 철학사상도 몽골의학의 정착에 한몫을 하였다. 한족의 고대의학 이론인 음양오행사상이 큰 영향을 끼쳤고, 그리스와 인도의 고대의학 이론인 4대원소 사상도 적지 않은 영향을 미쳤다.

13세기에서 14세기에 걸쳐 몽골에서는 해와 달, 물과 불, 추위와 더위, 하늘과 땅 그리고 부모와 같은 각기 다른 양자간의 대립적인 세계관이 지배하였다. 이러한 생각은 『음선정요』에도 나타난다. "춘하추동에 병이 생기는 것은 음양 중 한쪽이 많아지거나 음양이 고르지 못할 때 생긴다"라고 하는 구절이 그것이다. 물론 이때쯤에는 한족과의 잦은 문화교류를 통해 한족의 고대 점성술의 영향을 받아 몽골 전통의학에도 음양이론이 도입되어 한열이분법 같은 이론적 발전을 가져오기도 하였다.

14세기에 이르러서는 인도의 『금광경(金光經)』이 몽골말로 번역되어 고대 인도의 아유르·베다 의학의 기·담·담에 따른 질병의 종류와 원인에 관한 이론적 개념이 본격적으로 받아들여져 의학이론 발전에도 영향을 끼쳤다. 그 후 16세기 말에는 『의경팔지』나 『사부의전』이 몽골에 전해져 보편화하였다.

『의경팔지』는 본래 서기 2~3세기경 고대 인도의 아유르·베다 의학에 뿌리를 둔 것으로 인도의 사상가 뤄빤빠뿌가 쓴 의서인데, 이는 224권의 불교경전 속에 포함되어 있었다. 그 이론적 기초를 보면 기·황·담 이론이나 7개의 '타밀' 그리고 3개의 '히르'와 관련된 이론으로 되어 있으며 모두 고대 인도의 5대원소 사상과 밀접한 관계를 가지고 있다. 이 『의경팔지』에는 오장육부(五臟六腑) 이론이나 흑점(黑點)의 오행사상이 들어 있지 않다. 이런 것이 『사부의전』과 다른 점이다.

17세기에서 18세기에 걸쳐 라마 불교와 관련된 여러 가지 경전이 티베트말에서 몽골어로 번역되었다. 이런 번역사업을 통해 『의경팔지』나 『월광약경(月光藥經)』 같은 고대 인도의학과 관련된 의서들이 몽골말로 번역되었다. 또 이런 의서들은 목판으로 인쇄되어 몽골 전역으로 보급되었다. 따라서 몽골의 의사들은 인도의학을 몽골말로 직접 터득할 수 있게 되어 고대 인도의학의 이론과 경험은 몽골 민족의 전통의학과 밀접한 관계를 맺게 되었다.

그 후 18세기에 들어서 청해성의 유명한 몽골 의학자 '이시바르조루'는 『사부감로』 같은 책을 스스로 펴냈다. 오늘날에도 장의학과 몽의학에서 많이 이용되는 『사부의전』은 8세기에 티베트말로 나온 후 12세기에 부분적으로 개정된 의서이다. 이 책은 티베트족의 전통의학을 기초로 해서 『의경팔지』의 이론과 치료법을 받아들이고 한족의 한의학으로부터도 그 이론과 치료방을 부분적으로 수용해서 저술된 일종의 의학전집(醫學全集)이다.

『사부의전』에 들어 있는 기·황·담 이론이나 7정력과 3예 이론 그리고 5대원소 사상 같은 것은 『의경팔지』에서 받아들인 것임이 분명하다. 또 오장육부 이론이나 흑점의 오행사상은 분명히 한의학으로부터 받아들인 이론이다. 그러나 이러한 인도의학과 한의학의 이론은 『사부의전』을 통해 티베트나 몽골의 풍토와 결합하여 그 체계가 부분적으로 변형되었다.

예를 들면 『사부의전』 가운데 육부(六腑)의 하나로 '사무사이'가 나오는데, 이것은 한의학에 나오는 '삼초(三焦)'와 대응하는 것이지만 그 내용이나 역할은 퍽 다르다. 그런 의미에서 『사부의전』은 티베트나 몽골의 풍토라는 배경 아래 한의학과 고대 인도의학의 이론을 발전적으로 변형·수용하고 있는 것이다.

4. 몽의학의 세 학파

티베트와 몽골을 중심으로 전통의학의 각기 다른 학파를 보면 전통적인 몽골 민족의 전통의학파와 티베트 의학파 그리고 근대 몽골 의학파로 나누어진다.

우선 티베트와 몽골의 전통의학사에서 반드시 짚고 넘어가야 할 학파는 전통의학파이다. 이들은 13세기 이전과 14세기부터 16세기에 걸쳐 형성되고 발전해온 이른바 고대 전통의학파를 의미한다. 이들은 중앙아시아 고유의 전통을 지키며 특히 정골(整骨)이나 낙마에 따른 뇌 및 내장 등의 손상을 치료하는 외과치료에 탁월하였으며, 음식물을 중심으로 질병치료에 힘썼던 고유한 식양법과 안마, 온천욕 그리고 약욕 등을 그 특징으로 꼽을 수 있다. 이 학파에 속하는 유명한 의사들을 꼽는다면 투오니지모니건(托尼濟墨尼根)과 이산아[伊桑阿] 같은 사람을 꼽을 수 있다.

이들은 조상으로부터 오랜 세월에 걸쳐 전수된 고대의학의 풍부한 경험을 계승·발전시키고 실제 진료에서도 많은 공적을 세웠다. 이들은 대개 살만교를 믿었으며 라마교는 믿지 않았다. 일부 정골사(整骨師)들은 뿌어(布額)로서 살만교의 기도사(祈禱師)이기도 하였다. 더구나 특이한 춤을 추게 해서 정신병자를 치료하기도 하는 등 샤마니즘적인 성격도 짙었다.

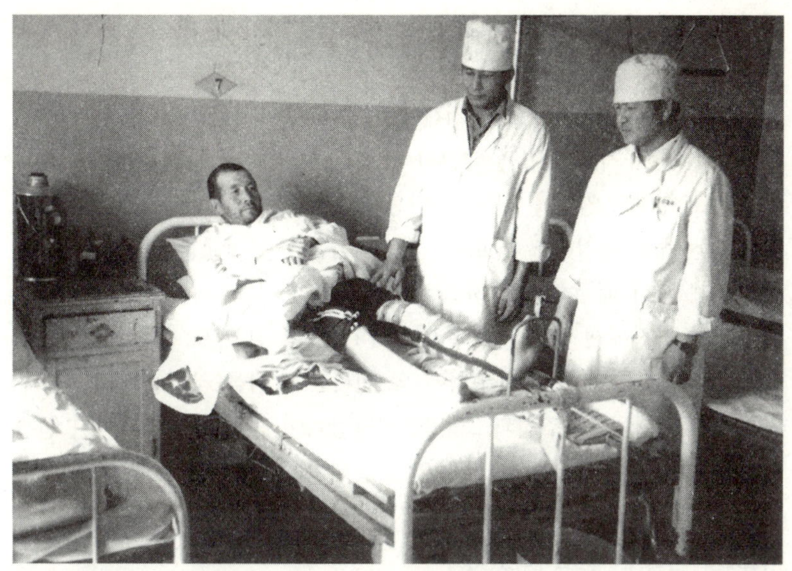

정골요법을 보여주는 현재 몽의원의 진료 모습.

둘째로는 이미 지적한 티베트 의학파이다. 이들은 전적으로 『사부의전』의 이론과 경험을 따르는 의학자들이다. 16세기 후반부터 『사부의전』이 몽골과 중앙아시아에 널리 보급되면서 『사부의전』을 공부하고 또 그것을 바탕으로 삼아 의료에 종사하는 사람들도 점차 늘어났다. 그러나 『사부의전』은 그 이론이나 경험이 고대 몽골 전통의학과는 다른 면이 없지 않아 특이한 존재이기도 하였다. 당시에 이론과 학문에 뛰어난 의학자들이 많았는데, 그들 대부분이 『사부의전』에 의존해서 의료에 임하였기 때문에 경전에 충실한 의사라는 뜻에서 '경전의(經典醫)'라는 별명이 붙기도 하였다.

이들은 티베트말로 된 『사부의전』과 이에 관련된 책들을 몽골말로 번역하고 그 이론과 경험을 발전시키는 데 크게 공헌하였다. 그 가운데 두드러진 업적을 남긴 사람으로는 『사부의전』 해설서를 펴낸 롱리커딴따이[隆利克丹達爾]를 들 수 있다. 또 윈딴마란빠[雲丹瑪然巴]는 『사부의전 난해사 선석(四部醫典 難解詞 選釋)』을 썼는데, 이들은 대개 황교 신자였다.

이 두 학파 사이에는 오랜 기간에 걸쳐 논쟁이 전개되면서 서로 경쟁적인 관계를 유지하였다. 살만교와 황교 간의 갈등과 투쟁은 이 두 학파 사이의 교류에도 영향을 미쳐서, 한동안 살만교를 믿는 의사들은 황교를 믿는 의사들을 배척하고 황교를 믿는 의사들은 살만교를 믿는 의사들을 사교도라 해서 배척하기도 하였다.

이러한 과정에서 17세기 후반에서 18세기에 걸쳐 또 다른 학파나 유파가 생겨났다. 이들은 『사부의전』의 이론과 경험을 자기 지역의 지리·기후·풍토 같은 자연조건과 고유의 생활방식이나 체질과 구체적인 연관을 맺도록 힘씀으로써 몽골 고유의 전통의학을 『사부의전』의 이론과 임상에 결합시키고자 노력하였다. 따라서 이들은 『사부의전』과 함께 몽골의 고대 의학도 중요시하였다.

이들은 17세기부터 여러 가지 저술을 남겼다. 『사부의전』이나 『의경팔지』에 나오는 기·담·담 이론을 유기적으로 흡수하고 몽골의 구체적 실정과 결합시켜 몽골 전통의학의 발전을 꾀하였던 것이다. 이 시기에 이르러서는 이미 한의학(漢醫學)의 『본초강목(本草綱目)』이나 『보산기요(保産機要)』, 『아과약방(兒科藥方)』 같은 책이 몽골말로 번역되어 한의학의 임상 경험이나 약물에 관한 지식 및 장점도 흡수할 수 있게 되었다.

이러한 각기 다른 성격의 세 학파가 서로 영향을 주고받는 과정에서 몽골의 전통의학자들이 많이 배출되었다. 18세기에는 청해성에서 이씨 파러쥬니[伊希巴勒珠尼]가 나왔고, 19세기에는 나이만치[奈曼旗]에서 띠엔뿌러따오니길[占布勒道尼吉] 같은 약물학자가 나오기도 하였다. 이들은 하나같이 장의학은 물론 고대 전통의학과 한의학의 장점을 상호 보완하여 발전시켰다.

5. 우리 나라와 몽의학의 관계

몽골 자치정부 위생처 직원들의 설명에 따르면 몽의학이나 몽의술은 정치적인 차원에서 볼 때 중국 정부의 소수민족 정책과 맞물려 변해왔다고 한다. 문화혁명 당시에는 이른바 지식계급에 속한 몽의(蒙醫)들의 학술활동은 중단되었고 지커무뗘 교수 같은 사람은 10년 동안 옥고를 치렀다고 한다.

정치적으로 보면 몽골 민족은 오늘날 세 나라에 흩어져 살고 있다. 중국 내몽골자치구에 약 5백 만 명이 살고 있고 구소련의 위성국가였던 외몽골에 2백 만 명, 그리고 카자흐스탄 및 우즈베키스탄 공화국과 중국의 신강 및 청해성 같은 곳에 약 3백 만 명이 살고 있다. 한때 세계를 지배하였던 몽골 제국의 후예치고는 역사의 무상함을 느끼지 않을 수 없다.

몽골의 전통의학도 13세기 칭기스 칸의 등장과 뒤이은 원나라의 출현에 힘입어 크게 융성하였지만 오늘날에 와서는 제대로 빛을 내지 못하고 있다. 우리 나라로 보면 고려와 원나라는 문화적으로 직접 접촉하게 되었는데, 특히 충렬왕(忠烈王) 이후부터는 원나라 공주로 고려에 시집온 왕비가 아플 때면 원나라의 의사를 청하게 되어 원의(元醫)들의 왕래가 빈번하였고, 때로는 원나라 세조 쿠빌라이가 병을 얻으면 고려의 명의(名醫) 설경성(薛景成)이 원나라로 초청되어 큰 도움을 줌으로써 상호간의 의학교류도 빈번하였음을 알 수 있다.

당시 원나라의 전통의학은 송나라의 의학을 그대로 계승해서 많은 명의들을 배출하는 한편 이른바 유(劉)·장(張)·이(李)·주(朱)라는 금·원 4대가(大家)가 등장하여 각기 다른 의설(醫說)과 치료방(治療方)을 선보이기도 하였다. 또 몽골족이 지배하였던 원나라 조정에서는 서역에서 온 색목인(色目人)들이 대거 등용되어 중세 유럽의 사라센 문명이나 서양의학과도 밀접한 관계를 가졌다. 우리 나라에서도 이 시기에는 의사뿐 아니라 서역에서 생산된 여러 가지 약품이 소개되었는가 하면 앞서 언급한 바와 같은 알콜의 증류법이 정식으로 도입되기도 하였다.

또 이 시기에 이르면 원나라를 통해 우리 나라에서는 볼 수 없던 서역 및 남방산의 약재들이 수입되기 시작하고 사탕 같은 것도 들어왔다는 기록이 있다. 그러나 주원장(朱元璋)이 연경(燕京)에 남아 있던 원나라 순제(順帝)를 몰아내면서 몽골 제국은 신흥국가인 명나라에 그 자리를 넘겨주는 한편 원나라 전통의학도 그 영향권이 몽골족으로 좁혀지게 되었다.

Ⅳ. 중앙아시아 전통의학과 샤마니즘

1. 전통의학과 샤마니즘

근래에 몽골 사람들 사이에서는 자기들의 역사를 제대로 복원하려는 민족적 자각이 높아지고 있다. 필자가 내몽골에 머무는 동안 줄곧 영어 통역을 맡아준 내몽골 공과대학 아굴라 교수의 설명에 따르면 몽골 사람은 누구나 '실크로드'라는 말을 싫어한다고 한다.

칭기스 칸은 이미 13세기에 유라시아 대륙을 몽골의 지배 아래 두었다. 그래서 한족 입장에서 보면 유럽은 먼 서역 나라였겠지만 몽골족으로서는 당연히 자기네 제국의 한 영토에 지나지 않았다는 설명으로, 그런 만큼 '실크로드'란 별다른 뜻이 없다는 애기였다.

몽골의 역사를 훑어보면 중국의 한족이나 유럽쪽으로서는 별로 떳떳지 못한 굴욕의 역사가 있음을 쉽게 알 수 있다. 몽골족은 원나라를 세워 중국을 지배하였고 유럽의 수많은 나라들도 몽골의 지배를 받은 적이 있다. 그런 의미에서 중국인의 입장에서 보면 칭기스 칸이나 그 후예들은 한때 중국을 무력으로 짓밟은 흉악한 북방 흉노(匈奴)나 북적(北狄) 무리로 여겨질 수밖에 없으며 서양사의 바이킹이나 게르만족보다도 나쁜 야만족으로 표현될 수밖에 없었을 것이다.

멕닐(W. McNeil) 같은 역사학자가 쓴 책을 보면 몽골 군사는 용감하지만 잔인하고 흉포하였으며 목욕을 하지 않아 몽골군이 근처에 쳐들어올 때면 바람만 불어도 역겨운 냄새가 코를 찔렀다고 하였다. 그러나 몽골 사람들은 이제 다른 나라 사람들에 의해 왜곡되고 격하된 자신들의 역사와 문화를 올바로 되찾고자 애쓰고 있다.

우리 역시 올바른 사료가 부족하다는 점에서 국사 연구에 큰 장애가 되고 있다. 앞에서 언급한 바와 같이 고려 인종 때 송나라 사람 서긍(徐兢)이 쓴 여행기 『고려도경(高麗圖經)』도 문제가 많은 책이다. "고려에는 오직 미신만 있고 의학은 중국인이 가르쳐 주었다"는 내용이 담긴 콧대 높은 송나라 사신으로 고려를 방문한 서긍의 여행기는 우리로서는 도저히 받아들이기 어려운 굴욕적인 표현들이다.

당시의 송나라 형편도 우리와 크게 다를 바 없었다. 송나라가 망하고 한의학사(漢醫學史)에서 말하는 금·원 4대가가 출현할 때까지 중국의 전통의료는 아직도 '의(醫)'가 아니라 '의(毉)' 단계에 머문 '의무(醫巫)'적 성격이 짙었다.

엄격하게 말해서 1875년 이전의 의학은 동서양 모두 과학화하지 못하였다. 당시에 통용되던 자연철학 사상에 따른 유물론적 세계관, 즉 경험의학의 단계를 벗어나지 못하였던 것이다. 병은 마귀나 좋지 못한 귀신 아니면 한을 품고 죽은 원혼들 때문에 생기고 또 좋지 않은 장기(瘴氣) 때문에 생겨난다고 믿었다.

아직도 우리는 '병에 걸렸다'는 말을 쓴다. 병이 없어지면 '병이 나았다'고 한다. 민속학자들의 설명에 따르면 이 표현은 병을 일으키는 귀신에게 걸렸다가 그 마귀가 나가버렸다는 말에서 유래한 것이라고 한다. 그런 의미에서 모든 전통의학과 전통의료는 신비한 샤마니즘의 일면을 가지고 있다.

2. 성황당, 그리고 오뿍[敖布]와 뿌징[布經]

흔히 몽골이나 티베트의 전통의학을 세 단계로 나누어 설명한다. 첫 단계는 칭기스 칸이 몽골 민족을 통일하기 이전인 12세기까지의 전통의학을 제1단계로 보고, 제2단계는 칭기스 칸이 몽골의 여러 부족을 통일해서 민족국가를 건설한 13세기에서 16세기 말까지로 잡고, 끝으로 제3단계는 『사부의전』이나 『의경팔지』 같은 티베트 의학과 인도의학에 기초한 아유르·베다 의학이 도입된 시기로 나눈다.

이 가운데 『사부의전』이나 『의경팔지』가 몽골에 본격적으로 보급된 것은 16세기 이후이다. 따라서 몽골의 전통의학은 흔히 황교라고 불리는 라마 불교가 보편화하기 이전에는 오래전부터 동북아시아 전역에 뿌리내린 살만교, 즉 샤마니즘과 밀접한 관계를 맺어왔다. 아직도 티베트는 물론 신강과 청해성 그리고 몽골 도처에서는 라마 불교와 함께 샤마니즘의 전통이 뿌리깊게 남아 있다.

아마도 이런 사정은 우리의 전통의학사에도 적용되는 얘기라 믿는다. 그 점은 일제 때 이능화(李能和)가 쓴 『조선도교사(朝鮮道敎史)』나 『조선무속고(朝鮮巫俗考)』를 보아도 잘 알 수 있다.

몇 해 전 필자는 사마르칸트를 다녀온 적이 있는데, 여행 중에 버스가 고장나는 바람에 사막 한가운데서 한 시간이 넘는 시간을 보냈다. 한때 '소수드' 왕국의 수도로 영화를 누리기도 하였고 인도 아쇼카 왕이 위세를 떨쳤을 때는 불교가 크게 융성하였을 뿐 아니라 알렉산더 대왕의 원정군에 의해 헬레니즘 문명이 유행한 곳이기도 하다. 이곳 사람들은 이 고장을 사막이라 하지 않고 초원이라 불렀다.

그러나 필자가 보기에 초원은 아니었다. 군데군데 물을 대어 목화와 살구, 포도를 심었으나 포도를 제외하고는 잘 되는 것 같지 않고 들판에는 40도가 넘는 불볕 더위 속에서 양떼가 풀을 뜯고 있었다. 그러나 그런 살인적인 더위에도 그곳 사람들이 몸을 겹겹이 싸매고 다니는 모습은 너무도 신기하였다.

또 그곳에는 우리 나라 시골의 성황당 같은 것도 있었다. 동행한 구소련 관리에게 물으니 유목민들이 아직도 미신을 믿어서 돌을 쌓아놓고 또 거기에 헝겊에 글씨를 써서 매달아놓고는 병을 낫게 해달라고 비는 곳이라며 그냥 웃어넘겼다. 그런데 그 후 몽골과 신강자치구 그리고 티베트 여행에서 그와 똑같은 것을 보고 세상이 퍽 좁다는 생각마저 들었는데, 그것은 알고보니 중앙아시아에 불교와 회교가 들어오기 전에 오래 전부터 뿌리내리고 있던 샤머니즘의 잔재였다. 몽골에서는 이것을 '오뿌[敖布]'라 하고 청해성과 티베트에서는 '뿌징[布經]'이라고 하였다.

중앙아시아에서는 이런 일을 맡는 사람을 여자는 '오사(烏師)'라 하고 남자는 '무사(巫師)'라 부른다. 우리 나라의 무당과 박수도 이런 말과 관계가 있으리라 믿는다. 여기서 '포(布)'자는 두 가지 의미가 있다고 한

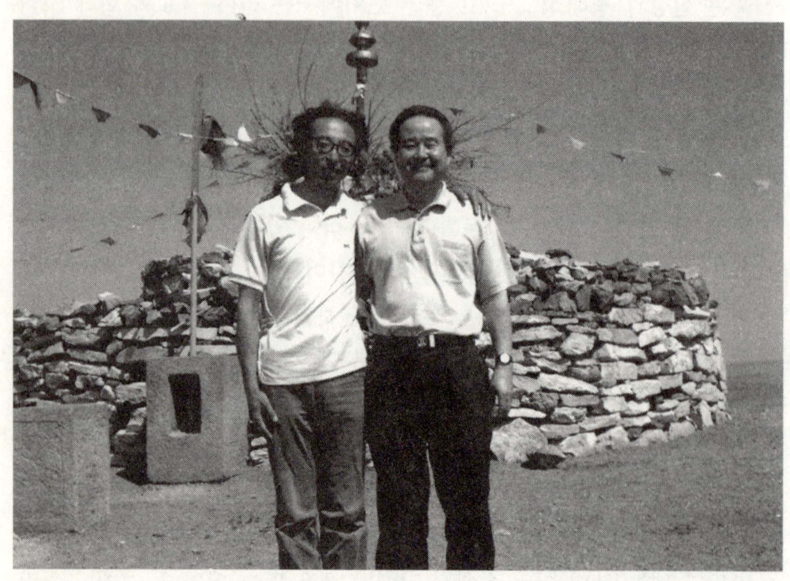

내몽고의 시골에 가면 무병장수를 기원하고 복을 빌기 위해 우리 나라 성황당과 같은 '오뿌'라고 하는 돌무덤이 널려 있다(몽의(蒙醫)와 함께 선 필자).

다. 하나는 헝겊이란 뜻이고 또 하나는 소원하는 바를 써서 깃대에 매달
아둔다는 뜻이라고 한다.

중앙아시아에서 양력 8월 한 달은 이런저런 행사를 갖기에 좋은 날씨
같았다. 몽골과 청해성에서는 보름 동안 '나담' 축제가 열리고 타향에서
살던 사람들도 고향을 찾아 재회의 기쁨을 나누기도 하였다. 이때 빼놓
을 수 없는 것이 오뿌 또는 뿌징 신앙이다.

오뿌 참배라고 하면 왠지 거창하게 들리겠지만 오뿌란 반사막의 초원
가운데에 돌로 쌓아올린 석탑 비슷한 것으로, 우리 나라의 성황당을 생
각하면 쉽게 이해될 것이다. 지나가는 행인들이 안전한 여행과 건강을
기원하기 위해 돌을 하나 둘씩 쌓아올린 것이 바로 오뿌와 뿌징이다. 그
런데 우리 나라와 달리 중앙아시아에는 돌이 흔하지 않다. 그런 곳에서
용하게도 돌을 찾아 쌓아올린 정성만을 따지더라도 이들은 마땅히 복을
받을 만도 하였다. 유목민 마을을 찾은 필자도 오뿌에 가보았다. 때마침
나담 축제에 참가한 수많은 사람들이 오뿌에 참배하고 있었다.

16세기부터 라마 불교가 국교로서 정착되었지만 몽골을 비롯한 중앙
아시아 어디에서나 이같은 토착신앙이 남아 있었다. 수백 년 동안 중국
의 한자문화가 판을 쳐왔지만 병이 나면 기도를 하거나 제사를 올리고
전염병이 돌면 여제(厲祭)를 지냈던 우리의 전통과 비슷한 일면이 엿보
였다.

V. 도교의학과 부적 이야기

1. 자연철학과 종교의학의 뿌리

흔히 오늘날의 의학을 과학적 의학이라고 한다. 다시 말하면 질병과 건강에 대해 과학적으로 연구·분석한다는 말이다. 그러나 의학은 실험실의 시험관에서 얻을 수 있는 결과나 동물실험만으로 이루어지는 것은 아니다.

오랜 세월을 통해 축적된 경험에 따라 질병을 예방하거나 치료하기도 하는데 이것을 경험의학이라 한다. 그러나 우리 인간이 가진 기록된 역사를 통해 의학은 많은 단계를 거쳐왔다. 서양에서도 과학적 의학의 역사는 넓게 잡아도 고작 르네상스 이후 3백 년을 넘지 않는다. 과학이 발달하였다고는 하지만 우리 몸 안의 오묘한 생명현상이나 질병과 건강 간의 관계를 밝혀내지 못한 것이 너무나 많고, 또 실제로 생리적 수명 자체를 연장시키지는 못하였다. 드문 얘기지만 옛날에도 사람의 노화과정을 기·로·모·기(耆老耄期)로 나누었는데 마지막 기(期)에 이른 1백 세된 노인도 있었다. 조선조 5백 년을 통해 이성계나 영조 대왕은 각각 칠순과 팔순을 넘겼다.

과학적 의학은 단지 어린 나이에 죽는 경우를 제대로 살아남을 수 있게 함으로써 평균수명을 늘렸을 따름이다. 그만큼 과학적 의학의 역사는 지극히 짧고 성과도 미흡하다. 의료문제는 일종의 구료(救療)나 혜택이라는 차원에서 사회적으로 다루어졌으며, 민간에서는 질병을 일으키는 마귀를 쫓아내기 위해 점성술이나 의무(醫巫) 같은 비이성적인 방법을 쓰거나 불행한 예후를 점치기도 하였다.

또 경우에 따라서는 당시의 철학사상이나 종교와 밀접한 관계를 갖기도 하였다. 흔히 이같은 시대를 승려의학 또는 종교의학의 시대라고 한다. 실제로 서양사를 뒤져보면 그리스와 서로마가 멸망한 후 르네상스 운동이 시작되기 전의 약 1천 년간은 이러한 종교적 계율에 따라 질병과 건강을 독단적으로 설명하고 대처해왔으며 의료공급면에서도 훌륭한 신부나 수도사가 곧 좋은 의료를 제공하는 의사인 경우가 많았다. 수도원은 행인들이 병에 걸렸을 때 쉬면서 치료를 받을 수 있는 요양소나 병원의 역할도 하였다.

이러한 경향은 동양에서도 비슷하다. 불교는 몽골이나 일본에서 의학과 깊은 관련을 맺어왔으며 역사적으로 승의(僧醫)로서 질병 현상을 분석하고 그 구료도 담당해왔다. 우리 나라 고의서(古醫書)로서 그 내용의 일부가 일본의 『의심방(醫心方)』에 소개된 『신라법사방(新羅法師方)』 같은 명칭만 들더라도 불교와 의학이 서로 밀접히 연관되어 있었음을 알 수 있다.

과거의 역사를 되돌아보면 과학적 의학의 시대는 극히 짧은 데 비해 자연철학이나 종교가 지배한 시대는 동서양을 막론하고 수 천 년 이상이다. 그만큼 사람의 건강이나 질병치료는 오랫동안 종교활동과 밀접한 관계를 가져왔던 것이다.

중국의 유명한 고사로 전하는 바와 같이 화타(華佗)는 관운장(關雲長)의 팔에 박힌 화살을 빼내고 마불산(麻佛散)을 써서 배를 가르는 큰 수술을 하였다고 한다. 따지고보면 이것은 고대 인도 불교의학의 일면을 나타내는 것으로, 성경에 나오는 성 누가와 같이 석가모니 시절에는 기파(耆婆)가 신통한 외과의사였다고 전한다. 이 모든 것이 종교와 의학 간의 밀접한 관계를 나타낸다.

이 밖에도 의학은 그 시대의 일반적 사회통념이나 자연철학과도 밀접한 관계를 지녀왔다. 서양의학의 시조로 숭앙받는 히포크라테스는 질병과 건강을 우리 몸 안에 흐르는 네 가지 액체 즉 혈액, 점액, 흑담즙(黑膽汁), 황담즙(黃膽汁)의 균형에서 찾았으며 그 균형이 잘 이루어진 때를 양액질(良液質), 그 균형이 깨진 상태를 악액질(惡液質)이라고 하였다. 다시 말하면 병을 고치려면 악액질 상태에서 양액질로 바꾸어야 하며 그러기 위해서는 누구나 태어날 때부터 받은 자연치유력을 높이도록 힘써야 한다는 것이다. 그래서 그 방법의 하나로 신전(神殿)에 나가 몸과 마음을 가다듬고 부정한 음식을 먹지 않은 채 기도를 드려야 한다고 하였다.

동양에서도 이런 경향은 비슷하다. 한나라 때 이후로 음양오행설이 정착되면서 우리 몸의 생리기능이나 병리현상도 이 이론에 따라 해석되어 왔다. 즉 음과 양 그리고 목·화·토·금·수의 오행과 풍·한·서·습·조·화(風寒暑濕燥火)의 육기(六氣)로 질병의 발생기전을 설명하였다. 이것이 바로 동양의학의 이론적 기초가 되는 오운육기설(五運六氣說)이다.

더구나 유교 역시 치국평천하를 위해서는 수신제가를 강조하였는데, 이 가운데서 수신에 해당하는 조섭양생법(調攝養生法)은『논어』향당편(鄕黨篇)에 잘 나타나 있다. 위인지학(爲人之學)보다는 위기지학(爲己之學)을 강조한, 즉 엄격한 자기수양을 전제로 한 유교적 입장에서 보면 공자의 식습관을 포함한 일상생활은 오늘날 현대인의 입장에서 보더라도 훌륭한 교훈이 아닐 수 없다. 여기서 중국과 아시아의 전통의학을 이해하려면 전통적인 신선사상이나 불로장생술로 집약되는 도교의학을 무시할 수 없다.

아직도 중국과 중앙아시아에는 불로장생술이나 신비한 도교의학의 뿌리가 남아 있음을 도처에서 볼 수 있다. 전설시대에 살았다는 팽조(彭祖)처럼 북경 백운관(白雲觀)에 모셔진 도인들 중에는 중국 한의학사(漢醫學史)에도 그 이름이 등장하는 손사막(孫思邈)이나 장중경(張仲景), 그리고 『포박자(抱朴子)』를 쓴 갈홍(葛洪) 같은 사람들이 있으며, 아직도 곳곳에는 도교사원이 실제로 종교적 기능뿐만 아니라 건강과 관련된 중요한 역할도 맡고 있다.

2. 『동의보감』과 '접이부설(接而不泄)'

우리 전통의학사에서 가장 빛나는 업적으로 받아들여지는 『동의보감』도 따지고보면 도교의학의 이론을 체계화한 업적이라고 볼 수 있다. 허준(許浚) 선생은 『동의보감』 집례(集例)에서 "도득기정(道得其精) 의득기조(醫得其祖)"라 해서 도교에 입각한 조섭수양(調攝修養)을 첫째로 강조하면서 의원의 치료는 이러한 원칙에 따라야 한다는 점을 분명히 밝혔다. 이런 생각은 당시의 유가사상에 비추어보면 거의 이단에 가까운 주장이다.

또 『황정경(黃庭經)』에 나오는 정·기·신(精氣神)을 인용해서 인간의 몸 안에 들어 있는 여러 내장의 생리적 기능과 그 증상을 종합하여 내경편으로 엮어놓기도 하였다. 따라서 허준 선생은 조섭수양이 첫째이며 약석(藥石)을 쓰는 치료법은 2차적인 것이라고 하여 분명하게 도교의학 이론을 받아들였던 것이다. 그 내용을 풀이하면 다음과 같다.

"사람의 몸은 안으로 오장육부가 있고 밖으로 근(筋), 골(骨), 기육(肌肉), 혈맥, 피부가 있어서 그 형태를 이룬다. 정기신(精氣神) 역시 장부(臟腑)와 백체(百體)의 주가 되니 도가의 삼요(三要)와 불가의 4대(四大)는 바로 이것을 말한다. 도교경전 『황정경』에도 내경에 관한 글이 있다. 의서에도 역시 내외경상지도(內外景象之圖)가 있으니 도가는 청정과

수양으로써 삶의 근본을 삼고 의가는 약이(藥餌)와 침구로써 치료의 법칙을 삼으니 도가는 심신의 전체를 다룬 것이요, 의가는 거칠게 구체적인 부분만을 다룬 것이다.”

허준 선생이 『동의보감』에서 인용한 도교의학의 본질은 실은 신선술이 주가 되고 의경(醫經), 경방(經方), 방중술(房中術)을 써서 음양오행설을 가미하는 한편 노자와 그 후계자인 도사들의 사상체계에서 영향을 받은 일종의 종교이론에 입각한 의학체계이다.

이미 허준 선생은 당시의 공리공론에 치우쳤던 유가사상에서 떠나 궁극적인 인간의 생명현상을 정·기·신의 도교사상에서 찾았지만, 아직도 도교의학의 뿌리는 중국뿐만 아니라 중앙아시아 도처에 남아 있다.

중국의 경우를 보면 이러한 도교사상은 1622년에 도가(道家)의 문집인 『성명규적(星命規摘)』이 나온 후로 더욱 두드러졌다. 이들은 사람의 몸을 세 개의 영역으로 나누었다. 다시 말해 상부로서의 머리는 체내에 머무는 정신의 원천이라 하여 심장중심설(心臟中心說)을 부인하였고, 이른바 ‘옥침(玉枕)’은 후두부의 아래쪽에 위치한다고 하며 침골(枕骨)은 후두부를 의미하였다.

산스크리트말의 ‘니르바나’에서 유래하였다는 이환궁(泥丸宮)은 뇌에 있으며 또 골수의 바다인 수해(髓海)라고도 불렀는데, 이것을 정액의 원천이라고 믿었다. 중앙부는 배골(背骨)로 대표되었으나 단지 기능적인 지주일 뿐 아니라 두개공(頭蓋孔)을 성기와 연결하는 일종의 도관으로 보았다. 이것은 목에서 시작해 척추에서 끝난다고 하였다.

하부 영역은 이른바 단전(丹田)을 가진다고 하였다. 이것은 왼쪽과 오른쪽의 콩팥으로 이루어지는데 왼쪽의 호화(虎火)와 오른쪽의 용화(龍火)로 대표되는 생식활동의 원천으로 보았다. 성의 결합은 흰 호랑이를 이끈 젊은 남자와 푸른 용에 올라탄 젊은 여자의 한 쌍으로 상징되었다. 이때 성에 관련된 각종 액체, 특히 정액은 없어지기보다는 다시 한 번 생명선(生命線)을 따라 척추를 통해 뇌로 되돌아가게 해야 한다고 하였다.

이러한 도교적인 성행위의 전제조건으로 접이불설(接而不泄)의 교접 즉 보류교접(保留交接)이 권장되었고, 따라서 대뇌에서 방광으로 내려온 사정되지 않은 정액은 다시 그 원천인 대뇌로 되돌아가는 것으로 보았다. 이것이 곧 환정보뇌(還精補腦) 개념이다.

오늘날에도 도교의학에서는 환정보뇌에 중요한 의미를 부여하고 있다. 실제로 많은 도사들이나 불교승은 오래전부터 엄격한 금욕의 계율을 지켜왔다. 도교에서는 이러한 계율을 자기해방으로 이끈 초월 형태로 받아들인 반면 불교에서는 자신의 정력을 응집하고 보류시켜 장생을 꾀하고 순결을 지키고자 하였다.

3. 도교의학, 조섭양생법과 부적

대개 도교의 의학적인 내용을 벽곡(辟穀), 복이(服餌), 조식(調息), 도인(導引), 방중(房中)으로 나누는데, 경우에 따라서는 부록(符籙), 토납(吐納), 내시(內視), 도인, 벽곡, 내단(內丹), 외단(外丹), 금석약(金石藥), 복이, 방중, 수양 등으로 나누기도 한다. 이것은 경우에 따라 한의학(漢醫學)과 비슷한 부분이 많다. 도교의 특징인 외단술(外丹術) 역시 본초학(本草學)의 영역이기도 하다.

그러나 도교의학의 특징적인 것을 든다면 조식(調息), 내단, 벽곡, 내시, 방중 등이 포함된다. 오늘날의 각종 운동이나 체조, 호흡요법, 절식 또는 단식요법 등이 여기에 해당한다고 할 수 있다. 이 밖에도 도교의학은 민간신앙과도 깊은 관계를 맺는다. 바로 부·점·첨·주(符占籤呪)로 나타나는 독특한 영역이 그것이다.

『동양의학사』를 쓴 삐에르 위아르(Pierre Huard) 같은 사람의 주장에 따르면, 중국과 아시아 대륙에서 예로부터 통용되어온 주술은 크게 두

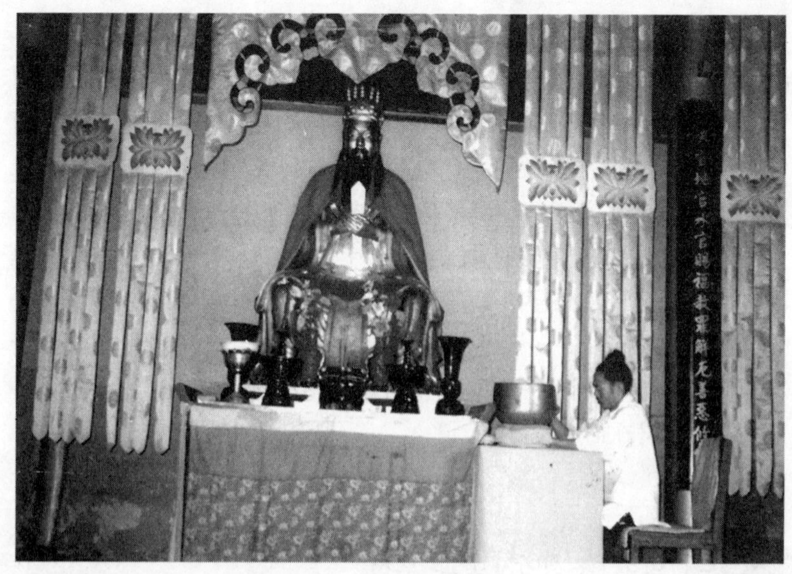

신강자치구의 도교사원. 중앙아시아에서는 아직도 병이 나면 도교적인 차원에서 도교사원에 찾아가 기도를 드린다.

가지로 나눌 수 있다고 한다. 그 하나는 재앙을 불러일으키는 공격적인 주술이고 다른 하나는 재앙을 방지하거나 제거하는 주술이었다. 이때 공격적인 주술은 좋지 않은 불안증상이나 공포반응을 암시함으로써 저주받은 대상이 죽거나 피해를 입는 경우도 있지만 이런 주술은 크게 발달하지 못하였다.

이와는 반대로 신체적인 부조화가 생겨나고 우리 몸의 생명력이 쇠약해진 경우에 질병을 보다 효과적으로 치료하기 위해 기도나 부적, 주문 그리고 푸닥거리 같은 주술적 방법이 이용되어 왔다. 이것은 우리 나라도 예외는 아니었다. 특히 도교의 부적은 질병의 치료를 위한 부적이 아니면 마귀를 쫓아내는 부적 그리고 무병장수를 위한 부적 형태로 이용되었다.

아직도 도교에서 흔히 쓰는 부적은 붉은 부적이나 흰색 부적이 아니면 황색 종이에 쓴 것이 많다. 원래 중국에서 황색은 황제만이 쓸 수 있는 색깔로, 이런 부적은 비전(秘傳)의 규칙에 따라 특수한 필체로 쓰였다. 어떤 것은 의미를 알아내기가 몹시 어려운 글자도 있다. 이런 부적은 거기에 적힌 글자에서 초자연적인 힘이 생겨난다고 여겨졌다.

한자는 원래 서양의 알파벳보다 의미가 깊고 초자연적이고도 마술적인 힘을 지니고 있다. 그림을 연상시키는 글씨에 의해 여러 가지 행동이나 생각을 유발함으로써 많은 사람들의 상상력을 유발한다. 이런 부적을 쓰는 사람들은 대개 세 부류, 즉 유능한 사람[能], 우수한 사람[妙], 영험한 경지에 도달한 사람[異]으로 분류되기도 한다.

우리 나라에서도 19세기에 페스트를 비롯한 무서운 전염병이 돌자 귀신에게 바치는 제문과 부적을 쓰기도 하였다. 역설적인 얘기지만 이들은 모두 합리주의적인 유교 교리를 믿는 관리들이었다. 그러나 그런 부적은 전염병 창궐에는 별다른 도움이 되지 못하였다.

그러나 세상은 바뀌었다. 비전염병이 판을 치기 시작하지 아시아의 여러 나라에서는 복고적인 풍조와 함께 도교의학이 심신의학(心身醫學)이나 양생의학(養生醫學) 차원에서 큰 영향을 끼치고 있는 것이다. 필자 또한 이번 여행을 통해 가는 곳마다 도교사원과 부적을 볼 수 있었다.

Ⅵ. 중앙아시아의 회교의학

1. 세계의학사와 회교의학

세계적인 안목에서 의학의 역사를 훑어보면 몇 가지 단계로 나눌 수 있다. 서양의학사에서 쓰고 있는 시대구분을 그대로 인용한다면 그리스와 로마를 중심으로 발전한 고대의학의 단계를 벗어나면 정치사의 구분과 같이 서로마 제국의 멸망과 함께 중세의학의 시기에 들어선다. 히포크라테스와 '갈렌'으로 대표되는 서양의 고대의학은 동로마 제국에 의해 비잔틴 의학의 시기에 이른다.

그 후 동로마 제국의 멸망으로 인해 아라비아 의학 즉 회교의학이 전성기를 맞게 된다. 가스트리오니(G. Gastrioni) 같은 의사학자(醫史學者)들의 구분에 따르면 서기 476년부터 732년까지의 비잔틴 의학 시대를 거쳐 732년부터 1096년까지의 이른바 아라비아 의학이 세계의학사에서 지배적인 위치를 차지하는 시기에 이른다.

이 아라비아 의학은 그 사상이나 정치적 색채로 보아 회교문화권의 강력한 지원 아래 발달한 의학체계이다. 그리스의 많은 의학경전이 아라비아 의학의 이름 아래 보존·계승되었으나, 그 나름대로 알콜의 증류법과 연금술로 대표되는 독특한 특징을 지니고 발전하여 왔다. 이런 의학 체계는 그 후 서유럽이 정치적인 우위를 확보하고 '살레르노'를 중심으로 아라비아 의학이 또 다시 유럽대륙에 이식되어, 기독교나 스콜라 철학과 밀접한 유대를 갖고 르네상스 운동이 전개되기 시작한 15세기경까지 유지되었다.

그 후 그리스로 되돌아가자는 이른바 르네상스 운동에 힘입어 근세의학이 16세기경부터 꽃피기 시작하였다. 물론 이런 설명은 서양의학사를 중심으로 서술된 시대구분에 따라 의학의 발달을 훑어본 것이다. 아직도 큰 영향력을 지니고 있는 인도의 아유르·베다 의학이나 동아시아의 대표적인 전통의학체계인 중의학(中醫學)의 발달과정은 물론 제대로 반영되어 있지 않다. 또 회교의학에 대한 서술이나 분석, 평가도 제대로 다루어지지 않았다. 엄밀한 의미에서 오늘에 이르기까지 세계의학사는 유럽의학자들에 의해 서양의학 중심으로 설명되어 왔기 때문에 중국이나 인도는 물론 회교의학에 대한 올바른 평가가 이루어지지 못하였다. 더 나아가 아라비아 의학이 서양의학에 미친 영향 또한 제대로 평가받지 못해왔다.

그런 의미에서 필자는 이번 여행을 통해 비록 서양의학의 발달과정에서 크게 빛을 내지는 못하였지만 역사적으로나 오늘날에 와서도 많은 사람들에게 영향을 끼치고 있는 회교의학 혹은 아라비아 의학의 실체를 파악하고자 힘썼다.

우리가 말하는 중의학은 한족이 한나라 때 만든 이른바 한의학을 중심으로 체계화하고 정립된 것이 사실이다. 그러나 중의학의 역사나 전통은 물론 그 실상을 좀더 깊이있게 훑어보면 동양의 전통의학체계에는 아라비아 의학 혹은 회교의학의 요소가 많이 담겨 있음을 알 수 있다.

흔히 중국에서는 회교사원을 청진사(淸眞寺)라고 하며 회교를 회회교(回回教) 또는 청진교(淸眞敎)라 부른다. 한족 중에도 회교 신도는 많다. 동서 간의 정치·문화적 교류가 빈번하였던 중앙아시아에는 당연히 회교

사원이 많다. 이곳에서 아직도 이용하고 있는 전통의학은 한족의 한의학과는 이론이나 임상면에서 꽤 차이가 나는 아라비아 의학 혹은 회교의학의 요소를 지니고 있다.

한때 '소구드' 왕국의 수도로 크게 번성하였고 비단길의 요충으로도 중요시되고 알렉산더 대왕의 원정군이 지배하기도 하였던 사마르칸트나 타슈켄트를 비롯한 중앙아시아의 여러 곳에는 지금도 아라비아 의학의 요소가 많이 남아 있다.

오늘날 중국의 서안(西安)에서 돈황(敦煌)을 거쳐 중동에 이르는 중앙의 변방에는 회교도들이 많다. 북경에서도 원나라 때부터 포교가 공식 허용되었다는 청진사들의 오래된 모습을 쉽게 볼 수 있다.

2. 비단길과 회교의학의 수입

오늘날 우리가 비단길이라 부르는 실크로드는 대개 서안에서 시작해서 천수(天水)와 난주(蘭州) 그리고 주천(酒泉)을 거쳐 돈황에 이르러 하미와 우루무치를 지나 다시 알마아타와 타슈켄트 그리고 사마르칸트를 거쳐 '카스피 해'를 끼고 바그다드에 이르는 이른바 천산북로(天山北路)가 있고, 또 돈황에서 타클라마칸 사막을 끼고 카슈가르를 거쳐 사마르칸트로 합류하는 천산남로(天山南路)로 나누는 경우가 많다. 그러나 이 두 길은 중국의 입장에서 본다면 서융(西戎)의 소수민족이 모여 사는 변방으로, 한때는 불교문화권에 속하였지만 이제는 회교문화권에 들어 있는 이른바 청진교도(淸眞敎徒)들이 모여 사는 고장이다.

인종으로 따진다면 위구르족을 비롯해서 타지크나 몽골 및 회족(回族)들이 주종을 이룬다. 물론 이 중에서도 몽골족이나 장족(藏族)은 아직도 불교의 강력한 영향을 받고 있다. 이들의 전통의학 역시 한의학과는 상당한 차이를 보인다. 그런 의미에서 중앙아시아는 수많은 의학체계가 상호 교류한 지역이라 볼 수 있다. 한때는 인도의 아유르·베다 의학을 중심으로 하는 고대 불교의학이 크게 융성하였지만 회교세력의 확장에 힘입어 아라비아 의학이 그 영향력을 미치기도 하였고 한나라와 당나라가 융성하던 시절에는 점차 한족문화권의 영향을 받아 한의학이 크게 영향력을 끼치기도 하였다. 그런 점에서 중앙아시아는 여러 의학체계가 아직도 혼재하는 특수한 지역인 것이다.

중국인들이 쓴 역사를 보면 한나라 무제(武帝) 때 장건(張騫)은 왕명에 따라 대원국(大宛國)을 찾아나서 실크로드를 비롯하여 인도와 이란 그리고 카스피 해를 통한 육상 교역로를 개척하였다. 이러한 시도에 힘입어 중국과 중앙아시아 간의 교류가 빈번해지면서 이런 비단길을 통해 중국의 한족은 8세기경부터 아라비아의 회교도들과 공식적인 교류를 갖게 되었다.

원래 아라비아 의학은 회교도 고유의 것만은 아니었다. 더욱이 아라비아 사람들만의 의학도 아니었다. 좀더 시야를 넓게 보면 회교의학은 9세기경부터 14세기에 걸쳐 당시 유럽과 아시아의 많은 지역에서 거의 국제어로 통용된 아라비아말로 기록된 의학이었다. 유라시아 대륙에서도 아라비아말은 오랫동안 비단길과 관계가 깊었던 페르시아말과 경쟁적인 관계를 유지하였다.

회교 원년(元年)이며 서기 622년에 해당되는 '헤지라'보다 훨씬 앞서서 로마 사람들은 카르타고에 석류(石榴)를 소개하였고 1세기경에는 중국에도 유입되었다. 또 이런 식물에 이어 이란이나 아라비아에서 '알팔파(Alfalfa)'라고 불린 목숙(苜宿)도 이미 기원전 138~126년경에 중국에 알려졌다.

이런 식물은 '페르가나'(Ferghana: 중국에서는 대원국이라 불렀다)의 말들이 먹던 사료로서 중국에도 알려졌다. 흔히들 알고 있듯이 장건은 대원국에서 좋은 말들을 들여왔다. 서양 사람들의 표현에 따르면 이것이 바로 '페르가나 말'이다. 당시의 전쟁은 말을 탄 기마부대 중심이었기 때문에 한나라 무제는 이런 명마들을 얻기 위해 두 번씩이나 그곳에 원정을 하기도 하였다.

3세기경에 이르러 페르시아만과 중국의 광동(廣東)을 잇는 바닷길도 생겨났다. 이런 항로를 통해 아마(亞麻), 대마, 호두, 대나무 같은 것들이 중국에 들어오기도 하였다. 중국의 기록을 보면 서기 651년에 회교 국왕 '에미랄·무네닌'이 보낸 최초의 사절이 당나라 고종(高宗)을 알현하였다. 이 밖에도 서기 651년부터 798년 사이에 아라비아 대식국(大食國) 사절단이 다녀간 것은 30회가 넘었다. 광동은 아라비아와의 해상무역의 종착점이었다.

남송(南宋) 때에 이르러 수도가 항주(杭州)로 옮겨지면서 해상교역은 더욱 번창하였다. 아직도 중의학에서 큰 비중을 차지하는 서기 8세기경 이순(李珣)이란 사람이 펴냈다는 『해약본초(海藥本草)』를 보면 중동이나 인도에서 나는 여러 가지 약재가 나온다. 또 당시에 나온 『호본초(胡本草)』를 보면 아마도 '소구드' 사람들과 이란 사람들을 가르친 호인(胡人)들의 전통적 치료약이 많이 소개되어 있다.

그 후 서기 800년경에 나온 『유양잡조(酉陽雜俎)』나 『영외대답(嶺外代答)』 그리고 1225년경에 나온 『제번지(諸藩志)』를 보면 페르시아산 약재와 회교의학에 대한 애기가 실려 있다.

천주(泉州)에서 무역관계 업무를 담당하였던 조여괄(趙汝适)이란 사람이 쓴 『제번지』에는 비록 이란에서 나는 약물과 남인도 지방이나 캄보디아 그리고 말레이 반도 같은 곳에서 나는 식물들을 혼동하기는 하였으나 여러 가지 회교의학권의 약물들이 소개되어 있다. 이런 책들을 통해 중국 본토에 살던 한족들은 기린이나 얼룩말 그리고 타조 같은 동물도 있다는 사실을 알게 되었다. 그러나 중국인들에게 더욱 흥미있었던 것은 아라비아의 의학과 약재였다. 유향(乳香), 인갈(麟曷), 용연향(龍延香), 몰약(沒藥) 그리고 테리야크[底也迦] 같은 약재는 원나라 때부터 우리나라에도 들어오기 시작하였다.

3. 중앙아시아 회교의학의 현장

테리야크는 기록에 따르면 비잔틴 왕실이 중국 조정에 바친 것으로
전한다. 이런 과정을 통해 아라비아 의학은 중국에 본격적으로 도입되었
고, 또 아라비아에서도 중국의 한의학을 도입하였다. 라우펠 같은 의사
학자(醫史學者)의 주장에 따르면 아라비아의 아부·만스르·무아파크가
서기 970년경에 그의 저서『치료약과 그 특성에 관한 책』중에서 중국
의『본초강목(本草綱目)』을 많이 인용한 사실을 밝혀낸 바 있다. 라우펠
에 따르면 중국이 페르시아에서 도입한 여러 가지 약물이나 식물은 수
없이 많았다.

즉 목숙(苜蓿), 포도, 참깨, 아마, 마늘, 양파, 콩, 자스민, 몰식자, 인디
고, 후추, 사탕, 박하, 수선, 야자, 시금치, 상추, 아주까리 기름, 땅콩, 수
박, 당근, 몰약, 안식향, 석류, 호두, 아편 등은 모두 아라비아 지방에서

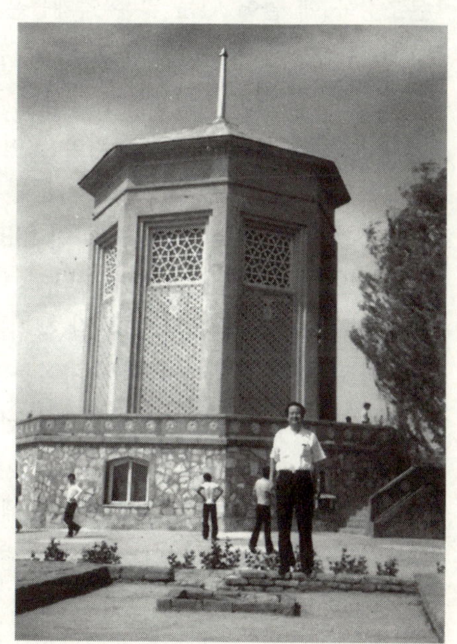

우즈베키스탄 공화국의
사마르칸트 시에 있는
아비센나 의학기념관 앞에서.

수입된 것이다. 반대로 중국에서 중동으로 수출한 것은 비단, 복숭아, 살구, 육계(肉桂), 황련(黃連), 대황(大黃), 아연(亞鉛), 토복령(土伏笭) 등이었다.

서기 864년에서 925년까지 아라비아 의학의 전성기에 가장 유명하였던 의사이자 의학자 라제스는 자신이 쓴 연금술에 관한 책에서 아직도 정확하게 규명되지는 않았지만 '카리시니'라는 중국 금속을 지적하고 있다. '라제스'의 높은 윤리관이나 천연두와 관련된 인두법(人痘法)은 아마도 중국으로부터 전수받은 지식이라 생각된다. 이런 것을 뒷받침할 수 있는 자료로 서기 281년부터 340년경까지 생존한 것으로 추정되는 갈홍(葛洪)은 이미 두창(痘瘡)과 유사한 기록을 남긴 바 있다.

니담에 따르면 라제스는 자기 생전에 바그다드에 온 중국인의 방문을 받은 것으로 추정된다. 이와 비슷한 추정은 아라비아 의학의 또 다른 의학자 아비센나(서기 980~1037년)의 경우도 마찬가지이다. 따지고보면 『본초강목』에 들어 있는 많은 약재들은 아비센나가 쓴 『의학대전(醫學大典)』의 내용과 흡사하다. 또 구루나 같은 사람의 주장에 따르면 중국의 맥진법(脈診法)에도 상당히 유사한 점이 있다고 나온다.

그러나 아라비아 의학과 한의학은 이론이나 임상면에서 상당한 차이가 있다. 당나라 때 설치한 도호부(都護府)가 아직도 북정(北庭)에 남아 있고 곤륜산맥을 등지고 있는 화전(和田)에는 아라비아 의학의 독특한 특징과 많은 유산이 간직되어 있다.

특히 이 고장의 풍토 때문에 잘 생기는 갖가지 피부병에 대한 치료법이나 치료약은 한의학과 판이한 차이를 나타낸다. 이곳에는 이른바 백전풍(白澱風)이나 우피선(牛皮癬) 같은 난치 피부병이 많다. 피부가 하얗게 변색되는 피부병으로, 이런 병은 현대의학이나 한의학으로도 고치기 어렵다는 것이다. 아마도 반사막 지대에서 뜨거운 햇볕 아래 목욕도 잘 하지 않고 천막생활을 하다보니 그런 병에 잘 걸리는 게 아닐까 생각되었다.

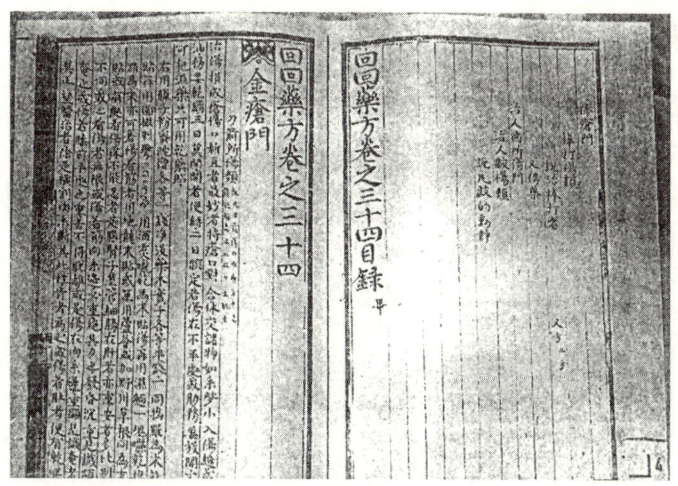

『회회약방(回回藥方)』. 아라비아, 회회족, 중국 북방 소수민족의 의료경
험을 집대성한 책이다.

이런 병에 쓰는 약은 모두 이 고장에서 나는 중앙아시아 고유의 생약
들이었다. 한문으로 번역된 것을 보니 가중흑초종(家中黑草種)을 가루
로 만들어 붙이고 사아단(斯亞丹) 기름을 계속 바른다고 한다. 북경이나
서안 같은 곳에서는 들어보지도 못한 약들이다. 실제로 전통의학병원을
찾으니 카자흐스탄 공화국과 파키스탄에서 이런 피부병을 고치러 왔다
는 환자들이 특실에 입원하고 있었다. 또 살이 찐 사람들이 나이를 먹으
면 잘 걸리는 정맥류(靜脈瘤)도 고치고 골절환자도 수술을 하지 않고도
잘 고친다고 하였다.

과학적 의학이 발달하였지만 아직도 모르는 병이 더 많다. 오랫동안
경험으로 축적되어온 이런 전통의학의 소산도 합리적이고도 과학적으로
이용한다면 크게 도움이 될 것으로 생각되었다.

VII. 한의학과 아시아의 전통의학

1. 중앙아시아의 한의학(漢醫學)

먼 옛날 중앙아시아 신강지방에는 어떤 왕국이 있었다고 한다. 이 나라 왕은 자식이라고는 예쁜 공주 하나밖에 없었는데 이 공주는 얼굴만 예쁜 것이 아니라 나라를 걱정하는 마음도 깊었다. 시집갈 나이가 되자 자청해서 활을 잘 쏘는 사람에게 시집을 가겠다고 하였다. 나라의 힘이 약하다보니 활 잘 쏘는 사람이면 그 출신이나 지위에 관계없이 시집을 가겠다는 것이었다. 왕도 그 뜻을 받아들여 활 잘 쏘는 젊은이를 구하게 되었다.

그러자 많은 젊은이들이 자기가 활을 잘 쏜다고 나섰다. 이때 양을 많이 가진 부잣집 건달 총각도 한몫하려고 금으로 장식한 활과 화살을 만들어 기러기 사냥에 나섰다. 날아가는 기러기를 쏘자 한 마리가 떨어졌다. 기뻐서 달려가보니 금으로 장식한 자기 화살이 아니었다. 재빨리 그 화살을 빼어버리고 자신의 금촉 화살로 바꾸어 찌르고 나자 한 젊은이가 나타나서 자기가 쏜 것이라고 주장하였다.

그렇게 서로 다투다가 결국 왕 앞에서 심판을 받게 되었다. 왕과 공주

앞에서 기러기 목에 박힌 화살을 뽑아보니 부잣집 건달의 금촉 화살로 밝혀졌다. 결국 이 건달 총각은 공주와 사흘 뒤에 혼례를 올리게 되었다. 그러나 그 이튿날 전쟁이 터졌다. 외국과 싸움이 시작되면서 적군으로부터 활쏘기 시합을 하자는 제의가 왔다. 그래서 곧 공주와 결혼할 이 건달 총각이 나가 활을 여러 번 쏘았으나 하나도 맞지 않았다. 그는 엉겁결에 도망을 치다가 적군이 쏜 화살에 맞아 말 위에서 떨어졌다.

이때 한 청년이 바람같이 나타나 적장과 궁수를 활로 쏘아 맞춰 크게 이기니 바로 이 청년이 진짜로 활을 잘 쏘는 청년으로 떠올라 결국 공주와 결혼해서 한평생 잘 살았다고 한다. 이 얘기는 위구르족 사이에 전해 내려오는 전설이다.

확실히 위구르족은 서양인처럼 몸집도 크고 코도 크다. 말을 잘 타며 싫고 좋은 것을 분명히 드러내는 쾌활한 사람들이다. 고유악기는 예로부터 한족의 아악(雅樂)에도 많이 쓰일 만큼 여러 가지가 있다.

이곳의 유의종합병원(維醫綜合病院)을 구경한 이튿날, 신강의학원(新疆醫學院)을 찾았다. 1955년에 구소련의 원조로 우루무치시 근교의 고비 사막에 세웠다고 하는데 이제는 미루나무가 울창하였다. 부속병원도 세 개나 되는 큰 의과대학으로 이 대학의 내과교수는 한족이었다. 그의 설명에 따르면 위구르족은 이 고장의 다른 소수민족보다 월등하게 오래 살며, 시골에서 양을 치며 사는 사람들 중에 장수하는 사람들이 많다고 하였다.

지난 10년 동안 그가 모은 통계에 따르면 당뇨병과 식도암 발병률이 가장 높은 것은 카자흐족과 한족이고 위구르족이 가장 적으며 백 세 이상의 장수자도 위구르족이 가장 많다고 한다. 도회지 사람들 중에는 백 세 이상 되는 이가 없고 시골에서 양을 치며 사는 사람들 중에 가장 많다고 하며, 지위가 높은 당 간부나 공무원 그리고 교수 중에는 한 사람도 없다고 한다. 그러나 이런 통계를 바탕으로 실제로 의학연구에 종사하는 사람들은 모두 한족이었다. 비록 직급은 별 것 아니지만 실권을 가지고 일하는 사람들은 모두 한족임을 쉽게 알 수 있었다.

중앙아시아에는 수많은 자치구나 자치현, 자치주가 있다. 내몽골은 다른 주 못지않은 자치구가 몽골족을 위해 있고 이들의 수장(首長)은 모두 몽골족이다. 청해성의 자치현이나 서장(西藏) 자치구도 비슷하다. 그러나 세월이 흐르면서 이 고장 사람들의 과반수 또는 3분의 2가 한족으로 채워졌다.

서장자치구에서 자주 일어나는 라마승들을 중심으로 한 시위는 수많은 한족의 유입과 한족의 실권 차지에 대한 일종의 반발로도 볼 수 있다.

의학도 예외는 아니다. 몽골에 가면 몽골 전통의학을 지키는 몽의원(蒙醫院)이 있듯이 서장자치구에는 티베트 전통의학을 중심으로 하는 장의원(藏醫院)이 있다. 물론 신강자치구에는 위구르족의 전통의학을 중심으로 한 유의원(維醫院)이 많은데, 이들의 치료법은 한족의 한의학과는 꽤 차이가 난다. 그러나 아무리 낮게 평가하더라도 이들 몽의원이나 장의원 그리고 유의원에서 쓰고 있는 치료법의 상당 부분은 한족의 한의학에서 유래한 것이거나 중의학에 따른 치료법이다.

그런 점에서 중앙아시아는 한족에 의한 정치적 한족화 및 중국화가 오래전부터 추진되어 왔을 뿐만 아니라 이들이 오랫동안 간직해온 고유 전통의학도 한의학이나 중의학에 의해 침식되고 있는 느낌마저 들었다. 더구나 오늘날에도 중앙아시아의 전통의학은 한의학이나 중의학을 무시하고는 그 실상을 제대로 파악하기 어렵다.

역사적으로 보더라도 이들은 인도의 불교의학이나 아랍의학 같은 외래의학의 영향을 끊임없이 받아왔고 한족의 한의학과 깊은 관계를 맺어왔다. 결국 중앙아시아의 전통의학을 실제로 파악하려면 중국의 중의학이나 한의학에 대한 얘기를 하지 않을 수 없다.

2. 한의학의 발자취

서양의학사를 공부하게 되면 히포크라테스 이후 수없이 많은 의학관계 고전이 줄을 이었으나 이제는 시대에 뒤진 일종의 역사적 문헌으로 남아 있음을 알 수 있다. 그러나 중국에서는 한나라 때 등장했다는 『황제내경(黃帝內經)』이 오늘날에도 그 권위를 가지고 과학적인 연구 대상이 되고 있다. 이러한 사실은 동양과 서양의 의학사에서 특히 눈에 띄는 차이점이라 하겠다.

중국의 전설시대라 볼 수 있는 먼 옛날에 황제(黃帝)는 『황제내경』을 직접 편찬하였고 신농(神農)은 『신농본초경(神農本草經)』을 지었다고 하지만 실제로 이것을 믿는 사람은 별로 없다. 기원전 140년에서 87년까지 한나라를 지배하였던 무제는 오늘날 서안에서 2백40킬로쯤 떨어진 황릉(黃陵)이라는 고장에 그같은 황제의 위업을 기리기 위해 비를 세우기도 하였지만, 실제로 그런 의서들이 만들어진 것은 한나라 때 이후라고 본다. 중국의 한의학은 이론면에서 볼 때 음양과 목·화·토·금·수의 오행이 상생(相生)하고 상극(相克)하는 사상을 기초로 하고 있다.

그 후 인도와 그리스 그리고 후세에 와서는 아라비아의 연금술로부터도 많은 영향을 받았지만, 중국의학은 전설적인 삼황오제(三皇五帝)로부터 전국시대를 거쳐 『사기(史記)』 열전(列傳)에 나오는 편작(扁鵲)과 같은 명의의 시대를 거쳐 양생(養生)이나 귀생(貴生) 혹은 전생(全生)이란 말로 대표되는 양생사상이 불로장생 사상과 연결되어 도교의학을 만들어냈다. 그러다가 한나라 때에 이르러 순우의(淳于意), 화타(華佗) 같은 사람이 의학사에 나오게 된다.

다시 후한(後漢) 시대에 이르러서는 장사(長沙)의 태수(太守) 장중경(張仲景)이 『상한론(傷寒論)』과 『금궤요략(金櫃要略)』을 저술하여 여러 가지 풍토병과 전염병 진료에 도움을 주기 시작한다. 그 후 삼국육조시대(三國六朝時代)에 이르면 『천금요방(千金要方)』과 『천금익방(千金翼

方)』이 손사막(孫思邈) 같은 사람에 의해 저술되고, 왕도(王燾)의『외대비요(外台秘要)』가 나타난 후 금·원사대가(金元四大家)가 출현하여 한량파(寒凉派), 공하파(功下派) 같은 유파가 생겨난다.

이 밖에도 온보파(溫補派)와 양음파(養陰派)도 생겨나 그 전성시대를 구가하는데, 이런 발달과정을 의사학자들은 흔히 후세파(後世派), 후세별파(後世別派) 혹은 고방파(古方派) 같은 이름으로 부르고 있다.

이같은 중국의 한의학 발달사를 다시 요약해보면 먼 옛날부터 배태된 의학지식이 기원전 6~7세기경에 선진시대를 거쳐 한나라와 남북조시대를 지나면서 어느 정도 조직적인 체계가 갖추어지고 당나라와 송나라 그리고 원나라 때에 이르러 크게 발전하여 명나라와 청나라로 이어지지만 19세기 후반부터 서양의학의 도입으로 점차 쇠퇴되어 왔음을 알 수 있다.

이 가운데 중국의 전통의학 발전에 중요한 의미를 갖는 진(秦)나라 때로 거슬러 올라가보면 진나라는 이른바 '불과 칼'로 주위의 모든 나라를 정복하였다. 진시황은 만리장성을 쌓고 모든 행정기구를 중앙으로 집중시켰다. 뒤이은 한나라는 다시 삼국으로 분열되고 북방의 야만족과 남방의 한족 왕조 사이에 서로 대립하는 시기로 이어진다.

그러나 이 시기에 중국은 본격적으로 사라센 제국과 함께 세계적 수준의 문명을 발전시켰고 실크로드를 통해 동서의 교역이 활발해졌다. 바로 이 시기에 중국의 고전의학도 크게 발달하였다.『황제내경』이 만들어졌고 순우의, 화타 같은 대가가 나타났다.

또 중국의 히포크라테스라 불리는 장중경의『상한론』과『금궤요략』을 통해 급성·열성 전염병 진료의 길을 열어놓기도 하였다. 그러다가 7세기에서 8세기에 걸쳐 중국의 한의학은 중국을 둘러싼 이른바 속국으로 불리던 여러 나라에 큰 영향을 미쳤다. 이런 경향은 일본이나 한국뿐 아니라 중앙아시아에서도 비슷하였다.

물론 이같은 지역은 그 나름의 오랜 고유문화를 가지고 있었고, 또 민간의료도 각기 다른 형태로 지켜왔다. 그러나 이들 민간의료는 공식적인 문서에 의해 전승되기 시작한 기술의학(記述醫學)이 생겨나면서 점차 자취를 감추기 시작하였다.

3. 한의학과 한국 등의 전통의학

우리 나라나 일본, 인도차이나 그리고 중앙아시아에서는 점차 기술의학이 민간의료를 대신하기 시작하면서 대체로 중국이나 인도, 아라비아 의학으로부터 많은 영향을 받게 되었다. 따라서 오늘날 우리 나라나 일본 그리고 베트남의 기술의학의 뿌리를 찾아보면 중국과 공통의 근원에 이르게 된다. 이들의 전통의학 이론은 중국의 한의학과 비슷하지만 엄격히 따져보면 한의학의 형식을 모방하는 차원에서 끝난 것도 많다.

이들 전통의학에서는 질병이나 치료에 관한 인식에서 독창적인 일면과 비판정신을 가진 의학자들을 많이 찾아볼 수 있다. 이런 사실은 마치 아라비아 의사들이 그리스 의학의 전통을 이어받았지만 나름대로의 독창성과 비판정신을 가진 사실과 잘 비교된다. 또 서양의 의사들이 그리스나 라틴, 이스라엘, 아라비아 의학 등과는 다른 독자적인 입장을 견지한 사실과도 비교된다.

따라서 이들 나라의 전통의학은 중국의학사의 입장에서는 크게 다루지 않는 것이 통례이지만 좀더 시야를 넓혀 세계의학사의 입장에서 보면 매우 중요한 위치를 차지한다. 하지만 선사시대부터 한의학이 유일한 기술의학으로 인정받은 아시아의 여러 나라에서도 중국과 비슷하게 19세기에 들어 서양의학의 동점(東漸)에 따라 그 빛을 잃어가기 시작하였다.

그러나 중국대륙이 통일되는 한편 아시아에 신생 자주국가가 등장하면서 전통의학은 다시 부활하기 시작하였다. 이제 많은 사람들이 옛날과 똑같이 오래된 전통의학에 관심을 기울이고 있다. 물론 과학적인 학문방법에 의해 부분적으로는 수정되고 있지만 전통의학은 대체로 유용하고 경제적으로도 여러 가지 장점을 지니고 있다.

주지하듯이 우리의 역사나 의학서적은 모두 한문으로 기록되어 왔다. 그렇다고 해서 우리의 고전의학이 곧 중국의 한의학과 같거나 그대로 옮겨온 것은 아니다. 그 근거로 고려 중기의 『향약구급방(鄕藥救急方)』을 들 수 있는데, 아마도 이 책은 13세기 중반에 편찬된 의서로 짐작된다. 1427년판이 현재 일본에 보관되어 있다.

그 후 1433년에는 『향약집성방(鄕藥集成方)』이 편찬되었다. 그리고 한나라에서 명나라에 걸쳐 발행된 여러 의서들의 처방을 모아놓은 『의방유취(醫方類聚)』도 나왔다. 또 1610년에는 우리 나라 고유의 의학이라 할 수 있는 『동의보감』이 저술되었다.

일본은 우리 나라의 영향을 많이 받았는데, 『일본서기(日本書記)』를 봐도 우리 의학자들이 여러 의서를 불경(佛經)과 함께 일본에 소개한 사실이 나온다. 또 서기 912년부터 995년까지 생존한 것으로 여겨지는 단바노야스요리(丹波康賴)가 『의심방(醫心方)』을 써서 254종의 약물을 소개하였다.

베트남이나 위구르 의학, 몽의학, 장의학도 모두 마찬가지다. 『사부의전』을 보면 한의학이 그 이론이나 환자진료면에서 얼마나 큰 영향을 끼쳤는지 쉽게 알 수 있다. 물론 그들 전통의학은 고유의 의학적 내용을 지니고 있다.

VIII. 중앙아시아와 인도의 아유르·베다 의학

1. 중앙아시아에 전래된 인도의학

실제로 장의학에서는 환자의 진단법이 한의학과 다른 점이 많다. 그 가운데 호흡기 검사와 오줌을 시진(視診)하는 요진법(尿診法)을 들 수 있다. 전통적으로 장의학에서는 중세기에 유럽에서 오줌을 가지고 점을 치듯 오줌에 깊은 관심을 기울여왔다. 오줌의 색깔, 냄새 그리고 거품을 관찰하였는데, 이들은 오줌이 '침묵하고 있는지' 아니면 '말을 하고 있는지' 알아보기 위해 나무로 된 기구로 오줌을 저어보기도 하였다. 티베트 의학에서는 흔히 환자의 오줌만 보면 환자를 직접 보지 않고서도 처방을 내릴 수 있다고 하였다. 이같은 소변의 관찰은 아침, 점심, 저녁 그리고 밤중에 규칙적으로 실시한다. 또 오줌의 색깔과 냄새, 거품 그리고 소리와 맛에 관련된 소견도 받아낸다.

그러나 장의학 역시 여러 인접국가의 의학체계로부터 많은 영향을 받아왔음을 잘 알 수 있다. 약재의 이름만 보아도 티베트말 고유의 것도 있지만 때로는 중국말이나 산스크리트말로 기록되어 있으며 어떤 것은 위구르말이나 페르시아말로 표기된 것도 있다. 1961년에 피에르·위아르가 조사한 바에 따르면 이런 티베트산 약재들의 이름은 어원이 여러 나라의 말로 되어 있다는 것이다.

실제로 한족의 한의학으로부터 받은 영향 또한 크다. 『의경팔지』가 『사부의전』으로 발전하면서 이런 사실은 더욱 두드러진다. 맥진법과 혀를 관찰하는 시진법은 확실히 중국의 한의학에서 도입된 방법이다. 그러나 피부를 바늘로 찔러 여기에 흡각(吸角)을 대고 방혈시키는 사혈요법(瀉血療法)은 한의학에서는 별로 쓰이지 않는 방법이다. 또 외과술도 중국의 한의학보다는 꽤나 앞섰던 것 같다. 티베트말로 발행된 인체해부도를 보면 『구희범오장도(歐希範五臟圖)』 같은 인체해부도보다 훨씬 잘 묘사된 것이 많다.

티베트 의학은 그 특색을 이루는 수많은 수술기구를 보아도 한의학과는 꽤 다른 점이 발견된다. 일찍이 불타(佛陀)의 건강을 돌보았던 위대한 의사로서 장의학의 창시자라 할 수 있는 기파(耆婆)는 전설 속에 나오는 애기지만 여러 가지 외과수술을 하였다고 믿어진다. 여러 나라 의사들이 실제로 인도에 가서 이런 외과술을 배워왔다는 기록도 있다. 관운장(關雲長)의 팔에 박힌 화살을 뽑아내고 인도 대마인 마불산(麻佛散)을 써서 개복수술(開腹手術)까지 하였다는 화타의 애기도 따지고보면 이런 인도의 불교의학과 관련된 것이다.

역사적으로 인도의 외과수술도구는 아시아에서 가장 규모가 크고 종류도 많다. 물론 이런 수술기구는 단지 의서에만 기록될 뿐 실제로 자주 사용되지는 않았을 것으로 보인다. 그러나 사혈용의 뾰족한 칼이나 백내장 수술에 쓰인 침과 일부 수술기구는 꽤 많이 사용되었을 것이다. 오늘날에도 몽의학에서는 여러 가지 독특한 외과술을 지니고 있다. 터키와 몽골인들 사이에는 특히 외과수술에 정통한 사람들이 많았던 것 같다. 칭기스 칸의 후예라고 자처한 무굴 왕조에서도 이런 외과술은 상당히 발달하였던 것 같다. 그러나 대부분의 경우 라마승에게는 금지되었다.

육계(肉桂), 안식향(安息香) 같은 약재를 쓴 처방이나 종두법(種痘法)

은 피에르·위아르 같은 사람에 따르면 인도에서 시작되었다고 한다. 중국에서는 11세기경부터 종두법이 알려졌다.

티베트 의학사에 나오는 기록을 보면 인도 사람인 '바지라드·바자'라는 의사와 중국인 의사 '헨웽한대'라는 이름이 나오고 동로마에서 온 의사 그리고 타지크 지방에서 온 '갈레누스'라는 의사 이름이 이미 8세기경에 나온다. 이와 같이 중앙아시아는 여러 의학체계가 서로 융합하는 일종의 용광로 비슷한 역할을 해왔다. 그 중에서도 인도의학은 북쪽으로는 몽골과 시베리아에까지 영향을 끼쳤고, 중국과 한국 그리고 일본에 불교의학이라는 이름으로 전래되었다.

2. 장의학, 몽의학 그리고 인도의 불교의학

장의학이나 몽의학의 외과술은 어떤 의미에서는 그 지역의 풍토와 생활양식에서 유래한 것이다. 우리 나라에서도 16세기경부터 고름을 잘 짜고 종기를 잘 고치는 일종의 외과의사인 치종의(治腫醫)가 생겨나고 치종학(治腫學) 혹은 외과술이 생겨났다.

흔히 옛날에는 금창(金瘡)이 터지면 죽는다고 하였다. 필자의 기억으로도 과거에는 종기 때문에 고생하는 사람들이 많았다. 조선조 5백 년을 통해 세종이나 세조도 피부에 난 종기를 고치려고 온천을 찾아나서기도 하였다. 효종은 면종(面腫)이 덧나서 죽었다. 아마도 목욕을 자주 하지 않는데다 영양상태가 좋지 못한 탓에 종기를 앓는 사람이 많았던 것 같다. 30~40년 전까지만 해도 가장 흔하고도 중요한 가정상비약을 든다면 이런 종기의 근(根)을 뽑아내는 '이고약'이나 '조고약'이었다.

성종 때의 『경국대전(經國大典)』을 보면, 갖가지 의방(醫方)에 능통하여 창종(瘡腫)이나 좋지 않은 피부병을 잘 고치는 사람은 정부에서 채용하도록 하였으며 중종 때 나온 『대전후속록(大典後續錄)』에는 '치종의'

라는 직명도 나온다. 이것으로 미뤄보더라도 성종 때부터 이미 종기만을 외과적으로 다스리는 치종의가 있었음을 알 수 있다. 중종 때의 이름난 치종의로 김순몽(金順蒙)이란 사람이 있었고 중종에서 명종 때에 걸쳐 뛰어난 치종의로 임언국(任彦國)이란 명의가 있었다.『조선의학사』를 쓴 미키 사카에(三木榮) 같은 사람은 이런 치종술은 매우 뛰어나고 과학적 이었으며 다른 나라에는 없는 '치종청'이라는 관청까지 등장할 정도였다 고 평가한 바 있다. 그 당시의 책으로는『치종비방(治腫秘方)』과『치종 지남(治腫指南)』이라는 것도 있다.

원래 티베트나 몽골 사람들은 반사막의 초원지대에서 말을 타고 말이 나 양 또는 야크 같은 가축을 사육하며 살아왔다. 그러다보니 말에서 떨 어져 부상하거나 뼈가 부러지고 뇌진탕이나 내장에 손상을 입는 경우도 흔하였던 것 같다. 이런 현실적 요구에 대처하기 위해 생겨난 것이 장의 학과 몽의학의 골상요법(骨傷療法), 정뇌술(整腦術) 같은 치료법이다. 이것들은 한족의 한의학에서는 거의 찾아보기 어렵다. 오히려 역사적 유 래를 따진다면 그들 고유의 전통의학뿐만 아니라 인도의 불교의학 및 그 외과술에서 영향을 받았을 것으로 짐작된다.

몽골과 티베트의 의학사를 살펴보면 전설적인 외과의사들이 많다. 특 히 전통적인 정골법이나 외상을 풍부한 경험으로써 치료하는 외상요법 은 예로부터 중국에서도 인정을 해왔다. 명나라 말에 몽골 출신 의사로 퉈리지모리껀이란 유명한 외과의사가 있었는데, 그는 몽의학의 정골법 이나 외상치료에 뛰어난 능력을 가진 사람이었다. 내몽골 출신으로 어릴 때부터 몽의학과 장의학을 공부해서 독창적인 업적을 남겨『성경통지 (盛京通志)』에서는 '의학에 도통한 사람'으로 평가되어 있다.『청사고 (淸史稿)』같은 사서에는 여진족의 수령인 누루하치 휘하의 군 선봉장 이었던 악석(鄂碩)의 몸에 화살이 깊이 박혀 뺄 수 없게 된 것을 퉈리지 모리껀이 수술을 하고 약을 발라 감쪽같이 고쳐주었다는 얘기가 나온다.

또 무배라는 사람은 장군이 전투 중에 화살을 30개가 넘게 맞아 의식

불명 상태가 되자 칭기스 칸 시대로부터 내려온 전통적 치료법을 써서 흰 낙타의 배를 갈라 그 더운 뱃속에 그를 집어넣고 의식을 회복시킨 후 그 상처에 약을 발라 고쳐주었다는 기록도 있다.

청나라 때에는 몽골이나 티베트 의학의 외과술도 많이 발전하였던 것 같다. 예컨대 말에서 떨어져 뼈가 부러진 환자를 고치기 위해 얼음찜질을 하여 마비시킨 후 수술을 해서 부러진 뼈를 접합한 다음 뽕나무 껍질의 내피(內皮)로 봉합하여 닷새만에 걷게 하였다는 얘기도 나온다. 이런 정골요법은 청나라 조정으로부터도 인정을 받아, 그같은 사람들이 군대에 정식 배치되었다고 한다. 특히 상시원(上侍院) 같은 곳에 그런 외과 의사를 배치하고 조정에 부상자가 생기면 그들이 치료를 맡기도 하였는데, 정한 날짜까지 환자를 고치지 못하면 벌을 주었다는 기록도 나온다. 우리 나라의 왕조실록을 보아도 이런 얘기는 수없이 전하고 있다.

우리 의학사에서 빼놓을 수 없는 조선조 초와 선조 때의 유명한 어의 양홍적(楊弘迪)이나 양례수(楊禮壽)도 침을 잘못 놓고 약방을 잘못 썼다고 볼기를 맞거나 귀양을 갔다는 기록이 실려 있다. 또『동의보감』을 쓴 허준 선생도 선조가 승하하자 그 책임을 물어 귀양살이에 보내져 유배지에서『동의보감』을 완성시켰다는 사실은 익히 아는 얘기이다.

이 밖에도 역사에 이름이 남지 않은 몽의사(蒙醫師)나 장의사(藏醫師)에 대한 기록은 꽤 많다. 역시『청사고』에 보면 청나라 때 시랑(侍郎) 벼슬을 지낸 제소남(齊召南)이란 사람이 말에서 떨어져 머리를 다쳐 뇌가 보이게 된 것을 몽의사가 소의 방광을 이식해서 고쳤다는 기록이 나온다. 역시 의학이란 그 시대와 주어진 환경의 산물이다. 종기가 많이 나돌자 치종술과 치종청이 생겨나 그 합리적인 처리에 힘썼던 것과 같이 유목민들의 생활에서는 불가피하게 그런 외과술이 발달할 수밖에 없었던 것이다. 흔히 19세기에 서양의학이 들어올 때까지 동양에서는 해부학이나 외과학이 전혀 발달하지 않은 것으로 생각되는 경우가 많다. 그러나 의학은 필요에 의해 생겨나는 일종의 사회적 산물인 것이다.

Ⅸ. 베트남의 전통의학

1. 베트남의 전통의학 현황

어느 나라에나 전통의학은 있다. 아시아에서도 과학적인 서양의학이 들어오기 전까지는 이런 전통의학에 의해 의료문제가 해결되어 왔다. 세계적인 안목에서 볼 때 체액요법(體液療法)이나 아유르·베다 의학, 의료점성술(醫療占星術)은 물론 유럽의 동종요법(同種療法) 역시 전통의학이나 전통의료에 속한다. 특히 아시아에서는 중국을 비롯해서 이런 전통의학의 역사가 매우 긴 편이다. 이런 전통의학은 아직도 대중적인 호응을 받아가며 의료 일선에서 이용되고 있다.

역사적으로 중국의 전통의학인 중의학(中醫學)은 일본의 한방의학(漢方醫學)이나 한국의 한의학(韓醫學)은 물론 몽골의 몽의학(蒙醫學)과 티베트의 장의학(藏醫學) 그리고 중앙아시아의 위구르족에 전해 내려오는 유의학(維醫學)과도 밀접한 관계를 가진다. 또 베트남이나 캄보디아의 동의학(東醫學)과도 이론이나 임상면에서 깊은 유대관계를 맺어왔다.

필자는 1987년부터 노인보건 분야의 자문관으로서 세계보건기구가 추진하는 노인건강을 위한 전통의학의 활용방안을 알아내고자 세 번에 걸쳐 중국 일대를 돌아보았으며 1993년 12월에는 약 3주에 걸쳐 베트남과 캄보디아를 다녀왔다.

오늘날 중국에는 중의학에 의해 전통의료를 제공하는 병원이 2천70개나 되며 병상 수도 17만 2천 개가 넘고, 의사 3백81만 명 가운데 22만 9천 명이 이른바 중의사(中醫師)이다. 이 가운데 101개 병원은 소수민족의 전통의료를 제공하는 병원이다. 몽의학을 시술하는 병원이 40개쯤 되고 장의학을 시술하는 병원이 38개 정도이며 위구르 전통의료기관이 15개쯤 된다.

베트남의 경우도 사정은 비슷하다. 아직도 베트남 인구의 80%는 농업에 종사한다. 그런 만큼 가장 보편적이고도 대중적인 의료수단은 전통의학이다. 지난해 말, 베트남에는 동의학(東醫學)과 관련한 두 개의 중앙기구가 있었는데, 하나는 하노이에 있는 국립전통의학연구소이고 또 하나는 생약연구소였다. 베트남 통일 이후 1975년부터 호지민 시에 또 하나의 전통의학연구소가 생겨났고, 이 밖에도 전통의학과 관련한 병원이 24개이고 2백10개의 진료소가 전국적으로 전통의료를 담당하고 있다. 또 183개의 일반 병원 병상 가운데 약 10%는 전통의료를 베풀고 있다.

오늘날 베트남에는 약 2만 명의 전통의학 종사자가 있다. 이 밖에도 과학적 의학교육을 마친 후 1~2년간 전통의학을 공부한 동서의학 협진의(協診醫)가 3백 명쯤 되며, 의사나 준의사 면허를 받은 후 약 1년간 수련을 쌓은 의료종사자도 3천 명이나 된다.

이들은 종래 과학적 의학이 풀지 못한 여러 가지 만성병 진료에 종사하고 있는데, 특히 만성 류마치스성 관절염이나 기관지 천식에 효과가 크고 또 침술 마취와 통증 경감에 이용되는 침구술 그리고 지압술과 안마술은 물론 여러 가지 기공술을 널리 활용하고 있다.

물론 이런 사정은 중국의 경우와 흡사하다. 베트남은 공산화 이후 기존의 서양의학 일변도에서 벗어나 자주의학 재건이라는 목표 아래 약 3

백 명의 동의사들을 전국에서 불러모아 이들로부터 이른바 고전의학 및 고전의술을 취합하고 베트남 고유의 전통 의서를 분석했는데, 그런 과정을 통해서 지금의 전통의학 및 전통의료의 체계를 갖춘 것으로 보인다.

2. 베트남 전통의학의 발자취

베트남의 전통의학은 19세기 초에 서양선교사들을 중심으로 근대 서양의학이 소개될 때까지 중앙아시아와 중국의 영향을 많이 받았다. 지리적으로 볼 때 베트남은 기후나 인종은 물론 동식물에서도 중국 본토와는 차이가 많다. 그러나 베트남은 오래전부터 중국에서 여러 가지 약재를 수입해왔으며 중국 역시 열대지방의 여러 가지 약재가 필요해서 이런 것들을 베트남으로부터 수입하여 써왔다.

그런 약재로는 사초과(莎草科) 식물로서 생강이나 향부자(香附子) 같은 것을 들 수 있다. 이같은 식물은 북위 14도선 이북에서는 잘 자라지 않는 것으로, 특히 육계(肉桂)나 독수리나무 같은 것은 베트남의 특산물이다. 한때 중국 사람들은 베트남 사람들을 꼬집어 말하기를 산에 약재가 수없이 쌓여 있는데도 그걸 쓸 줄 몰라 사람들이 죽어간다고 하였다.

베트남에서 전통의학과 관련된 책이 처음으로 나온 것은 판·푸티엔(Phan Phu-Tien)이 1429년에 쓴『본초전요(本草全要)』로부터 시작된다. 또 구엔·투구(Nguyen Thuc)는 15세기경에 위생문제를 다룬『보안양방(保安良方)』이란 의서를 펴냈다. 이 책은 그 후 1676년에『보안연수전요(保安延壽全要)』로 개편되었다. 독창적이고도 학문적인 베트남 최초의 의학자로는 중국에서 오랫동안 공부한 혜정(慧靜)이라는 승려를 들 수 있다. 그는 너무도 유명한 승의(僧醫)여서 10세기에서 17세기에 걸쳐 많은 사람들이 그 이름으로 책을 펴냈던 것 같다.

15세기 초에 혜정이란 승명(僧名)을 가진 홍의(洪義)라는 사람은 약

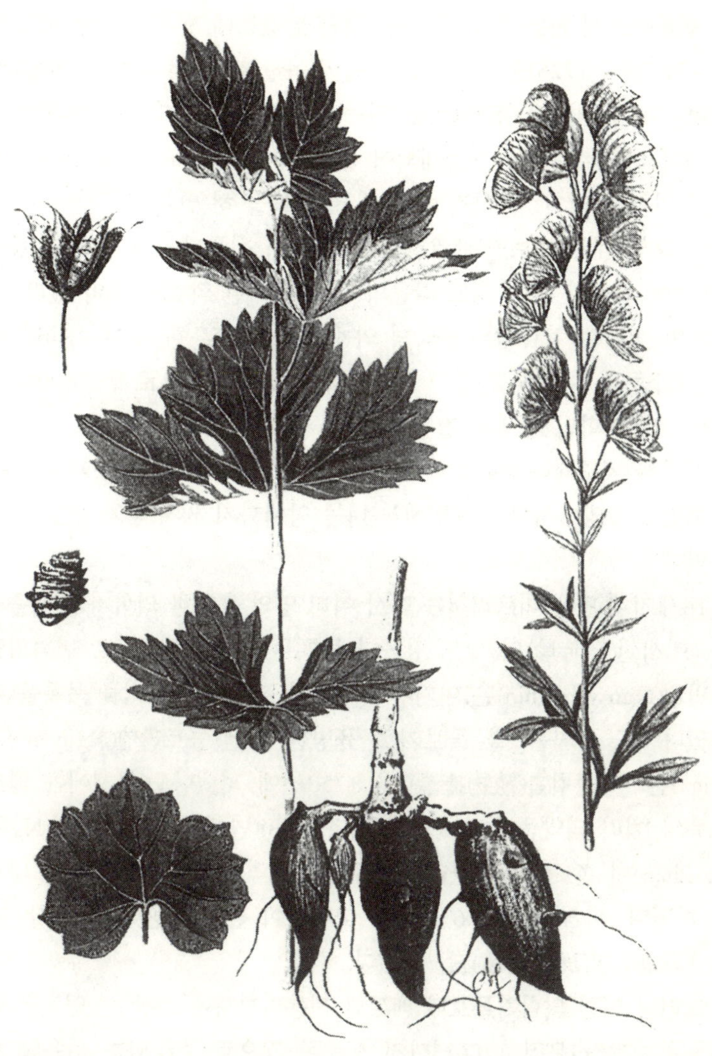

베트남에는 따뜻한 기후 조건 때문에 수많은 특산 약용식물이 존재한다. 세
계보건기구에서는 1990년 1,863종의 약용식물을 담은 『베트남의 의용식물』
이라는 책을 펴냈다(사진은 이 책 가운데 한 내용).

재 전문가로서 본초(本草)에 관한 책을 남겼는데, 원본은 현존하지 않지만 1717년과 1726년 그리고 1762년에 목판본『홍의각성의서(洪義覺醒醫書)』와『남약신효(南藥神效)』라는 제목으로 나왔다. 이 책에는 베트남 고유의 많은 식물이 소개되어 있으며 한문과 베트남의 고유문자를 써서 마치 우리의『향약집성방』같은 역할을 하였다.

이 책의 내용을 보면 베트남 고유의 여러 식물과 동물 그리고 광물이 6백50여 종이나 들어 있고 각종의 질병에 대한 약효도 들어 있다. 다시 말하면 이같은 치료법은 중국의 약재를 중심으로 한 것이 아니라 베트남 사람들의 체질에 잘 맞는 식물이나 동물을 중심으로 한 것이어서 베트남 고유의학의 냄새가 짙다.

혜정은 지중해나 아라비아에서 멀리 수입해오는 약재에 관해서도 언급하였고 중앙아시아나 유럽에서 나는 약재까지 써서 환자 진료에 매진하였다.

18세기 후반에 이르러서는 다시 여러 명의 훌륭한 의학자가 배출되었다. 이시진(李時珍)의『본초강목(本草綱目)』이 베트남말로 번역되었고 고반턴(Ngo van-Thin)은 여기에다 베트남 고유의 약용식물 목록을 추가하였다. 또 환자를 잘 돌보기로 유명한 구엔·콩트리엔(Nguyen cong Trien)은『식물첩록(植物捷錄)』을 1752년에 펴냈다. 이 책에는 베트남 고유의 여러 의약품이 수록되어 있다. 1788년에는 구엔기아판(Nguyen gia-Phan)이 쓴 전염병 관리와 관련된『요역방법(療疫方法)』이 나오기도 하였다. 이 밖에도 1763년에는 고반턴이 환자 임상에 응용할 수 있는『만방집험(萬方集驗)』을 써냈다.

그러나 이런 의학자들보다 베트남 전통의학사에 가장 큰 업적을 남긴 인물은 1726년부터 1786년까지 생존한 것으로 추정되는 여유탁(黎有卓)이란 사람으로 나옹(懶翁)이라는 필명을 자주 썼다. 그는 중국문학에 능통하여 중국에서 과거에 세 번씩이나 급제하였다.

그는 중국에서 군인으로 지내다가 큰 병에 걸려 점을 쳐보니 자기 몸을 고국을 위해 바쳐야 한다고 해서 베트남으로 돌아왔다. 그 후 10년 동안 중국의학의 고전을 공부한 다음 유교적인 전통에 따라 문학과 철학 그리고 의학을 교육하는 학교를 설립하였다. 그리고 향산(香山)에 있던 작은 초가에서 많은 책을 썼다.

20세기에 들어와 베트남 의학사(越南醫學史)를 세계에 본격적으로 소개한 알버트 살레(Albert sallet)와 피에르· 위아르가 10권 26장으로 된 그의 문집을 분석해냄으로써 베트남 전통의학에서의 그의 위치가 정립되었다. 1770년의 초판본은 그가 직접 쓴 것이고 1866년과 1879∼1885년에 나온 것은 목판본이다.

나옹이 참고로 한 자료는 거의 모두가 중국의 의학경전이었다. 그는 특히 『내경』과 장중경의 『상한론』 그리고 이시진의 『본초강목』을 많이 이용하였다. 그가 이런 중국 의학자들을 존경한 것만은 틀림없는 사실이지만 그렇다고 그 자신의 독창성이나 베트남 고유의 환경을 저버린 것은 아니었다. 그는 더운 열대지방의 베트남이 갖는 의학적 환경을 잘 알고 있었던 것이다.

그는 또 베트남 사람들을 위한 가장 좋은 치료법을 찾기 위해서 외국으로부터 들여오는 외래의학은 물론 베트남 풍토에 맞는 의학을 개발하는 데도 힘썼다. 이런 관점과 태도는 혜정의 경우와 비슷하지만 의학이론이나 임상치료면에서는 혜정보다 앞섰다. 자신의 지식과 실제 경험에 따라 고전적인 여러 의서가 갖는 잘못을 지적하기도 하였던 것이다.

완(阮)나라를 세운 가륭제(嘉隆帝)에 의해 베트남은 19세기 초에 크게 발전하였다. 이런 발전은 중국의 법률이나 의전절차, 문학 등에서 영향을 받은 것이었다. 황제가 병에 걸렸을 때 썼던 수많은 처방도 중국의 치료법을 따른 것이었다. 행정기구도 1805년부터 1814년에 걸쳐 크게 정비하였고 의학교육도 진흥시켰는데 주로 수도 후에(Hue)를 중심으로 이루어졌다.

예로부터 베트남에는 사원이 많았고 이런 사원에는 의사들도 있었다.

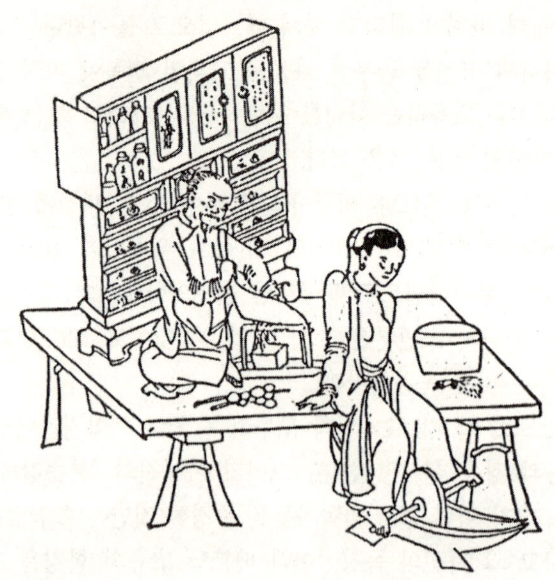

약을 준비하는 베트남의 전통의사.

공자나 유학자를 모시는 사당도 있었지만 그리스의 경우처럼 의료의 신을 모시는 사원도 오래전부터 존재해왔다. 이런 사원에는 중국의 복희씨(伏羲氏)나 신농씨(神農氏) 그리고 황제(黃帝)가 모셔지고 경우에 따라서는 베트남 출신의 혜정과 나옹을 모시는 사당도 있었다.

베트남에서 의사들은 전통적으로 1년에 세 번씩 이런 사원에서 제사를 지냈다. 그 가운데 한 번은 나옹을 모시는 제사고 또 한 번은 신농을 기리는 것이었다. 19세기 후반에 접어들면서는 베트남에도 서양의학이 도입되기 시작하여 1885년에 이르러 구엔·디크(Nguyen Dich)는 인체해부와 관련된 『만계의리요록(萬計醫理要錄)』을 펴냈다. 또 의학의 대중화운동에 가장 크게 공헌한 것은 1843년에 구엔·딘츄(Nguyen Dinh Chieu)가 쓴 의술에 관한 『어부와 나무꾼 이야기』를 들 수 있는데, 이것은 민간 베트남말로서 이제는 거의 사용되지 않는 문자인 자남(字南)으로 쓰였다.

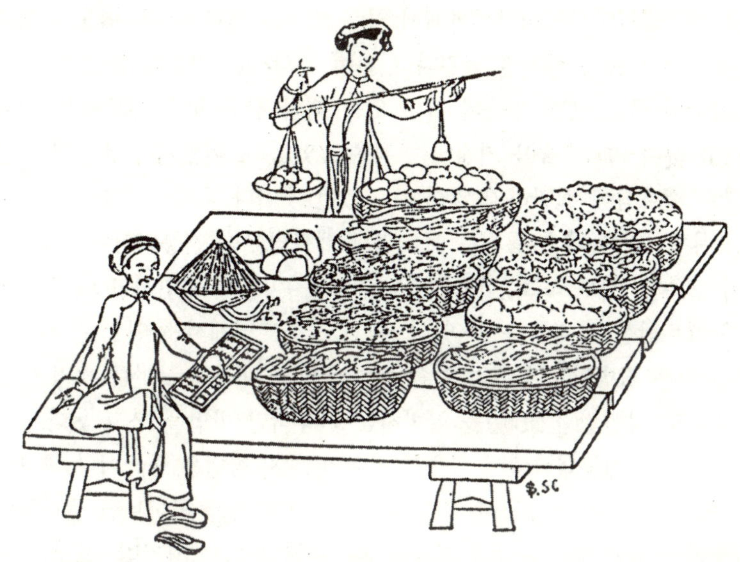

베트남의 한약재.

베트남에서도 전통의학에 종사한 사람 중에는 글도 모르고 한자도 모르는 사람들이 많았다. 그러나 서양인 신부 로데(Pére de Rhodes, 1591-1660) 같은 사람은 이들의 높은 윤리의식과 실제적인 의료효과를 높이 평가한 바 있다.

그러나 베트남에서는 아직도 서양의학에 회의적이거나 이에 반대하는 사람들도 많다. 서양의학에서 쓰는 맥진법은 너무 단순해서 병의 진단이나 예후판정 수단으로 믿을 수 없다고 보는 것이다.

3. 중앙아시아와 베트남 전통의학의 관계

베트남에서는 혈액검사를 위해 피를 뽑으면 기(氣)나 생기(生氣)에 손상을 주어 몸을 약하게 만든다고 믿었고 전기요법(電氣療法)도 좋지 않다고 생각되었다. 또 서양의학에서 자주 쓰이는 외과수술은 병을 고치지도 못하면서 몸에 상처만 남긴다고 하여 기피하는 경우가 많았다. 더구나 사람이 죽을 때면 누구나 살아 있을 때와 같은 모습으로 죽는 것이 좋다고 하여 외과수술을 거절하는 경우도 있었다. 어쨌거나 유럽의 서양의학은 베트남에 적합하지 않다고 믿었던 것이다.

10여 년 전에 나온 통계를 보더라도 베트남에는 전통의학에 따른 약방이 많은데, 일부 약들은 중국이나 중앙아시아에서 수입하고 있지만 거의가 베트남산 약재를 쓰고 있다. 아직도 베트남에서는 안검내반(眼瞼內反) 같은 질병의 경우에는 수술을 하지 않고 대나무로 만든 크리프 같은 것으로 상안검(上眼瞼)을 압박하는 전통적인 방법을 쓰고 있다.

또 이들이 전통의학에서 사용하는 여러 가지 방법은 중국이나 중앙아시아의 영향을 받은 것들이 많다. 우선 몇 가지 예를 들어보면 중의학에서 많이 쓰이는 침구술이나 질병진단에 흔히 쓰이는 맥진법, 그리고 혓바닥을 보고 오줌을 채취해서 질병진단에 이용하는 것 등은 모두 몽골이나 티베트, 이란, 중앙아시아 등의 전통의학과 관계가 있는 것들이다.

이곳에서도 몽골과 티베트 그리고 위구르 의학에서 많이 쓰이는 습각법(濕角法)이 쓰이고 있다. 피부를 바늘로 찔러 거기에 흡각을 대서 방혈(放血)하는 방법이다. 이런 사혈요법은 중국의 전통적 한의학에서는 별로 쓰이지 않는 방법이다. 역사적으로 볼 때 중앙아시아의 라마승들은 사람의 대퇴골로 만든 나팔이나 사람의 뼈로 만든 지팡이도 썼는데, 아마도 이들은 어느 정도 인간의 해부학에도 지식이 있었던 것 같다.

실제로 중앙아시아에서 발행된 인체해부도를 보면 중국에서 나온 것보다 훨씬 잘 묘사되어 있는데, 거기에는 사람의 몸을 통제하는 내장의 다섯 가지 중심인 '차크라'가 그려져 있다. 심장은 이러한 중심의 하나이며 수많은 도관(導管)을 몸과 사지를 향해 가진다고 보았다. 이런 것들은 분명히 고대 인도의학으로부터 영향을 받은 것으로 여겨진다.

엄격하게 따져보면 대부분의 전통의학은 거의 해부학적 지식이 결여

되어 있다. 중국의 경우 구희범오장도(歐希範五臟圖), 존진환중도(存眞環中圖), 내외이경도(內外二景圖) 같은 것들이 있었지만 어느 정도의 한계도 있었다. 『동의보감』에 수록된 장부도(臟腑圖)는 전신을 그리고 있지만 중국의 오장도와 별다른 차이가 없다. 물론 이규경이 쓴 『오주연문장전산고(五州衍文長箋散稿)』에 의해 우리 나라에도 탕약망(湯若望)이 쓴 『주제군징(主制群徵)』에 나오는 서의(西醫)들의 해부이론이 소개되면서 서양의 의학적 지식이 들어오기 시작하였지만, 그에 비해 중앙아시아나 베트남의 해부지식과 외과술은 그 흡혈법이나 뾰쪽한 칼을 비롯하여 독특한 일면을 가지고 있었다.

시야를 넓혀보면 이런 것들은 고대 인도 불교의학과 중앙아시아를 거쳐 도입된 그리스나 아라비아 의학에 크게 힘입은 것이라 여겨진다. 또 말을 타고 생활할 수밖에 없었던 티베트나 몽골의 기마민족으로부터도 적지 않은 영향을 받았을 것으로 짐작된다. 그런 의미에서 중앙아시아는 모든 전통의학을 받아들이고 그것을 여러 곳으로 전파시킨 용광로였음을 새삼 느끼게 된다.

4. 베트남 고전의학의 현장

필자는 3주간에 걸쳐 하노이와 호치민 시를 중심으로 베트남 전통의학과 관련된 연구소와 병원, 시술현장을 돌아보았다. 먼저 하노이에서는 국립노인병연구소에서 노인들의 성인병 치료를 위한 전통의학 관계 자료를 보았다. 우리 나라와 마찬가지로 호랑이 뼈나 뱀, 뱀술이 노인의 건강을 증진시키는 약으로 쓰이고 있었고 불면증이나 만성통증치료에 침구법이 이용되고 있었다. 이 연구소 소장은 베트남의 마지막 왕국인 완(阮) 왕조 재상의 아들인 팜·퀘 박사로, 그는 오랫동안 프랑스식 교육을 받은 유럽풍 신사였다.

두번째로 찾은 곳은 1957년에 설립된 국립전통의학연구소였다. 이 연구소는 황·바오·차오 박사가 소장으로 있으며 베트남의 전통의학연구를 총괄하고 있었다. 그의 설명에 따르면 베트남의 고전의학은 중국의 중의학(中醫學)과는 첫째로 기후나 생활양식이 달라 이론이나 치료법이 다르고 둘째로 실제 쓰이는 약재가 다르며 셋째로는 중국의 기공술과 맞먹는 양생운동이 특이하다고 하였다.

세번째로 찾은 곳은 생약연구소였다. 이 연구소는 하노이에 있으며 구엔·기아·찬 교수가 소장으로 있는데 1961년부터 모든 약용식물을 개발하는 한편 그 화학적 성분을 분석하고 유효성분을 추출해서 여러 병원과의 협조 아래 각종 의약품을 개발하고 있었다. 이곳에서는 이미 말라리아에 잘 듣는 생약 등 수많은 생약재제를 만들어내고 있었다.

네번째로 하노이에서 찾은 곳은 베트남의 고전의학을 가르치는 대학이었다. 1974년에 문을 연 이 대학에는 5백 명의 학생과 80여 명의 교직원이 있었는데, 학교 안에 작은 약용식물원까지 있는 것이 이채로웠다. 교육과정은 3년으로 약 150명은 오지의 소수민족 부락에서 선발해 온다고 하였다. 이들은 교육을 마친 후 자기 고장으로 돌아가 동의사(東醫師)로서 일한다고 하였다.

다섯번째로는 하노이의 국립침술연구소였다. 이 연구소는 구엔·타이·투 박사가 소장으로 있으며 많은 나라에서 유료환자들이 찾아와 재정적으로 매우 넉넉한 것 같았다. 이곳에서는 오직 침술과 전통안마 그리고 지압술 같은 비약물적 방법으로 병을 고친다고 하였는데, 노인들을 대상으로 한 3개월 과정의 일반물리요법 강좌도 열고 있었다.

호치민 시에서는 통일 후 1975년부터 문을 연 '전통의학연구교육센터'를 찾았다. 이곳에 근무하는 중국인 동의사의 명함에는 한문으로 '고전민족의약학배양중심(古傳民族醫藥學培養中心)'이라 되어 있었다. 이 센터의 소장은 사이공 태생의 바이·치·휴 박사였다. 그는 원래 약리학 전공으로, 그의 설명에 의하면 하노이를 중심으로 한 베트남의 전통

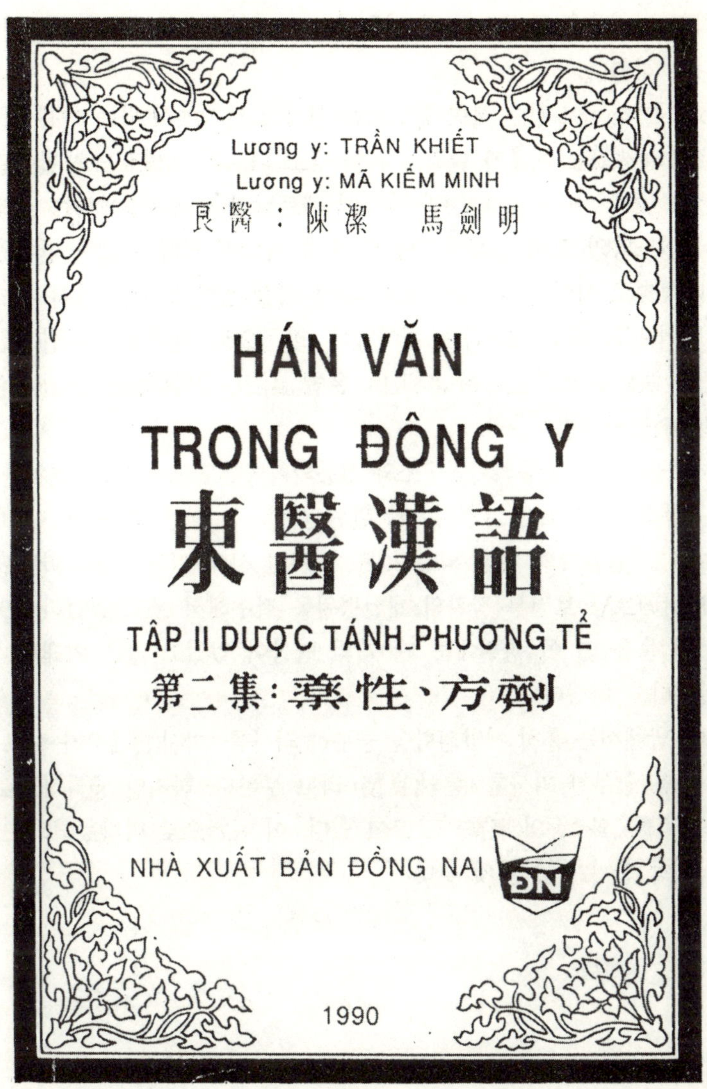

동의학 초보 교재인 『동의한어(東醫漢語)』. 베트남에서도 우리나라와 같이 자신의 고유의학을 동의학(東醫學)이라고 부른다.

의학과 사이공을 중심으로 한 남쪽의 고전의학은 여러 가지 면에서 다르다고 하였다.

첫째는 하노이 같은 북쪽에서 쓰는 약재와 남쪽에서 나는 약용식물이 다르고 둘째로는 기후가 달라서 흔한 병도 다르며 셋째로는 생활습관이 다르며 넷째로는 지리적 여건 때문에 베트남의 남쪽지방에서는 오래전부터 인도와의 교역이 잦아 아유르·베다 의학의 영향을 많이 받아왔으며 다섯째로 사이공은 더운 지방이라서 위장 장애에 여덟 가지의 고유한 방법으로 병을 고친다는 것이었다. 한문으로 적어보니 한법(汗法), 토법(吐法), 하법(下法), 화법(和法), 온법(溫法), 청법(淸法), 소법(消法), 보법(補法)의 8법이란다.

사이공에서는 전통의학연구소와 전통의학병원도 찾아갔다. 호치민 시의 전통의학연구소는 고전의학과 관련된 연구는 물론 환자진료도 하고 있었다. 병실은 2백 개쯤 되었다. 또 호치민 시에 있는 전통의학병원은 원래 남베트남 보건부 장관의 개인병원을 접수해서 쓰고 있었다. 1975년부터 문을 연 이 병원에는 130개의 병상이 있었고 많은 외래환자가 찾아온다고 하였다.

베트남에서는 흔히 서양의학을 공부한 의사를 '박사(博士)'라 하고 고전의학을 공부한 의사를 '롱의(良醫)'라고 부른다. 하지만 공식적으로는 '서의(西醫)'와 '동의(東醫)'로 쓰고 있다. 이 표현으로 미뤄보더라도 전통의사의 인기가 높은 것 같다.

X. 우리 나라 전통의학과 서역의학

1. 우리 나라의 고유의학과 동의학

엄밀한 의미에서 학문은 완전히 독자적으로 발생·발전할 수 없다. 우리 나라는 중국과의 활발한 문화교류로 그쪽으로부터 많은 영향을 받았으며 의학도 그 예외일 수는 없다. 그러나 우리의 전통의학은 단순히 중국의학을 도입한 데 그친 것이 아니라 그 외래의학을 다시 우리에게 맞는 우리의 의학으로 발전시키기도 하였다.

이미 통일신라시대에 인도의 불의설(佛醫說)을 도입하여 중국의 한의학과 함께 임상에 응용하려 힘썼고 고려 때에 와서는 고유의 약재 개발에 힘써 상당한 성과를 거두었다. 그래서 이런 노력이 조선 초에『향약집성방(鄕藥集成方)』으로 나타났던 것인데, 이것은 비록 정부에 의해 만들어졌지만 중국의 임상의학을 우리의 실정에 맞게 고쳐놓은 것이었다.

더구나 그에 그치지 않고『의방유취(醫方類聚)』가 편찬되었고 세종 때부터는 의서(醫書)를 가르치는 의서습독관(醫書習讀官)을 두어 의학 수준을 높이는 데도 힘썼다. 그리하여 당나라나 송나라의 임상의학 수준에 머물렀던 조선 초기의 의학은『내경』과『상한론』에 바탕을 둔 금·원 시대 의학 수준까지 올라가게 되었다.

그 후 『동의보감』이 등장함으로써 우리 나라의 자주의학(自主醫學)이 꽃을 피우게 되었는데, 허준 선생도 지적한 바와 같이 동의(東醫)란 중국의 북의(北醫)나 남의(南醫)를 두고 사용한 말로서 '동방의 의학'을 뜻하는, 그야말로 우리 나라의 독자적 의학을 의미한 것이었다.

원래 우리 나라는 고유의 의학전통을 지니고 있었다. 단군신화에서도 그 흔적을 엿볼 수 있다. 쑥과 마늘을 먹고 금기(禁忌)를 지킨 곰이 웅녀(熊女)가 되는데 이 쑥과 마늘은 어떤 의미에서는 가장 오래된 고유 약재였다고 할 수 있다.

주지하듯이 『동의보감』은 허준 선생이 선조로부터 명을 받아 여러 사람과 함께 쓰기 시작하였지만 정유재란(丁酉再亂)으로 모두 흩어지자 광해군 때 독자적으로 완성한 우리 나라 고유의학의 대표적인 의서이다.

『동의보감』의 뒤를 이어 나온 이제마(李濟馬) 선생의 『동의수세보원(東醫壽世保元)』 역시 우리 나라 동의학의 독자적이고도 특이한 사상의설(四象醫說)과 함께 우리의 고유의학으로 손꼽을 수 있다. 여기에 나오는 사상(四象)이라는 말은 『주역(周易)』의 "태극(太極)이 양의(兩儀)를 만들고 양의가 사상(四象)을 만든다"라는 태극설(太極說)에 따른 것이지만 이런 체질의학(體質醫學)은 다른 나라에서는 보기 힘든 독특한 이론과 임상적인 치료법을 갖고 있다.

2. 우리 나라 의학에 끼친 서역의학의 발자취

이미 지적한 바와 같이 몽골이나 청해성 그리고 티베트의 장의사들은 아직도 사원에서 의학을 배우는 경우가 많다. 실제로 필자가 찾은 청해성의 테르 사원이 그 좋은 예이다. 이곳에서는 아직도 4~6년 과정으로 장의학을 가르치고 있다. 몽골에서는 우선 티베트말, 나아가 고대 인도의 산스크리트말까지 배우고 난 다음 아유르·베다 의학과 장의학을 가르치고 있다. 우리 나라 역시 비록 정도의 차이는 있지만 이런 외래의학과 약재들이 전통의학의 이론이나 임상면에서 적지 않게 영향을 끼쳐왔다.

우리 나라나 일본 그리고 중국의 의학사에 나오듯이 이같은 의학 교류는 매우 빈번하였음을 알 수 있다. 불교가 전래되면서 한의학(漢醫學)의 치료법 및 이론과 함께 인도의 불교의학이 우리 나라에도 들어오기 시작하였다. 불교가 삼국시대에 전래된 것은 다 아는 사실이지만 고구려에는 소수림왕 2년, 백제에는 침류왕 원년, 그리고 신라에는 약 50년이 뒤진 눌지왕 때 고구려로부터 전래된 것으로 되어 있다.

이같은 불교의 전래는 부처나 보살의 힘을 빌려 여러 가지 병고에서 벗어나려는 풍습도 가져왔다. 『삼국사기』나 『삼국유사』에도 승의(僧醫)에 대한 기록이 많이 나온다. 이렇게 여러 가지 의방(醫方)에 능통한 승의들이 일본에 건너가 의술을 전파하였다는 사실도 『일본서기』에 나온다. 따라서 삼국시대에는 의료만을 전담하는 승의들이 상당수 있어, 이들을 승려의학의 계승자로 볼 수 있다.

인도의 고대 불의설은 불교의 원리인 생로병사(生老病死)의 4대고(四代苦)를 비롯한 모든 괴로움 가운데 병고를 다스리는 데 힘썼으며 이런 병들은 지·수·화·풍(地水火風)의 네 가지 원소가 조화를 이루지 못해 생겨난다고 하였는데, 이를 4대부조병리설(四大不調病理說)이라 한다.

고승 용수(龍樹)가 쓴 『대지도론(大智度論)』에 보면 "사람의 병에는 두 가지가 있는데 하나는 외인병(外因病)이요 다른 하나는 내인병(內因病)이다. 밖으로는 추위나 더위, 기갈과 무기나 추락 같은 사고 때문에 생기는 것들이 있고 안으로는 음식부절(飮食不節) 때문에 404병(病)의 내병(內病)이 일어나며 이 내병은 지수화풍의 4대부조(四大不調) 때문에 생겨난다"라고 나온다.

또 장의학의 기·담·담(氣膽痰)과 유사한 풍열담(風熱痰) 이론도 있었는데 『동의보감』에서도 그 내경편에 4대부조설이 나오기도 한다. 이런 4

대부조병리설은 기원전 5세기경 히포크라테스가 정리한 4액체설과 매우 유사한 점이 있다. 노이부르가(Neubruger) 같은 의사학자의 주장에 따르면 고대 인도 의학은 알렉산더 대왕의 대원정을 통해 인도에 소개된 뒤로 상호 밀접한 교류가 있었을 것으로 짐작되고 있다.

실제로 우즈베키스탄 공화국의 타슈켄트나 이곳에서 멀지 않은 사마르칸트에 가면 알렉산더 대왕 원정 때의 유물로 짐작되는 여러 사적(史蹟)이 보존되어 있다.

그 후 고려 때에 이르면 이런 인도 의학과 함께 아라비아 의학이 우리나라에 도입된 흔적을 엿볼 수 있다. 원래 아라비아는 사라센 문명의 계승자로서 7세기경부터 8세기 후반에 걸쳐 압바스 왕조가 바그다드에 생겨난 후 바다를 통해 인도나 남중국과 교역이 활발해졌다. 그 결과 페르시아만을 통해 인도양을 거쳐 중국의 광동이나 양주, 천주 같은 곳과도 교역을 하였는데, 이때 신라 사람들이 모여 사는 신라방(新羅坊)이 당나라의 바닷가에 많이 있어 이들을 통해 아라비아산 약재가 신라에 들어오기 시작하였던 것이다. 이런 설명은 허드 같은 학자들에 의해 이미 제시된 바 있다.

또 고려 때에 대식국인(大食國人)이나 회회인(回回人)들이 왕래하기 시작하였다는 것은 『고려사』에도 나온다. 대식국이란 아라비아를 뜻하며 회회인이란 회교도를 의미한다. 이때 진기한 아라비아 약재들이 들어왔는데 안식향(安息香)이나 유향(乳香), 몰약(沒藥) 같은 약들도 들어왔다. 이런 아라비아 약재와 함께 당시 세계 의학을 주도한 아라비아 의학의 이론이나 지식도 도입되었을 것으로 짐작할 수 있다. 그러나 불행하게도 이와 관련된 구체적인 자료는 없다.

그러나 이미 지적한 바와 같이 티베트에서는 그들의 의학을 '탕커'라는 걸개그림 같은 경전으로 배우고 있었다. 중국말로는 『사부의전』이라 하지만 이 『사부의전』도 네 가지로 분류된 걸개그림 같은 탕카로 되어 있다. 우리 주변의 절에 가면 볼 수 있는 '탱화'와 생김새나 발음이 흡사하다.

또 앞서 언급한 바와 같이 약욕의 전통도 매우 비슷하다. 물론 이번 여행을 통해 우리 나라의 한증막 같은 것은 보지 못하였다. 이런 한증욕이 중앙아시아의 아라비아 의학이나 장의학과 어떤 관계가 있는지는 알 수 없다. 하지만 분명히 우리 나라에서도 크게 유행한 온천욕이나 약욕은 중앙아시아의 경우와 너무나 비슷하다. 아직도 그 뿌리를 학문적으로 밝힐 수는 없지만 이런 약욕이나 『동의보감』에 나오는 4부조병리설 같은 것은 아라비아 의학이나 인도의 고대 불교의학과 관계가 있을 것으로 짐작된다.

제2부

티베트의 전통의학

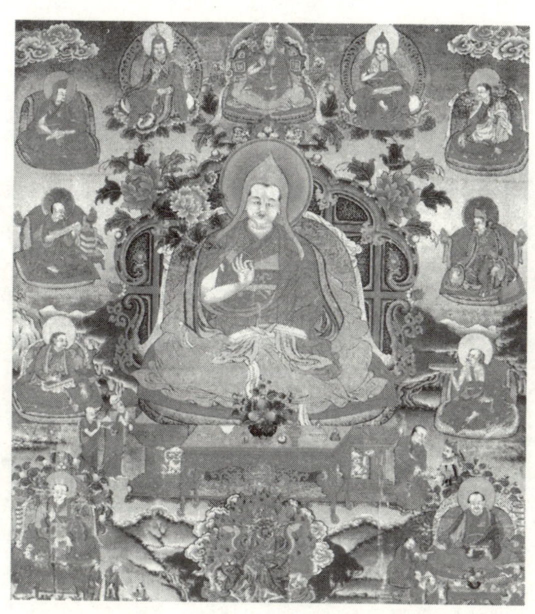

Ⅰ. 역사적 배경

1. 티베트 전통의학의 역사

티베트의 전통의학은 2천 년이 넘는 역사를 갖는다고 한다. 역사적으로 볼 때 중국과 비교적 깊은 관계를 가진 채 중국의 한의학으로부터 많은 것을 받아들이고 인도는 물론 아라비아 의학의 영향도 받았다. 기록에 따르면 1세기경부터 티베트에는 고유의 전통의학과 장의(藏醫)가 있었다고 한다.

그 후 6세기 후반에 이르러 노예제도가 확립되기 시작하였는데, 여러 지방세력 중 산남(山南) 지방 아륭하(雅隆河) 유역의 궁결(窮結)과 택당(澤當) 일대에서 비교적 세력이 큰 낭르쏭잔[囊日松贊]이 왕위를 계승하자 다른 부족들은 그를 존경해서 '잔뿌[贊普]'라고 불렀다. 이 잔뿌란 말은 세력이 강한 군왕이란 뜻이다. 전하는 바에 따르면 이 시기에 중국으로부터 의학과 역산술(歷算術)이 들어왔다고 한다.

프랑스의 중국학 전문가 피에르·위아르와 밍 윙이 공동으로 쓴『동양의학사』에 따르면 서진(西晋)의 유명한 의학자인 왕숙화(王叔和)와『맥경』이 이 시기에 티베트에 들어왔고, 다시 이 고장을 거쳐 인도와 아라비아에까지 전래되었다고 한다. 티베트가 통일된 국가형태를 갖추기 전에 중국의 한의학은 이미 크게 성장해서 많은 나라에 영향을 끼쳤던 것이다.

그 후 여러 부족간의 세력 다툼으로 낭르쏭잔은 살해되고 천하는 다시 혼란에 빠졌다. 낭르쏭잔의 아들 쏭잔깐뽀[松贊干布]는 젊어서부터 부업(父業)을 계승하여 티베트 전역을 통일하고 비상한 통치능력과 지략을 발휘하기 시작하였다. 그는 내부의 혼란을 평정하고 각종 제도와 법률을 정비하는 한편 문자를 고쳐서 통일시키고 불교를 받아들였다. 또 633년에는 오늘날의 '라사'로 수도를 옮겨 통치의 틀을 잡았다. 더구나 문자가 통일됨으로써 티베트는 같은 글로 기록될 수 있는 역사시대에 들어섰고 불교와 불교문화가 크게 융성하기 시작하였다. 특히 의학은 비약적인 발전을 거듭하였다.

641년에 쏭잔깐뽀가 당나라 조정에 청혼하자, 당나라 조정은 문성공주(文成公主)를 티베트로 보내 쏭잔깐뽀와 혼인토록 하였다. 문성공주가 티베트에 들어올 때는 여러 가지 물건과 사람들도 따라왔다. 전하는 바에 따르면 문성공주는 가축 5천 5백 종, 솜씨 좋은 공인(工人) 5천 5백 명과 함께 방직, 건축, 제지, 양조 그리고 도예법을 포함한 각종 기술도 들여와 티베트의 발전에 크게 이바지하였다고 한다. 이 중 중요한 것이 문성공주가 들여온 의학지식이다.

역사상의 기록에 따르면 문성공주는 "440종의 질병을 치료할 수 있는 의방(醫方) 백 가지, 진단법 다섯 가지, 의료기계 여섯 가지 그리고 의약 관련 서적 4종을 가지고 왔다"라고 한다. 또 일부 기록에 따르면 문성공주가 가져온 것에는 "404종의 질병을 치료할 수 있는 약물, 여덟 가지 관찰법, 열 다섯 가지 진단법과 함께 네 가지 약물의 조제법 등"이 들어 있었다고 한다. 어쨌거나 문성공주가 많은 의학서적과 의학 관계 기술자 및 기술을 들여왔다는 것은 의심할 여지가 없다. 확실히 문성공주를 통해 중국의 다양한 의학지식이 들어왔으며 이런 교류를 통해 티베트의 전통의학은 크게 발전하였다.

기록에 따르면 문성공주가 가져간 수많은 의서는 그 당시 한족(漢族) 출신 의승(醫僧)이었던 마하떠와[瑪哈德瓦]라는 사람과 장족(藏族) 출신의 따마꿔샤[達瑪郭夏]가 티베트말로 번역하여 한 질의 의서가 만들어짐으로써 『의학대전(醫學大典)』이라 불리게 되었다고 한다. 이 책은 티베트에서 가장 오래된 의학관계 문헌으로서 역사적으로 가치가 크지만 애석하게도 현존하지 않는다.

문성공주를 통한 중국의 한의학 도입과 함께 쏭잔깐뿌는 그 후 중국은 물론 주변의 여러 나라에 의사를 파견하여 의학지식을 도입하고 선진기술을 받아들였다. 그때 인도와 아라비아 그리고 당나라로부터 의사들이 티베트로 왔다. 의학관계 기록에 따르면 인도와 아라비아 그리고 당나라에서 들어온 의사들의 이름은 각기 빠르따자[巴熱達札], 까레누오[嘎列諾]와 한왕하이띠(韓王海弟)’였다고 한다.

이들은 각기 자기 나라의 의학과 의학체계를 소개한 책을 써냈는데 그 책 이름은 『신소유의방(新酥油醫方)』, 『두상치료(頭傷治療)』 그리고 『한지염병치료(漢地染病治療)』 등이었다. 그러나 사학자들의 고증에 따르면 이 세 사람의 신상에 대한 이견도 있다. 즉 빠르따자는 옛 인도의 유명한 신의(神醫)로서 의학을 하늘의 천신(天神)과 부처로부터 이어받아 민간에 소개한 기원전에 살았다고 전해지는 전설적 인물이고, 또 까레누오는 로마의 명의인 ‘갈렌’의 별명으로 페르시아말 식으로 읽은 이름이었다고 하는데 그는 2세기 때 사람이다.

한왕하이띠는 과거에는 ‘한문해(韓文海)’라고도 전해졌는데, 사학자들의 고증에 따르면 쏭잔깐뿌 시대에는 이런 사람이 없었다고 한다. 이런저런 정황으로 미루어볼 때 한왕하이띠 역시 그 시대에 살았던 인물이 아니었을 수 있다. 언어학자들의 연구에 따르면 한왕하이띠는 전설적인 중국의 한의학의 시조로 여겨지는 헌원황제(軒轅黃帝)의 와전된 별명이라고 보는 사람들이 많다. 오늘날에 와서도 흔히 황제(黃帝)를 중의학(中醫學)의 창시자라고 하는데, 그래서 어떤 사람은 중의학을 기황술

(岐黃術)이라 부르기도 한다. 더욱이 황제(黃帝)는 전설시대의 한족의 시조라고도 여겨져왔다.

따라서 이 세 사람과 관련한 전설적인 인물은 모두 각기 다른 시대에 살았던 사람들로서 쏭잔깐뿌가 같은 시기에 티베트로 초청하여 의학을 전수받기란 불가능하였을 것으로 보인다. 이런 사료는 투르판[吐蕃] 왕조가 세워진 초기에 이들 나라로부터 고명한 의사를 초빙하여 여러 경전을 전수받고 보물을 주면서 선진화한 의학지식을 도입하였다는 것으로 볼 수 있다.

그 후 이들 세 명의 의사는 공동으로 종합적인 의서를 펴냈다고 한다. 그 책 이름은 『무외(無畏)의 무기』로서 모두 7권으로 되어 있으며 내용적으로는 근본이 다른 세 가지 의학을 포함하고 있다. 이것은 티베트 의학사에서 『의학대전』이후 두번째로 오래된 고의서(古醫書)이다. 그러나 애석하게도 이미 유실되어 그 내용은 알 수 없으나 이 책이 티베트 의학의 발전에 크게 기여하였음은 의심할 여지가 없다.

8세기경에 이르러 당시의 티베트 국왕 츠떠쭈잔[赤德祖贊: 704-754년 재위]이 다시 당나라 조정에 통혼을 요구하자, 당나라 중종(中宗)은 금성공주(金城公主)를 티베트 국왕에게 시집보내기로 하였다. 그리하여 710년에 금성공주가 티베트로 시집오면서 역시 많은 공인들과 책을 가져왔다.

이런 기술자 중에는 의사도 있었고 의학과 관련한 책도 많았지만 어떤 것들이 들어 있었는지는 알 수 없다. 이 책들은 한족 출신의 의승(醫僧)인 마하진따[瑪哈金達]와 쟈추커껀[甲楚卡更] 그리고 티베트족인 총뿌쯔쯔[環布孜孜], 총빠오톤쥬[環保頓珠], 지아라먼빠[覺拉門巴] 등이 티베트말로 공동 번역하였다. 그 후 한족 출신의 의승 마허앤[摩訶衍]과 티베트족인 비로사나가 번역된 원고를 다시 종합하고 외국의 의학은 물론 티베트 고유의 의료경험까지 포함시켜 티베트말로 된 종합적인 의서를 펴냈다. 이 책이 바로 『월왕약진(月王藥診)』이다.

『월왕약진』은 모두 113장으로 되어 있는데, 이미 지적한『의학대전』과 『무적의 무기』두 권이 이미 유실되었기 때문에 이『월왕약진』이 티베트 전통의학과 관련하여 현존하는 것으로는 가장 오래된 의서인 셈이다.

8세기는 티베트에서 의학이 비약적으로 발전한 시기였다. 8세기 중엽 티베트로 들어온 명의 삐지잔빠씨라하[比吉贊巴希拉哈]는 투르판 왕실에서 의사 직책을 맡으면서『의학보감(醫學寶鑑)』,『시체도감(屍體圖鑑)』,『감로보감(甘露寶鑑)』등 10여 권의 의서를 번역하여 티베트 국왕 츠떠쭈잔[赤德祖贊]에게 바쳤다. 티베트 국왕은 다시 이 책들을『왕실양생보건전서(王室養生保健全書)』로 집대성하였다. 삐지잔빠씨라하는 귀국하기 전 다시『황색보건경함(黃色保健經函)』을 써서 국왕에게 바쳤다.

755년에 츠떠쭈잔의 아들 츠쏭떠잔[赤松德贊]이 잔뿌가 되었다. 그 역시 치적이 많은 국왕이었는데, 그는 의학발전을 매우 중시하여 중국의 한족 출신 의사인 뚱쏭깡규이[東松崗硅]와 인도의 씨엔띠까빠 그리고 대식국(大食國)의 하라씨엔띠[哈拉先第], 네팔의 따마씨라[達瑪希拉], 당나라의 고승 경허(敬虛) 등을 초빙하였다. 이렇게 여러 나라에서 초빙된 의사가 쓴 의서로는 당나라 의사가 쓴『잡병치료(雜病治療)』,『애구명등(艾灸明燈)』과 인도 의사가 쓴『감로약발전서(甘露藥鉢全書)』, 네팔 의사가 쓴『초약생태(草藥生態)』등이 있다. 이들은 모두 자기 나라의 의서를 번역하였는데, 츠쏭떠잔의 명에 따라 이 책들은 다시『자색왕실보건경함(紫色王室保建經函)』으로 합편되었다.

그러나 얼마 지나지 않아서 츠쏭떠잔이 병에 걸렸다. 그는 이번에는 당나라의 뚱쏭깡규이를 불렀다. 뚱쏭깡규이는 티베트 국왕의 병을 치료한 후 다시『백색의료지로명등(白色醫療指路明燈)』이란 의서를 써서 바쳤다. 이에 티베트의 국왕은 크게 기뻐하며 그에게 산남(山南) 지방의 두 고장을 하사하자, 그는 티베트에 계속 머물면서 탑서(塔西)라는 가문의 시조가 되었다.

티베트의 국왕은 뚱쏭깡규이의 의술을 높이 평가해서 그를 계승할 수 있는 사람을 만들고자 티베트 각지에서 우수한 청년을 불러들여 뚱쏭깡규이 문하에서 의술을 배우게 하였다. 그렇게 하여 모인 9명의 청년들로는 오빠[烏巴], 치에상[却桑], 삐지너꿍[比吉列貢], 위타·원딴꿍뿌[宇陀元丹貢布], 네이빠치에쌍[攝巴曲桑] 등이 있었다. 이들은 외국에서 초빙해온 여러 의사들에 의해 제대로 육성되었는데, 그 가운데 위타·원딴꿍뿌가 가장 우수하였다. 그는 대대로 이어온 의사집안 출신으로, 어려서부터 가문의 영향을 받은데다 총명하고 부지런하였다.

훌륭한 의사의 지도 아래 『의학대전』, 『무외의 무기』, 『황색보건경함』, 『자색왕실보건경함』 등의 의학경전을 포함해서 각종 의서를 공부한 이들의 학습성과는 실제 의료에도 응용되었다. 이들은 또 중국의 오대산과 인도, 네팔 등지에 여러 차례 유학을 다녀오기도 하였다. 이러한 오랜 경험과 20여 년간의 연구 끝에 마침내 8세기 말엽에 이들에 의해 『사부의전』이 저술되었다. 이 책은 티베트의 의학 발전에 가장 크게 공헌한 의학경전으로, 오늘날에 와서도 티베트 의학을 공부할 때는 반드시 읽어야 할 책이다.

『사부의전』의 내용은 아주 풍부해서 이론과 실천이 상호결합되어 티베트 의학을 종합적으로 밝힌 의서이다. 이 책에는 티베트 의학의 모든 내용이 담겨 있고 모두 네 부분으로 되어 있다. 제1부는 「기본의전(基本醫典)」으로서 인체의 생리, 병리, 그리고 질병의 진단과 치료의 기본원칙과 관련한 설명이 들어 있다. 제2부는 「논설의전(論說醫典)」으로서 인체의 해부구조, 질병의 원인, 보건위생 지식, 약물의 효능, 질병 진단의 구체적 방법과 치료의 기본원칙이 소개되어 있다. 제3부는 「비밀의전(秘密醫典)」으로서 임상 각과의 의료지식과 구체적 치료법, 약물요법, 외치법(外治法), 식사요법 그리고 각종 금기사항이 소개되어 있다. 제4부는 「후속의전(後續醫典)」으로서 주로 진단방법, 소변검사법, 맥진법, 여러 가지 방제(方劑)와 그 합성 및 배합, 치료효능 등이 들어 있다.

이 『사부의전』의 출현은 티베트 의학이 성숙단계에 들어섰음을 의미하며 이것을 계기로 티베트 의학의 기초가 확립되었다.『사부의전』은 티베트에서 불교가 번창할 시기에 완성되었는데, 이 시기에 츠쏭떠잔은 인도의 유명한 고승 연화생(蓮花生)을 초청하여 티베트에서 불법(佛法)을 강설하도록 하였다. 그리하여 불교는 크게 융성하게 되었고 츠쏭떠잔의 왕위를 이어받은 츠쭈떠잔[赤祖德贊: 815-835년 재위]도 불법을 계속 홍앙(弘揚)하여 불교가 티베트 전역에 전파되었다.

　그러나 낡은 분교(苯敎) 세력이 아직도 남아 불교와의 투쟁이 매우 치열하였다. 적조덕찬의 왕위를 이어받은 따마잔뽀[達磨贊普: 838-842년 재위]는 분교를 신봉하였는데, 그는 즉위하자마자 곧 불교를 탄압하고 당시의 천재(天災)와 전염병 유행을 모두 불교도들의 허물로 돌리면서 불교를 억압하였고 그 당시로서는 가장 큰 불교사원인 상야사(桑耶寺)를 폐쇄하였다. 또 불교경전을 불태우고 절의 불상을 훼손하거나 강물에

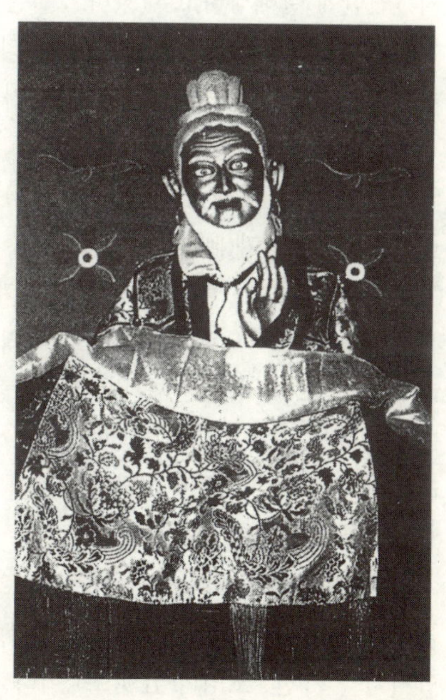

8세기경 티베트 의학을 집대성한
『사부의전』의 저자
위타·원딴꽁뿌의 초상.

내던져버렸다. 그래서 티베트의 불교사에서는 달마찬보 이전에 불법이 성행하던 시기를 전홍기(前弘期)라고 부른다.

전하는 바에 따르면 『사부의전』은 약사여래가 의학지식을 강술하는 형식으로 되어 있기 때문에 불교도들은 이 귀중한 경전을 보존하기 위해 다른 불교경전과 함께 몰래 비장하여 훼손을 면하게 되었다고 한다. 또 연화생(蓮花生)이 불법을 영원히 전하기 위해 츠쏭떠잔에게 건의하여 다른 불교경전과 함께 『사부의전』도 깊숙이 매장되도록 하였다는 설도 있다. 결국 『사부의전』은 완성된 후 세상의 빛을 보지 못하고 오래도록 지하에서 숨을 죽이다가 후세에 발견되어 그 빛을 보게 되었다.

비록 따마잔뿌가 온 힘을 기울여 불교를 탄압하였지만 당시의 불교는 여전히 큰 힘으로 살아남아 사람들의 마음 속에 깊이 자리잡았고 불교를 지지하는 정치세력도 그만큼 컸기 때문에 따마잔뿌는 왕위에 오른 지 3년만에 살해당하고 말았다. 그 결과 투르판 왕조는 무너지고 귀족들이 군웅할거하는 시기로 들어섰다. 티베트는 네 왕족이 각기 한 고장씩 차지하여 3백여 년 동안 그런 체제가 지속되었다.

이 네 왕족은 전장(前藏) 지역의 라사왕계(拉薩王系), 후장(後藏) 지역의 야저왕계(亞澤王系), 산남(山南) 지역의 야룽지아야왕계(雅隆覺阿王系)와 아리왕계(阿里王系) 그리고 라따커[拉達克] 지역의 아리왕계(阿里王系)였는데, 이 가운데 아리왕계 세력이 제일 강대하여 티베트 역사에서는 일반적으로 이 시기를 아리왕조기(阿里王朝期)라고 한다. 오랜 전란으로 백성들은 안정된 생활을 바랐으며 아리왕 즈꽝[智光]도 1042년에 고승 아띠쌰[阿狄夏]를 초청하여 불법을 전파토록 하였다. 그리하여 불교는 다시 번성하여 이 시기를 티베트 불교사에서는 후홍기(後弘期)라고 한다.

아띠쌰는 매우 덕망 있는 고승으로서 불교를 크게 전파시켰다. 고대 불교는 단순한 종교가 아니라 자연과학과 기술, 언어학, 음운학 등의 종합지식을 가진 '오명학(五明學)'이라 불렸다. 이 중에서 의방명(醫方明)

은 바로 고대 인도 불교의학의 내용으로, 곧 아유르·베다 의학이다. 아띠
샤는 인도 불교의학에도 익숙하였다.

　그는 인도 아유르·베다 의학의 여러 경전을 들여왔을 뿐만 아니라 그
자신이 직접 의서로 썼다. 그 중에는『보정장양감로비방(補精壯陽甘露
秘方)』,『두부상통고정치료(頭部傷痛固定治療)』가 있다. 그는 고대 인
도 불교의학을 전파하기 위하여 많은 일을 하였다. 또 당시의 저명한
티베트족 출신 학자 뤄칭·인친상포[洛青·仁欽桑波]는 이런 인도 불교
의학관계 의서의 번역에 힘썼는데, 그는 아띠샤가 가져온『팔지정의(八
支精醫)』와 그가 주석을 단『월광(月光)』같은 책을 모두 티베트말로
번역하였다.

　이 밖에도 티베트에는 인도 출신 학자인 따마씨르와마[達瑪希日瓦
瑪]와 티베트족 출신인 니에우뤄자후오[涅吾洛札硅] 등이 함께 협력하
여 또 한 질의 인도 불교의학의 명저인『팔지약방정화요의집주(八支藥
方精華要義集注)』를 번역해냈다. 이런 고대 인도 의학관계 저서들은
티베트 의학의 발전에 많은 영향을 끼쳤다.

　아리왕조(阿里王朝)가 불법을 널리 홍양하면서 정치적으로도 안정됨
에 따라 불교가 탄압되던 멸법기(滅法期)에 숨겨졌던 이른바 복장불서
(伏藏佛書)들이 세상에 모습을 나타내기 시작하였다. 그리하여 연화생
(蓮花生)이 쓴『정화감로보병(精華甘露寶瓶)』,『의약감로보병(醫藥甘
露寶瓶)』,『구명감로(救命甘露)』등이 여기저기서 발굴되었다. 이 중에
서도 특히 중요한 의의가 있는 것으로는 위타·윈딴꽁뿌의『사부의전』이
다시 햇빛을 보게 된 사실이다.

　『사부의전』은 1012년에 떠둔·챠빠윙씨[德敦·查巴翁西]가 상야사(桑
耶寺)에서 발굴하여 지니고 있다가 위타·샤마윈딴꽁뿌[宇陀·薩瑪元丹
貢布]에게 전했는데, 이 사람은 위타·윈딴꽁뿌의 13세 손이다. 위타·샤
마는 일찍부터 의학에 관한 여러 가지 책을 펴냈는데,『맥진지요(脈診指
要)』와『의료실천간론(醫療實踐簡論)』같은 책이 그것이다.

이러한 의료경험과 문헌에 근거하여 그는 『사부의전』을 크게 수정하
였다. 그는 「근본의전」을 6장으로 나누고 「논술의전」에 약물과 식사요
법에 관한 내용을 보강하는 한편 「비밀의전」 중 질병을 설명한 각 절마
다 자신의 진료경험에 근거하여 수정·보완하고, 「후속의전」에서는 『월왕
약진』에 서술된 진단내용에 근거하여 오줌으로 질병을 진단하는 요진
(尿診)과 맥진 그리고 오행설(五行說)의 이론과 관련한 것을 포함시켜
보완하였다.

이와 같이 『사부의전』은 위타·샤마의 수정을 거쳐 기본적인 골격이 완
성되었다. 오늘날 우리가 가지고 있는 것은 바로 위타·샤마가 수정하고
역대 의학자들이 부분적으로 보완한 판본이다. 현존하는 『사부의전』 주
석본(註釋本) 중에는 위타·샤마가 수정한 내용이 그 절반이 넘는다.

그는 또 10여 종의 의서를 썼는데, 후세 사람들은 그를 "어두운 암흑
속에서 밝은 빛을 비춰 오방명(五方明) 중의 하나인 의방명(醫方明)의
발전 전망을 밝게 비추어주었다"고 하였으며 그를 "이 세상의 약왕(藥
王)"이라고도 하였다.

12세기 초에는 몽골족이 북방에서 크게 득세하였다. 1240년에 몽골
장군 뚜오따[多達] 등은 군대를 거느리고 라사 부근까지 진군하여 티베
트 전역에 큰 위협을 가하였다. 그는 그 후 1247년에 몽골 국왕의 명을
받아 모든 티베트 사람은 자신에게 복종하도록 함으로써 티베트는 원나
라 때부터 중국의 통치를 받기 시작하였다. 1260년에는 원나라 세조(世
祖) 쿠빌라이가 즉위하여 '빠스빠[八思巴]'를 국사(國師)로 받들고 몽골
에 새로운 문자를 만들도록 하여 결국 '빠스빠문(八思巴文)'이 생겨났
다. 더구나 티베트는 이 때에 원나라에 정식으로 편입되었다. 이 시기에
는 유명한 의사가 등장하기도 했는데, 마오띠·빠딴추오지[冒狄·班旦措
吉]는 『휘황의사(輝煌醫史)』, 『해부명등(解剖明燈)』, 『약물감도(藥物鑑
圖)』 등의 의서를 썼고 또 약물과 해부 분야에 대한 괘도(掛圖)를 만들
기 시작하였다.

14세기 중엽에 이르러서는 산남 지방의 파이마쥬족(帕摩竹族)이 일어나 티베트 전역을 통치하기 시작하였다. 그래서 역사상 이 시기를 파이마쥬 정권기(帕摩竹政權期)라고 한다. 이 시기에 쫑커빠[宗喀巴: 1357-1459]는 독립된 하나의 불교교파를 만들었는데 이것이 바로 황교(黃敎)이다. 황교는 그 후 티베트 전역으로 빠르게 확산되어 가장 영향력 있는 불교 교파가 되었다.

황교는 또 몽골지방에도 널리 보급되었는데, 이같은 황교의 전파에 따라 티베트 의학이 몽골에도 전해지기도 하였다. 그 결과 몽골족은 티베트에서 들어온 티베트 의학과 몽골족이 이미 갖고 있던 의료경험을 결합시켜 몽골족 고유의 몽골 전통의학을 만들어냈다. 그래서 오늘날 몽골 의학과 티베트 의학은 여러 면에서 비슷한 점이 많다. 몽골 전통의학에서 중히 여기는 의학경전 역시『사부의전』이다. 몽골 의학을 공부하려면 반드시『사부의전』에 통달해야 하며 대부분의 몽의(蒙醫)들은 티베트 의학을 잘 알고 있다.

이 시기에 티베트의 전통의학에는 다양한 학파가 출현하였다. 그 중에서도 치앙빠학파(强巴學派)와 수카학파(舒卡學派)의 영향이 가장 컸는데, 치앙빠학파는 일명 북파(北派)라고도 하여 북쪽에서 태어난 치앙빠난지에챠상[强巴·南杰査桑: 1394-1475]이라는 사람이 창립하였다. 그는 계통적으로 오명학(五明學), 즉 불교경전, 언어, 음운학, 천문, 역산(歷算) 그리고 의학 등을 포함한 의학체계 전반에 대한 학식이 풍부하였다.

그는『정간팔지약방(精簡八支藥方)』,『감로원류(甘露源流)』,『소수소득(所需所得)』등의 책을 쓰고『사부의전』에 대해서도 주석을 가하였다. 그가 북방 고원지대에 살았기 때문에 풍토병 같은 병증(病症) 치료경험이 풍부해서 몸을 따뜻하게 하는 약물과 뜸 그리고 각종 방제 등의 치료법에 능통하였으며 방제를 쓸 때도 이용약물의 범위가 퍽 넓었다. 그는 널리 자신의 의료경험을 전파하고 많은 의학생을 가르쳤는데, 그 중에는 '도고길의(都孜吉義)'라는 사람이 있어 괘도(掛圖)를 그리는 데 정통하였다. 그가 그린 괘도 특히 약물이나 인체해부도는 아주 정밀하고 아름다워서 후세에 들어 티베트 전통의학과 관련한 계열괘도(系列掛圖)가 등장하는 기초가 되었다.

수카학파는 일명 남파(南派)라고도 하는데, 수카지방에서 태어난 수카·니엔무니지[舒卡·年姆尼吉: 1475-1539]라는 사람이 창립하였다. 그는 열 살 때부터 의학을 배우기 시작해서 특히 티베트 남부의 약초에 대해 연구하여 『초약감별(草藥鑑別)』,『초약성미(草藥性味)』,『초약생태(草藥生態)』 등의 책을 썼다. 또『사부의전』의 이론에 관해서도 많이 연구해서 『천만사리(千萬舍利)』라는 책을 남겼다. 그는 남쪽지방에서 살았기 때문에 그 지방에서 유행한 여러 가지 열병(熱病)에 대한 경험이 풍부하였다. 남파는 약물에 대해서도 연구를 많이 했으며 몸을 차게 하는 청량성(淸凉性) 약물을 응용하는 데도 뛰어났다.

남파는『사부의전』에 대하여 많은 연구를 하였다. 수카·니엔무니지는 『사부의전』이 15세기까지 전해지는 과정에서 많은 내용이 여러 의가(醫家)의 주석과 첨삭을 거치는 사이에 원래의 뜻을 잃게 되었다고 생각하고 『사부의전』을 원래대로 복원하는 일에 힘썼다. 수카·니엔무니지의 제자 수카·뤄쥬께이뿌[舒卡·洛珠給布]는 우선 여러 고장에서『사부의전』 진본을 찾아헤맸다. 그리하여 끝내 위타·샤마의 고향에서 그 원본을 발견하였다. 이 원본은 위타·샤마가 직접 손으로 쓴『위타·샤마윈딴꿍뿌집주사부의전(宇陀·薩瑪元丹貢布集注四部醫典)』이다. 그는 이 책을 다시 인쇄하였는데, 이것이 오늘날 알고 있는『사부의전』 중 제일 오래된 판본으로 쟈커판(扎渴版)『사부의전』이라 부르며 문헌적 가치가 매우 높다.

이미 지적한 바와 같이 남북의 두 학파는 그 의료면에서 각기 다른 관점을 가지는 동시에 아주 중요한 학술적 차이점을 가지고 있었다. 그것은 곧『사부의전』의 기원에 대한 관점이었다. 치앙빠학파는『사부의전』을 부처가 자신의 입으로 직접 전수한 것으로서 부처의 가르침이라고 보았는데, 이 관점은 후세에 와서『사부의전』이 먼 옛날 인도에서 왔다는 중요한 근거가 되었다.

수카학파는 이러한 의견에 동의하지 않았다. 이 학파의 대표적 인물의 한 사람이었던 뤄쥬께이뿌는『사부의전』에 대해 깊이 연구하였다. 그가 쓴 대표적인 저술에는 두 가지가 있는데, 하나는『조선구술(祖先口述)』로서 이 책은 수카학파의『사부의전』에 대한 의견을 대표하여 후세에 와서도 존경을 받았다. 이는 오늘날에도 티베트 의학계에 중요한 영향을 끼치고 있으며 계속 새로운 판본이 나오고 있다. 그의 또 다른 저서는『유견규정(謬見糾正)』으로, 이 책에서 그는『사부의전』이 부처의 가르침이라는 관점을 반박하면서『사부의전』은 틀림없이 티베트에서 저술된 고대 의학경전이란 사실을 밝히고 있다. 이러한 관점은 매우 영향력이 커서 오늘날 티베트 전통의학을 연구하는 학자들의 호응을 받고 있다.

15세기에서 16세기 초반까지 티베트는 정치적으로 불안정한 시기가 계속되었다. 종교적 교파 사이에 다툼이 일어나 정교일치(政敎一致)를 주장하는 지역에서는 소요가 일어났다. 이때 샤마족(夏瑪族)은 파마쥬(帕摩竹)의 통치를 뒤엎어 르커쳐[日喀則]에 도읍을 정하고 스스로 샤마왕조(夏瑪王朝)라고 불렀는데, 이들은 백교(白敎)를 신봉해서 황교와 정치적인 싸움을 벌였다.

황교의 통치를 수호하기 위하여 5세 '따라이아왕(達賴阿王)'인 뤄상쟈추오[洛桑嘉措: 1653-1705]는 청해 지방의 황교도들을 티베트로 불러들인 다음 꾸스한(固始汗)이 군사를 거느리고 나가 샤마왕조를 멸망시켰다. 그 후 뤄상쟈추오는 티엔딴포장왕조(甘丹頗章王朝)를 세우고 라사에 도읍을 정하였다. 샤마왕조 수립을 전후하여 특기할 만한 사건을 든다면 르커쳐에 티베트 의학을 가르치는 의학교가 생겨난 사실이다. 이 의학교는 티베트 전체를 대표할 수 있는 교육기관이었으나 샤마왕조가 멸망하면서 함께 없어지고 말았다.

티엔딴포장왕조가 건립된 후 5세 따라이(達賴)는 과학과 문화의 발전에 힘썼다. 당시에 띠빠[弟巴] 즉 섭정왕(攝政王)이었던 상지지아추오가 정사를 맡자 그는 티베트 의학의 발전을 위해 많은 일을 하였다.

상지지아추오는 티베트 의학의 고전적인 의경인 『사부의전』의 계승 사업을 중요시하였다. 이미 서술한 바와 같이 『사부의전』은 위타·샤마가 직접 주석을 달고 첨삭해서 완성시킨 것인데, 이 책은 옛날 경전이기 때문에 글의 뜻이 깊을 뿐 아니라 표현도 간소하고 게송문체(偈頌文體)로 되어 있어서 꽤나 어려운 편이었다. 더구나 남파와 북파는 모두 자기들 나름의 주석을 붙여 각기 다른 판본을 펴내는 과정에서 누락되거나 오식이 있어 후세에 『사부의전』을 연구하는 데 불편한 점이 많았다.

이런 문제점을 극복하기 위하여 상지지아추오는 차탕판(扎塘版) 『사부의전』을 새롭게 펴냄과 동시에 역대 명의(名醫)들의 각기 다른 주석과 서로 다른 판본을 수집하여 하나하나 대조하고 교정하였다. 또 당대

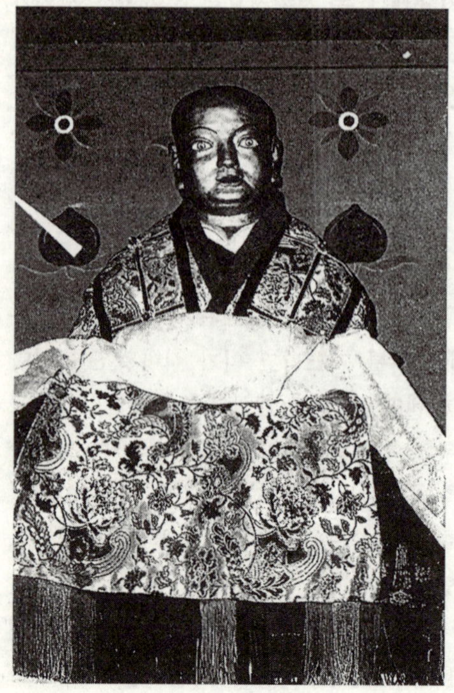

17세기 말
티베트 의학을 부활시킨
상지지아추오의 초상.

의 이름있는 의사들을 소집하여 『사부의전』 중 어려운 문제들을 공동으로 논의하여 통일된 관점에서 차탕판 『사부의전』을 펴냈다. 결국 수카니엔무지니가 위타·샤마의 『사부의전』을 참고하여 철저하고도 전면적으로 수정·보완하고 주석을 붙였다. 뿐만 아니라 게송문체에서 서술문체로 다시 고쳐썼다. 그 결과 『사부의전』은 비교적 누구나 이해하기 쉽게 되었다. 1687년에 새롭게 완성된 책의 이름은 『사부의전람류리(四部醫典藍琉璃)』라고 하였다. 이때부터 이 판본은 『사부의전』의 표준 주해본이 되었으며 『사부의전』 학습의 입문서가 되었다.

의학교육면에서도 티엔딴포장왕조 때는 큰 성과를 거두었다. 5세 따라이는 의학분야의 인재를 육성하였는데, 그는 라사 서쪽 교외에 있던 철와사(哲蛙寺)에 '수오르주오포[索日卓播]' 즉 '의학리중사(醫學利衆寺)'를 세우도록 하는 한편 르커처에 있던 의학교를 복원해서 '창송투이 빠이린[昌松堆白林]'이라고 불렀다. 이런 의학교는 우수한 청년들을 받아들여 주로 『사부의전』을 가르치고 약초과 관련한 약물지식도 교육시켰다. 나중에 상지지아추오는 포탈라궁 맞은편의 작은 산에 의학교를 세우도록 하였다.

그리하여 그곳에 약왕산(藥王山)이라는 의학교가 세워졌는데, 이곳이 곧 약왕산의 의학리중사(醫學利衆寺)이다. 이 의학교는 포탈라궁에서 아주 가까워 상지지아추오가 직접 관리함으로써 학교 규칙이나 제도가 엄격한데다 학습 내용도 많아지고 경우에 따라서는 깊은 심산에서 약을 채집하며 약물의 약성을 올바르게 인식하도록 가르쳤다. 이 외에도 상지지아추오는 포탈라궁에 고급 의학반을 설치하고 훌륭한 의사들을 초청하여 교육에 임하도록 한 결과 능력있는 의사들이 많이 배출되었다.

이 시기에는 인쇄기술도 발전하여 상지지아추오는 5세 따라이의 승인에 따라 티베트 전통의학과 관련한 수많은 의서들을 인쇄해냈다. 『사부의전』은 물론 『조선구술(祖先口述)』, 『신로위타전기(新老宇陀傳記)』, 『위타내외치십팔지(宇陀內外治十八支)』, 『남류리(藍琉璃)』 등 많은 책들이 이 시기에 새롭게 인쇄되었다.

상지지아추오는 또 티베트 의학의 발전과 그 계승 세대를 제대로 양성하기 위하여 교육기관을 확대하고 관련 교재도 개선하였다. 그 중 특이할 만한 것으로는 티베트 전통의학과 관련한 '계열채색괘도(系列彩色卦圖)'의 작성을 들 수 있다. 과거에도 의학의 내용을 그림 형식으로 표현하는 것은 있었지만 주로 인체해부나 피를 빼는 사혈부위(瀉血部位) 그리고 약초의 표본도(標本圖) 같은 것일 뿐 사실 티베트 의학의 모든 내용을 계통적으로 설명한 괘도는 없었다.

상지지아추오는 『남류리』의 모든 내용을 그림으로 설명하려는 생각에서 오랜 노력 끝에 그같은 괘도를 완성하였다. 모두 79폭으로 티베트 의학사상 가장 중요한 문헌이 되었다. 오늘날에도 매우 귀중한 문화유산으로서 국내외 학자들로부터 크게 주목받고 있다.

그는 또 이 시기에 의학사과 관련한 책도 펴냈는데, 역시 정치 및 종교와 깊은 관계를 맺고 있었기 때문에 부처가 티베트 의학과 관련한 지식을 직접 전수하였다는 전설을 많이 수록하여 티베트 의학과 불교의 관계 그리고 고대 인도의 의학을 각 시대별로 설명하였다.

그는 당시 누구보다도 많은 문헌자료를 포탈라궁 안에 가지고 있었기 때문에 매우 유리한 조건에서 『티베트 의학사』를 완성하였다. 이 책에는 전설시대로부터 자신의 시대에 이르기까지 의학의 발전을 소상하게 서술하는 한편 위타·윈딴꿍뿌 등 의학사에 나오는 인물들의 업적도 중점적으로 기술하였다. 이 책은 오늘날에 와서도 매우 권위있는 장의학사(藏醫學史)로서 고대 티베트 의학의 발전에 관한 중요한 참고자료로 그 가치가 높다.

상지지아추오가 죽고 얼마 지나지 않아 티베트 의학사상 매우 중요한 본초서(本草書)가 나타났다. 바로 띠얼마·딴쩡펑추오[帝尓瑪·丹增彭措]가 쓴 『정주본초(晶珠本草)』라는 책으로, 여기에는 2,290가지의 각종 약물이 언급되어 있으며, 각각의 약물의 생김새나 효능, 산지, 용법 등이 소상하게 기록되어 있다.

13세 따라이·라마(1895-1933) 때에 와서도 티베트 의학은 계속 발전하였다. 이 시기에 이르러 정부는 의료활동을 전개하고 고의서(古醫書)들을 정리하는 사업 외에도 의학교육에 힘썼다. 1916년에 따라이·라마는 유명한 의학대사(醫學大師)인 친라오뤄뿌[欽繞諾布]에게 명을 내려 의학과 천문 그리고 역산(歷算)을 가르치는 기관을 세우고 '먼쯔치앙[門孜康]'이라 이름붙였다. 여기서 '먼[門]'은 의학이라는 뜻이고 '쯔[孜]'는 역산을 말하며 '치앙[康]'은 방, 혹은 당실(堂室)이라는 의미이다. 다시 말해서 '먼쯔치앙'이란 역산과 의학 그리고 천문을 전문적으로 가르치는 기관인 것이다. 이 학교에서는 교육방법을 매우 중요시해서 학생들은 계절마다 모두 야외로 나가 약물 표본을 직접 채집하고 약초를 감별할 수 있도록 하였고 주로 『사부의전』을 교과서로 썼다.

이 학교에는 엄격한 고시제도가 있었고 모든 교육과정은 6년이나 되었다. 또 학생들이 제일 많을 때는 150명을 넘었다. 이 학교는 근대에 와서도 티베트 전통의학과 관련한 전문요원을 양성하였다.

2. 오늘날의 티베트 전통의학

이상에서 티베트 전통의학의 발전과정을 간략히 훑어보았다. 이론면에서 보더라도 티베트 전통의학은 세계적으로 매우 특색있는 전통의학 가운데 하나이다. 티베트족은 중국만이 아니라 구소련의 카자흐스탄, 우즈베키스탄 공화국이나 네팔, 인도 등에도 흩어져 살고 있다. 그러나 티베트족과 티베트 전통의(傳統醫)는 주로 중국령 서장자치구(西藏自治區)에 모여 있다. 이런 곳에는 현재 티베트 전통의학을 전공한 장의(藏醫)들이 일하고 있다.

티베트의 전통의학을 전문적으로 다루는 장의들은 서장자치구에 많은

데, 과거에는 라사에 있던 약왕산(藥王山)이나 먼쯔치앙에서 주로 담당하였다. 1951년에 티베트가 중국에 합병될 당시만 해도 이곳에는 의학을 공부하는 학생들이 모두 73명밖에 되지 않았으나 그 후 중앙정부의 지원을 받아 티베트 전통의학은 오늘날의 발전한 면모를 갖추게 되었다.

1) 장의(藏醫) 의료

1959년에는 먼쯔치앙과 약왕산이 합쳐져 라사에 장의원(藏醫院)이 세워졌고, 이것은 다시 1980년에 서장자치구의 장의원으로 바뀌었다. 이 장의원은 오늘날 종합적인 장의학 연구기관이자 종합병원으로서 종사요원만 해도 332명이나 되고 문진부(門診部)가 있을 뿐만 아니라 200개가 넘는 입원실도 있으며 약 26만 명의 환자가 해마다 진료를 받고 있다. 이곳에서는 중국식으로 주임의사(主任醫師)나 부주임 의사는 물론 의원 및 의원 내에 장의연구소(藏醫研究所), 천문성산연구소(天文星算研究所), 장약공장 등을 가지고 있다.

장의연구소에서는 티베트 전통의학의 유산을 계승·발전시키기 위해 티베트 전통의학과 관련한 옛 문헌과 경전을 정리·연구하고 있다. 또 제약공장에서는 여러 가지 산제(散劑)와 환제(丸劑)는 물론 각종 의약품을 생산한다. 특히 70미진주환(七十味珍珠丸)은 중국에서도 높이 평가받고 있으며 외국에도 수출되고 있다.

서장자치구 전역을 놓고보면 의료기관도 늘어났다. 현재 지방도시에는 지구장의원(地區藏醫院)이 있고 여러 현(縣)에도 현급(縣及) 장의원이나 의원에 장의과(藏醫科)가 개설되어 있다.

2) 학문 연구

티베트 전통의학과 관련한 기초이론은 오늘날도 치밀하게 정리·연구되어 많은 논문이 발표되었고 티베트 의학의 기원과 발전에 관한 독특한 견해도 제시되었다. 티베트 의학의 소중한 자산인 '만탕[曼唐]'에 대해서도 체계적인 정리와 연구가 진행되어『사부의전계열괘도전집(四部醫典系列掛圖全集)』의 티베트어판, 영어판, 중국어판이 출간되어 국제적으로도 좋은 평가를 받고 있다. 또 학술적 가치가 높은 논문집『장족의학성산논문집(藏族醫學星算論文集)』이나『의약표준』,『장족약력산논문집(藏族藥歷算論文集)』등이 출판되어 티베트 전통의학 연구에 도움이 되고 있다. 이 밖에도『중국의학백과전서』중에『장의분권(藏醫分卷)』이 현재 편집중에 있다.

임상의료면에서 볼 때 티베트 전통의학은 독특한 치료법은 가지고 있다. 예컨대 만성위축성위염 치료에 대해서 서양의료와 티베트 전통의료를 이용해본 결과 티베트 전통의료쪽에 의한 치료효과가 매우 좋아 위암으로 발전하는 경향이 크게 낮아졌다는 보고도 제출된 바 있다. 또 티베트 전통의료로 세균성 이질(痢疾)을 치료해보니 치료효과가 95%에 달한 사실도 밝혀졌다. 티베트 전통의료에서 많이 쓰이는 티베트 특산 약물 가운데 홍경천(紅景天)이나 모고약(茅膏藥)은 사람의 노화나 고산지방의 산소부족에 도움이 되는 저항력을 높이고, 그 밖의 11종의 약물이 항균 및 소염(消炎) 효과가 크다는 사실도 밝혀졌다.

3) 의학교육

1951년 이후 티베트 전통의학의 교육사업에서도 많은 변화가 있었다. 1983년에는 서장자치구에 처음으로 장의학교(藏醫學校)가 설립되었고 1985년에는 서장대학(西藏大學) 안에 장의학과(藏醫學科)가 개설되어 학생을 모집하기 시작하였다. 이는 다시 1989년에 독립된 장의학원(藏醫學院)으로 확대되어 대학부와 전문부가 설치되었다. 1990년 말에 이 학교의 학생수는 모두 338명이었다. 한편 1961년부터 장의학교, 장의학원에서 배출된 전문요원은 모두 512명이며, 아리(阿里), 르커측[日喀則], 산남(山南) 등 지방의 의료기관도 더욱 확충되었다.

이같은 정규 양성과정 외에도 1964년 이후 서장자치구에서는 운남(雲南)과 신강, 내몽골, 사천, 청해, 감숙성 등지에서 온 단기 연수생이 191명이나 되었다. 또 전통적인 방법으로 나이 많은 노장의(老藏醫)가 개별적으로 장의(藏醫)를 양성하고 있기도 하다.

그러나 장의 교육사업은 이처럼 공식적인 교육기관에서만 이루어지는 것은 아니다. 예컨대 전통적인 장의사(藏醫師), 즉 장의를 양성하는 절인 '먼빠짜추앙[門巴札倉]'이 아직도 전통적인 방법을 사용하여 많은 장의를 양성하고 있다. 그 가운데 가장 큰 절이 청해성에 있는 테르사원이다.

청해성과 감숙성에도 장의학원과 중의학원 내에 장의학과를 개설하여 장의를 양성하고 있고, 또 티베트 전통의학 교육에 없어서는 안될 주요 경전인 『사부의전(四部醫典)』, 『정주본초(晶珠本草)』, 『장의학선편(藏醫學選編)』, 『남류리(藍琉璃)』, 『장의사(藏醫史)』, 『조선구술(祖先口述)』 등이 출판되었는가 하면 중국어로 『월왕약진(月王藥診)』, 『사부의전』, 『정주본초』 같은 의서들이 출간되었다. 뿐만 아니라 『장의사전(藏醫辭典)』, 『사부의전형상논집(四部醫典形象論集)』, 『신편장의학(新編藏醫學)』, 『장족역대명의전략(藏族歷代名醫傳略)』 같은 새로운 책들도 출간되었다.

Ⅱ. 티베트 전통의학의 이론체계

티베트 전통의학의 형성과 발전과정을 보면 티베트족은 먼 옛날부터 질병과 싸우면서 스스로 고유의 의학을 만들어냈는데, 특히 투르판 왕조가 정식으로 등장하기 전에 티베트 전통의학은 그 뿌리를 확고히 내렸다. 그러나 매우 소박하고 직관적이어서 이론적인 체계는 갖추지 못하였다. 그러다가 차츰 이론체계가 형성되는 과정에서 티베트 전통의학은 주변의 여러 국가와 민족으로부터 각각의 의학체계를 받아들여 적극적으로 토착화시켜 나갔다. 이런 과정에서 중국의 중원에서 발달한 한의학과 고대 인도의 아유르·베다 의학 그리고 아라비아 의학이 많은 영향을 끼쳤다.

그리하여 티베트 전통의학의 이론체계에는 필연적으로 주변의 여러 국가나 민족의 의학이론과 내용도 포함되었다. 중국의 한의학이 발전시킨 여러 가지 진단법과 치료원칙은 물론 장부이론(臟腑理論)과 고대 인도의학의 3원소설(三元素說) 등은 모두 이런 환경에서 큰 영향을 주었다.

1. 3인설(三因說)

3인설은 다른 말로 3요소설이라고도 하는데, 이는 티베트 전통의학의 이론적 핵심 가운데 하나이다. 3인이란 바로 농[隆], 츠빠[赤巴], 페이건 [培根]을 말한다. 이 말을 그 내용에 따라 한문으로 기(氣)·담(痰)·담(膽) 으로 번역하는 경우도 있고 풍(風)·화(火)·점액(粘液)으로 번역하기도 한 다. 실제로 몽골에 가보면 몽골 전통의학에서도 『사부의전』의 이론을 받 아들여 3인설을 따른다. 그러나 그들은 한문으로 번역할 때는 기·담·담(氣 痰膽)으로 번역한다. 『몽의간사(蒙醫簡史)』를 쓴 지커무떠 교수도 기·담· 담으로 설명하고 있으며 이런 번역법은 현재 몽골 전통의학사를 연재하 고 있는 ≪일본의사신보(日本醫師新報)≫에도 그대로 쓰이고 있다.

그러나 티베트말 자체의 발음을 중요시하고 티베트 전통의학의 고유 특성을 살리기 위해서는 이미 지적한 바와 같이 농[隆], 츠빠[赤巴], 페 이건[培根]으로 번역하는 편이 좋다는 학자들이 많다. 결국 같은 3인(三 因)이라 해도 한자로 표시할 때는 다를 수 있다는 점을 유의해야 한다.

티베트 전통의학에서 농, 츠빠, 페이건 3인는 인체를 구성하는 기본 문체이며 생명활동을 유지하는 데 없어서는 안될 물질의 기초라고 한다. 이 3인은 정상적인 생리상태에서 협조와 균형관계를 유지함으로써 생리 적으로 정상상태를 유지시킨다. 이 세 가지 중 어느 한 가지 인자나 몇 개 인자가 어떤 원인 때문에 너무 세지거나 너무 약해지면 병적인 상태 가 되어 농의 병태(病態), 츠빠의 병태 그리고 페이건의 병태가 나타나 고, 치료면에서도 이 세 가지를 조정하여 원래의 균형과 협조상태로 회 복시켜 건강을 유지하게 한다는 것이다.

농, 츠빠, 페이건은 각기 다른 기능을 갖는다. 이들은 각기 독립되어 있지만 서로 무관한 것이 아니라 밀접하게 의존하면서도 또 제약하는 관계에 있다. 이 3자의 속성과 기능을 보면 다음과 같다.

1) 눙[隆]

이는 인체에서 일종의 동력으로서 생명활동의 여러 기능과 밀접한 상관관계를 가지며 중국의 한의학에서 말하는 '기(氣)'와 비슷한 점이 있지만 완전히 같지는 않다. 눙은 다시 각기 다른 생리기능과 부위에 따라 다섯 가지로 나누어진다.

① 수오쩡눙[索增隆]: 이는 웨이밍눙[維命隆]이라고도 하는데 중국의 한의학에서 말하는 백회혈(百會穴)에 해당한다. 사람의 두정부(頭頂部)에 존재하며 목과 가슴 부위에서 운행한다. 주로 음식을 먹는 동작을 관장하며 호흡과 타액분비, 재채기, 트림 등의 운동을 관리하며 기억력과 감관(感官)을 발달시키는 등 정상적인 정신상태 유지에 관여한다.

② 진쥬눙[緊久隆]: 상행눙(上行隆)이라고도 하는데 가슴 부위에 존재하며 코나 혀, 목 부위에서 운행한다. 이는 주로 사람이 소리를 내는 것을 지배하며 안색이 붉고 부드러우며 윤기가 나게 하고 활력이 넘치고 정신을 분발시켜 원활한 사고를 돕는 기능을 갖는다.

③ 치아뿌치눙[恰不其隆]: 편행눙(遍行隆)이라고 하는데 심장에 존재하며 온몸에서 운행한다. 이는 주로 팔다리를 움직이는 활동들을 지배하며 또 눈과 입 그리고 말과 사고활동을 지배한다.

④ 투스어눙[吐色隆]: 하설눙(下泄隆)이라고도 하는데 인체의 항문 부위에 있으며 대장, 방광, 음부 등을 포함한 신체하부에서 운행하고 대퇴(大腿)의 안쪽에서도 운행한다. 이는 주로 정액의 배출, 월경, 대소변 그리고 임신부의 분만 등을 지배하며 인체 하부의 각종 기능도 모두 지배한다.

⑤ 메이니엔무눙[梅年木隆]: 화눙(火隆)이라고도 하는데, 위 부근에 있으며 인체 내부의 각 장기 사이를 운행한다. 주로 소화기능을 지

배하며 음식물 중 좋은 성분인 정화(精華)와 쓸모없는 성분인 조박
(糟粕)을 가려내고 혈액이 생성되어 성숙하게 만든다.

2) 츠빠[赤巴]

이것은 더운 화열(火熱) 성질이 있는 인체 내부의 각 내장의 활동을
책임지는 인자로서 중국의 한의학에 나오는 화(火)와 비슷하다. 그러나
그 존재 부위와 기능은 다르다. 이 츠빠 역시 몽골이나 중국, 일본에서
는 일반적으로 담(膽)이라고 번역하는 사람들도 있다. 츠빠는 다음의 네
가지로 나누어진다.

① 능소츠빠(能消赤巴): 이는 소화츠빠(消化赤巴)라고도 하며 위와
   장 사이에 있다. 그 작용은 음식물 중 정화와 조박을 분리하는 일에
   협조하며 열을 생산하여 다른 츠빠의 작용이 더욱 잘 되도록 도와
   준다.
② 변색츠빠(變色赤巴): 이는 츠빠당구[赤巴當久]라고도 하는데 심
   장에 있으며 그 기능은 사람의 사고와 의식을 지배하여 정직한 마
   음과 지략을 갖게 만든다. 이는 사람의 욕망을 키우고 교만한 마음
   을 만들어내기 쉽다.
③ 명색츠빠(明色赤巴): 이는 츠빠뚜오사이[赤巴多塞]라고도 하는
   데 인체의 피부에 있으며 섬세하게 윤기있는 피부를 유지해준다.

3) 페이껀[培根]

이는 수(水)와 토(土)의 성질을 가지며 우리 몸 안의 진액(津液)이나
점액 같은 물질과 밀접한 관계를 갖는다. 그래서 이를 점액이라 번역하
거나 담(痰)이라고 번역하는 사람도 있다. 그러나 여기서는 병든 상태에

서 만들어진 병적인 담이 아니라 정상상태에서 존재하는 일종의 체액을
말하며, 이는 다시 그 위치와 기능에 따라 다섯 가지로 나눌 수 있다.

① 페이껀딴딴[培根丹旦]: 능의담(能依痰)이라고도 한다. 이는 가슴
   속에 존재하며 다섯 가지 페이껀 가운데 으뜸가는 페이껀이다. 다
   른 네 가지 페이껀과 협조하여 인체 내의 수분과 진액이 부족하거
   나 넘칠 때면 이를 조절하는 작용을 한다.
② 페이껀러딴[培根涅旦]: 능화페이껀(能化培根)이라고도 한다. 이는
   위장의 상부에 있으며 먹은 음식을 잘게 부수고 음식을 소화·부숙
   (腐熟)시키는 작용을 한다. 다른 두 개 인자인 소화츠빠(消化赤巴)
   나 소화농(消化隆)과 공동으로 음식물을 소화·분해시킨다.
③ 페이껀량딴[培根良旦]: 능미페이껀(能味培根)이라고도 한다. 사람
   의 혀에 있으며 주로 음식의 맛을 감별한다.
④ 페이껀치무딴[培根其木旦]: 능족페이껀(能足培根)이라고도 한다.
   이는 사람의 머리에 있으며 만족을 느낄 수 있게 하며 외부의 자극
   에 대하여 희로애락(喜怒哀樂)과 만족 그리고 지족하는 감정이 들
   도록 만든다.
⑤ 페이껀쥐얼딴[培根局尒旦]: 능합페이껀(能合培根)이라고도 한다.
   이는 모든 관절에 있으며 인체의 골격 사이의 관절이 원활하게 움
   직이도록 한다.

이상에서 농, 츠빠, 페이껀의 내용을 알아보았는데 이들은 서로 아무
런 관련 없이 독립적으로 존재하는 것은 아니다. 이들의 특성을 종합해
보면 다음과 같다.

(1) 농[隆]: 이는 조(粗), 경(輕), 한(寒), 미(微), 경(硬), 동(動)의 여섯
   가지 성질을 갖고 있다. 조(粗)란 그 성정이 조급하여 설태(舌苔)가

두껍고 피부가 거친 것을 말하며, 경(輕)은 몸이 가볍고 동작이 민첩하며 성정이 쉽게 변하는 것을 가리킨다. 한(寒)은 화(火)를 좋아하여 더운 음식을 좋아하는 것을 가리키며, 미(微)는 어디서나 작은 틈만 있으면 들어가려는 것을 가리킨다.

경(硬)은 견고한 것이 형태를 이루어 병 덩어리가 생기면 배가 굳어져 부드러운 것이 모자라는 것을 가리키며, 동(動)은 감정의 기복이 심하며 미(微)와 경(輕) 등과 밀접한 관계를 가진다. 티베트 전통의학에서는 사람의 유형을 눙형, 츠빠형, 페이건형의 세 가지로 나누는데 눙형인 사람은 이같은 성격과 특징을 가진다고 본다.

(2) 츠빠[赤巴]: 이는 이(貳), 예(銳), 열(熱), 경(輕), 취(臭), 사(瀉), 습(濕)의 일곱 가지 성질을 가진다. 이(貳)는 얼굴이나 피부에 기름기의 분비가 비교적 많은 것을 가리키며, 예(銳)는 병이 생기는 것이 급하고 성질도 비교적 난폭하며 겨드랑이를 앓게 되면 쉽게 화농하며, 열(熱)은 걸리는 병이 대개 열성병이고 찬 음식을 즐기는 것을 가리킨다. 경(輕)은 병에 걸려도 비교적 쉽게 치료되고 빨리 낫는 것을 가리키며, 취(臭)는 몸에서 흔히 땀냄새가 나거나 소변도 대체로 냄새가 나면서 진한 것을 가리키고, 사(瀉)는 소화가 잘 되지 않아 설사를 자주 하는 것을 가리키며, 습(濕)은 습한 담액이 많고 설사를 하며 습한 병에 잘 걸리는 것을 가리킨다.

(3) 페이건[培根]: 이것의 특성으로는 이(貳), 양(凉), 중(重), 둔(鈍), 온(穩), 유(柔), 점(粘) 등을 들 수 있다. 여기서 이(貳)는 기름기가 있다는 것을 가리키는데, 예컨대 설태에 기름기가 끼고 모든 배설물에 기름기가 있는 것을 말한다. 양(凉)은 몸이 항상 차기 때문에 대체로 뜨거운 음식을 즐기는 것이다. 중(重)은 몸이 무겁고 행동거지가 느리며 활동하기 싫어하고 일단 병에 걸리면 비교적 중하고

몸이 뚱뚱한 것을 가리킨다. 둔(鈍)은 병정(病情)이 비교적 느린 것을 가리키며, 쉽게 다른 병으로 전이되지 않는다. 온(穩)은 병정이 느리고 쉽게 돌변하지 않는 것을 가리킨다. 유(柔)는 설태가 비교적 얇고 피부가 윤기가 나며 부드럽고 질병도 경미한 것을 가리킨다. 점(粘)은 일반적으로 배설물이 기름지고 매끄러운 것을 가리킨다.

2. 인체의 해부, 생리 및 병리이론

티베트의 전통의학은 티베트족의 풍속과 관련하여 일찍부터 인체구조에 깊은 이해가 있었다. 아마도 세계 전통의학 중에 가장 앞섰을 것이다. 티베트 전통의학에서는 인체에 일곱 가지 기초물질과 세 가지 오물이 있다고 보는데, 이 일곱 가지 물질은 음식물 가운데 중요한 정미(精微), 혈액, 기육(肌肉), 지방, 골격, 골수 그리고 정액이다. 이는 모두 형태가 있는 것들로서 인체를 구성하는 주요 물질이다. 그리고 세 가지 오물은 대변, 소변과 땀을 가리킨다.

또 우리 몸 안에 들어 있는 기관을 오장육부라고 보는데, 오장은 심장, 폐, 간, 비장 그리고 신장을 가리키고 육부는 대장, 위, 담, 방광 그리고 쌴무쓔(三木休: 남자의 정낭[精囊], 여자의 난소[卵巢])를 가리킨다. 티베트 의학에서는 이러한 장부를 형상적으로 설명하고 있는데, 심장은 국왕으로서 보좌(寶座) 위에 앉아 있고 폐는 대신과 태자처럼 오엽(五葉)의 모폐(母肺)와 오엽의 자폐(子肺)가 있으며 간과 비장은 크고 작은 왕후와 왕비이고 신장은 집안을 받들고 있는 외신(外臣)과 같다고 본다. 정낭과 난소는 여러 가지 보물이 가득 들어찬 창고와 같고 위는 하나의 조리용 가마솥과 같으며 소장과 대장은 왕후의 노복 같고 쓸개는 높이 달아맨 바람이 가득 든 가죽주머니 같으며 방광은 물이 많이 담긴 물통 같다고 본다. 이 밖에도 신체 각 부위에 대해서도 형상적인 비유를

하고 있는데, 척추와 흉골, 늑골, 맥락(脈絡)과 기육(肌肉), 피부, 궤골
(饋骨), 견갑골(肩胛骨), 머리, 두발, 횡경막, 그리고 두 손과 두 다리 등
에 대해서도 모두 비유해서 설명하고 있다. 물론 이런 인체구조에 대한
형상적인 비유가 모두 합당하다고 보기는 어렵지만 티베트 의학이 예로
부터 인체의 국소해부에 깊은 이해가 있었다는 점만은 미루어 짐작할
수 있다.

또 티베트 의학에서는 온몸에 모두 360개의 뼈가 있어 그 가운데 척
추가 28개, 늑골이 24개, 이빨이 32개라고 본다. 사지의 큰 관절은 12개
이고 작은 관절은 210개로 본다. 인대(靭帶)는 16개이고 두발은 2만 천
개가 있고 땀구멍은 천백 만 개가 있다고 본다. 티베트 전통의학은 우리
몸 안에는 일관된 기관의 계열이 있는데 그 중에서도 백맥(白脈)이 매우
중요하다고 본다.

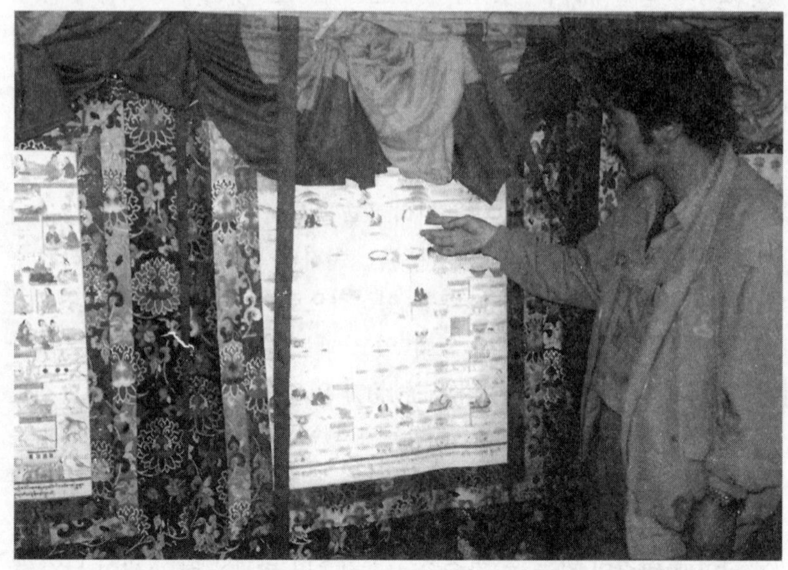
티베트 라사에 있는 장의원(藏醫院)에서 『사부의전』의 내용을 설명하는 모습.

『사부의전』에는 이에 대한 별도의 설명이 있어 "뇌부맥(腦部脈)의 바다에서 나무뿌리처럼 아래로 뻗어나가 전도(傳導)를 전문적으로 맡은 수맥(水脈)이 19갈래나 있다"라고 하였다. 이처럼 장부 사이를 연결하는 맥이 있다는 설명은 오늘날 우리가 알고 있는 신경과 매우 비슷하다. 그리고 티베트 의학에서 말하는 흑맥(黑脈)은 나뭇가지와 같이 어떤 것은 장부와 서로 이어지고 어떤 것은 피부나 기육과 서로 이어지는데 그 작은 가지에는 대간맥(大干脈)과 소맥(小脈)이 700갈래나 있으며 더욱 작은 맥도(脈道)가 온몸에 분포되어 있다고 본다. 이러한 흑맥은 그 특징으로 미루어볼 때 오늘날의 혈관과 비슷하다.

티베트 전통의학에서는 신체의 여러 기관과 조직의 기능에 대해서도 일정한 인식을 가지고 있다. 예컨대 7대 물질은 신체가 생장·발육하는 데 필요한 물질이고, 혈액은 신체를 기름지게 하고 생명을 유지하며, 기육은 온몸을 덮으며, 지방은 신체 각 부위를 윤기 있게 하며, 뼈는 우리 몸을 지탱하고, 골수는 생명현상과 직접 관계를 갖는 정화(精華)를 만들어내고 정액은 생식작용을 한다고 본다.

티베트 의학에서는 또 인체의 소화과정에 대하여 우리 몸에 꼭 필요한 정화를 흡수하고 이 정화가 체내에서 바뀌는 과정에 대하여 아주 자세히 묘사하고 있다. 즉 음식이 위에 들어간 후에는 위에서 부숙(腐熟)·소화되는데 이는 위화(胃火) 즉 소화의 츠빼(赤巴)가 와서 진행되는 것이며 이 중에는 메이니엔무농[梅年木隆], 능소츠빼(能消赤巴), 페이건러땐[培根涅旦]이 공동으로 소화를 완성시킨다. 그런 다음 마지막으로 투서농[吐色隆]이 음식물 가운데 우리들이 필요로 하는 정화와 쓸모없는 조박(糟粕)으로 갈라놓는다. 이것이 다시 소장으로 들어가면 진한 조박은 대변이 되고 묽은 것은 소변이 된다.

위장에서 우리 몸이 필요로 하는 정화부분을 접수한 맥(脈)은 간을 거치는데 여기에서 정화성분은 혈액으로 변한 후 차례로 기육, 지방 그리고 골수와 정액으로 바뀐다. 또 질병이 발생하는 원리에 대해서는 농,

츠빠, 페이껀 3자간의 협조와 균형이 깨져 신체의 원기가 손상을 받아 건강을 위협받게 된다고 본다. 따라서 질병의 치료목적은 이 3대 인자의 성쇠와 지나친 편중을 조정해서 새로운 협조상태에 이르도록 하는 데 있는 것이다.

3. 질병의 원인과 종류

티베트 전통의학은 고유의 병인론(病因論)이나 병인관(病因觀)과 분류방법을 가지고 있으나 종합적으로 보면 다른 의학체계와도 공통점을 가지고 있다. 이런 병인관이나 분류법은 종교와도 관계가 깊다. 여기서 질병의 원인에 관해서는 일반적인 것과 특수한 것 두 가지 유형으로 나누어지는데, 먼저 공통적인 질병의 원인으로는 계절이나 기후, 음식, 주거환경 그리고 이에 대한 적응부족 때문에 생기는 중독은 물론 전생의 잘못 때문에 생긴다는 관점을 들 수 있다.

둘째로 특수한 질병의 원인은 방사(房事)가 지나치고 배가 너무 고프고 잠을 못 이루며 공복일 때, 일을 너무 오래 하고 장기간 영양상태가 나쁠 때, 그리고 몹시 화가 나거나 음식이 지나치게 시고 맵거나 고기와 수유(酥油: 각종 가축의 젖으로 만든 일종의 버터), 술, 날콩, 날 양고기(山羊肉), 지방, 생마늘 같은 것을 너무 많이 먹거나 젖이나 냉차, 냉수를 너무 마시면 병이 생긴다고 본다. 이런 것들은 모두 농, 츠빠, 페이껀 병을 일으키는 외인(外因)이라는 것이다.

질병의 분류법도 매우 특이하다. 『사부의전』에서는 인간의 질병은 모두 404종이라 하였는데, 형태면에서는 질병을 농, 츠빠, 페이껀병으로 구분하여 그 중 농병이 42종, 츠빠병이 26종, 페이껀병이 33종으로 모두 101종의 병이 있다고 한다.

질병을 성질별로 분류해보면 본계(本系)와 방계(旁系) 두 가지로 나누어진다. 이 가운데 본계질병은 다시 증형(增型)과 손형(損型) 두 가지로 나누어지고 이것은 또 다시 증(增), 극증(極增), 특증(特增)과 손(損), 극손(極損), 특손(特損)으로 나누어져 모두 18종의 병이 있다는 것이다. 방계질병으로는 합증(合症), 병증(倂症), 병발증(幷發症)의 세 가지 형으로 나누어지는데, 이 가운데 합증과 병증은 각기 균증형(均增型), 편증형(偏增型)과 균손형(均損型), 편손형(偏損型) 병으로 나누어진다. 이리하여 본계와 방계의 증형과 손형 병은 모두 74종이고 방계 중 병발증이 21종으로, 이런 병증을 모두 합치면 101종이 된다.

또 질병을 발생 부위별로 구분하면 대략 몸과 마음 두 부위로 병증이 나누어진다. 우선 심병(心病)은 풍광(風狂), 억병(癔病) 등을 가리킨다. 몸의 병은 내장의 각 장부와 머리의 오관, 그리고 목과 가슴 부위에 있으며 신체 하부는 이음병(二陰病)을 포함한다. 또 피부의 병과 맥락, 골격 등의 부위의 병도 있다. 이 밖에도 츠빠병, 수종(水腫), 노병(勞病), 열병(熱病), 중독 등이 있어 모두 101종의 병이 된다.

마지막으로는 질병의 종류별로 분류할 수 있는데, 신체 내의 질병과 창상(瘡傷), 여러 가지 열증(熱症), 잡증(雜症) 같은 것이 있다. 예컨대 애역(呃逆), 구갈(口渴), 효천(哮喘), 구토, 충병(蟲病), 설사, 요폐(尿閉), 황수증(黃水症), 통풍 등이 있어 이러한 병도 모두 101종이다.

이상의 것을 다 합치면 404종의 병이 된다. 이 숫자는 불교의 4대사상(四大思想)과 관계가 있다. 이 가운데 101종은 치료를 하지 않아도 저절로 낫고, 또 치료해도 낫지 않을 병이 101종, 치료하면 나을 병이 또 101종, 나머지 101종은 치료할 방법이 없다고 본다. 이는 모두 불교사상을 반영한 것이다. 물론 오늘날 티베트 전통의학에서는 기계적으로 이같은 전통적 질병 분류법을 따르지는 않는다. 청나라 때의 유명한 티베트 전통의사였던 루오상취[羅桑曲]는 그의 저서에서『사부의전』의 기계적인 질병 분류법에 얽매이지 않고 자기 나름대로 질병을 분류한 바 있다.

III. 티베트 전통의학의 진단법

어떤 의학체계에서나 질병의 진단은 매우 중요하다. 진단은 의사가 환자를 만나 병을 진료하는 첫단계로서 정확하게 진단을 해야만 그에 대한 치료가 가능하다. 다른 의학체계와 마찬가지로 티베트 전통의학도 그 진단방법으로서 망진(望診), 문진(問診), 촉진(觸診) 등의 방법을 이용한다.

정확한 진단은 여러 가지 진단법에서 얻은 정보의 종합적인 분석을 통해 이루어진다. 각종 진단법은 간단하든 복잡하든 모두 활용해야 한다. 여러 가지 진단법을 두루 참조하고 이를 종합적으로 분석해야만 정확한 진단결과를 얻을 수 있다.

1. 문진

티베트 전통의학의 문진 내용은 다음과 같이 그 범위가 매우 넓다.

① 발병의 완급: 우선 발병의 완급을 물어본다. 갑자기 일어난 병은

대개 급한 병이다. 예컨대 감기에 걸리면 갑자기 오한, 발열, 두통을 일으키며 탄저병(炭疽病)의 경우도 갑자기 맹렬하게 발병한다. 오장육부의 병은 일반적으로 만성병이다. 병이 언제 생겼는지 똑똑히 알 수가 없어 그저 병세가 한동안 되었다고 모호하게 대답하는 경우가 많다.

② 발병의 원인: 대개 많은 환자들은 발병원인이나 유발요인을 스스로 명확하게 제시할 수 있다. 예컨대 폭음·과식하여 위통과 구토, 설사 등이 생기고 너무 차게 굴어서 열이 나고 코가 막혀서 기침이 나기 쉽다. 그러나 적지 않은 발병원인을 구체적으로 밝혀내기란 곤란하다. 예컨대 일부 전염병이 그렇다.

③ 기후조건: 지나친 추위나 더위, 습기, 바람 같은 기상조건은 질병 발생에 큰 영향을 끼친다.

④ 직업과 가정환경: 환자가 어떤 곳에서 무슨 일에 종사하는가 하는 환경요인은 질병발생과 관련이 깊다. 예컨대 유목민들은 부스럼이나 탄저병에 걸리기 쉽고 심한 육체노동을 하는 사람은 상열(傷熱) 같은 병에 걸리기 쉽다. 어떤 질병은 가정환경과도 관계가 있다. 일부 전염병은 흔히 같은 가족 중 누군가 그 병을 앓는 경우에 잘 전염된다.

⑤ 음식과 기거: 티베트 전통의학에서는 원래 음식이 고르지 못하면 여러 가지 병을 일으킨다고 본다. 음식을 제대로 안 먹으면 위장병만 일어나는 것이 아니라 전염병 등 여러 가지 질병이 생겨난다고 본다.

또 정신적인 요인도 매우 중요한 문진내용 가운데 하나이다. 다시 말하면 문진내용은 여러 방면에 걸쳐 이루어지며 어떤 때는 발병 후의 병세에 대해서도 알아본다. 이런 문진은 병을 정확히 병을 진단하는 데 참고가 된다.

2. 요진(尿診)

요진은 티베트 전통의학이 가지는 가장 독특하고도 특색있는 진단법이다. 이미 알려진 이 지구상의 어떤 전통의료체계에서도 티베트 의학처럼 요진을 중요시하는 경우는 없다. 요진의 내용과 실제적 응용에 대해서 이해하기 위해 먼저 티베트 전통의학의 이론에 따라 오줌의 생산과정을 알아본다.

티베트 전통의학의 이론에 따르면 오줌은 우리가 먹은 음식이 몸 안에서 일련의 변화를 거친 후 만들어진다고 본다. 음식이 위장으로 들어간 후 능화페이껀(能化培根)이 잘게 부순 다음 능소츠빠(能消赤巴)가 이런 음식물의 소화를 진행시키고 화농(火隆)이 이 음식물 중 우리 몸이 필요로 하는 정화 부분과 영양분이 없는 조박 부분으로 갈라놓는다. 이렇게 해서 분리된 조박 부분이 소장으로 들어가 맑은 것과 된 것으로 분리된 후 맑은 것이 수뇨맥(輸尿脈)을 거쳐 방광으로 들어가 오줌이 되고 된 것은 대장으로 들어가 대변으로 변한다.

위장에서 분해된 음식물 중 정화 부분은 간장으로 들어가 거기서 혈액이 된다. 혈액은 다시 정화 부분과 조박 부분으로 나누어지는데, 정화 부분은 인체의 살이 되는 기육으로 바뀌고 조박 부분은 담낭에 저장되어 담즙이 된다. 담즙에서는 다시 정화부분은 황수(黃水)로서 온몸에 퍼지고 조박 부분은 오줌에 뜨는 부유물이 된다. 이것이 바로 인체내에서 요액이 형성되는 전과정으로, 이는 오늘날 현대의학에서 말하는 과정과 거의 부합된다. 이런 과정을 좀더 쉽게 그림을 통해 설명하면 <그림 1>과 같다.

1) 오줌의 수집

티베트 전통의학에서는 오줌을 제대로 검사하기 위해 필요한 표본을 얻는 데서도 여러 가지의 엄격한 조건을 요구한다. 우선 환자가 오줌을

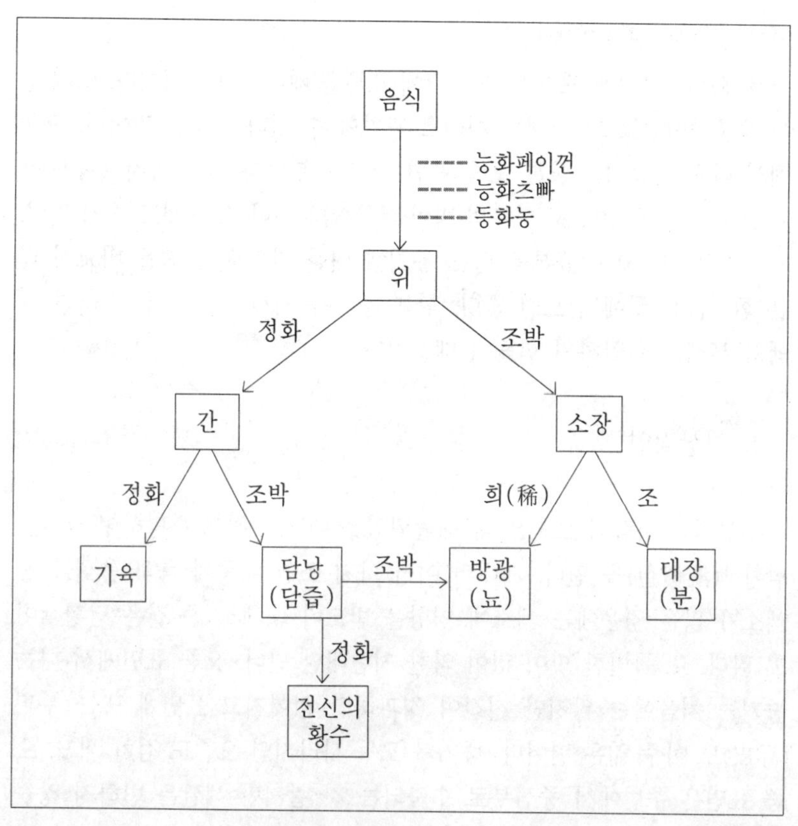

<그림 1> 인체내에서 음식이 소화되는 과정

검사받기 전날 밤에는 차나 술, 젖술 같은 것을 마시지 못하게 하며, 물을 마시는 데는 특별한 제한을 두지는 않는다. 정신적으로는 안정상태를 유지하여 정서적인 기복이 없어야 하며 과로하거나 잠을 제대로 자지 않아도 안된다. 이런 조건을 지켜야만 오줌이 체내의 여러 가지 상황을 제대로 반영할 수 있다고 보는 것이다.

그 다음 조건으로는 진단에 쓰이는 오줌은 반드시 이른 아침에 채취한다. 자정 이전의 오줌은 낮에 먹은 음식에 따라 변화되기 쉽지만 새벽 이후의 것은 음식이 모두 소화된 상태이기 때문에 체내의 실제 상황을 가장 잘 나타낸다고 본다.

셋째로는 아침에 해가 뜨는 시각에 표본을 채취한다는 점이다. 이때 받은 오줌이야말로 그 상태를 제대로 관찰할 수 있다고 보는 것이다. 오줌에서 나오는 증기는 물론 오줌 표면에 뜨는 부막과 여러 가지 부유물을 관찰하는 데 좋으며, 또 외부의 빛이 너무 약하거나 강한 것도 좋지 않다.

마지막으로 오줌 표본을 담는 용기에 대한 것으로, 오줌을 비교적 넓은 흰 사기그릇에 담으면 좋다. 황색 용기를 써서는 안된다. 그러면 요액의 본색을 파악하기 힘들기 때문이다.

2) 정상적인 오줌

정상적인 사람의 오줌은 막 배출되었을 때 깨끗하고 투명하며 색깔은 담황색(淡黃色)을 띤다. 체내의 여러 가지 조건 때문에 특히 음식물 중 색소가 많은 경우에는 색소에 영향을 받으나 대체로 좀 짙은 담황색이고 맑다. 또 특별한 맛이 없이 약한 지린내만 난다. 오줌 표면에서 나는 증기는 처음에는 많지만 시간이 경과하면 없어지고 표면에 뜨는 부피(浮皮)도 아주 엷은 편이다. 증기가 모두 사라지면 오줌도 점차 식고, 오줌 표면은 주변에서 중심부로 수축되는 것 같지만 색깔은 변하지 않는다. 오줌 표면의 포말은 대체로 작은 편이고 부유물도 없다.

이러한 정상적인 오줌에 이상이 생기면 그것은 모두 병적인 의미가 있다. 티베트 의학에서는 이러한 변화로부터 인체 내부의 병적 상태를 판단한다. 그 변화가 매우 미세해도 그러한 것이다.

오줌의 관찰은 먼저 표본을 방금 받았을 때 즉 따뜻할 때와 잠시 놓아둔 후 온도가 좀 내려갔을 때, 그리고 완전히 식은 후에 또 관찰한다. 이렇게 계속 관찰해야만 오줌에 반영된 인체 내부의 변화를 알아채고 무슨 병이 어떤 상태인지를 제대로 판단하게 된다. 먼저 오줌의 상태, 맛, 증기, 포말 등을 관찰한 다음 오줌 위에 뜨는 부피와 부유물을 관찰하며,

다 식은 후에는 대개 오줌의 색소변화 같은 것을 관찰한다. 이런 세 단계의 검사에서 얻은 자료를 종합적으로 분석하면 질병의 유무와 그 상태를 진단하는 데 매우 유용한 정보를 얻을 수 있다.

3) 오줌 색깔

요색의 변화는 각종 질병의 상태를 반영한다고 본다. 이때 요색은 당연히 신선한 상태에서, 즉 오줌이 배출되자마자 즉시 관찰해야 한다. 오래되면 요색이 변할 수 있기 때문에 몸 안의 상황을 그대로 반영하기 어렵다고 본다. 일반적으로 요색이 반영하는 병증(病症)은 다음과 같다.

- 푸른색을 띠며 연못 속의 물과 같다: 농병(隆病)
- 노란색이고 산호빛 액체와 같다: 츠빠병(赤巴病)
- 유백색(乳白色): 페이건병
- 붉은색: 혈액병
- 보라색이고 자초(紫草) 버섯 같다: 황수병(黃水病)
- 보라색이고 안개상태를 이룬다: 보라색 페이건병(紫色培根病)
- 심황색(深黃色)이고 약유색(藥油色) 같다: 온열병 혹은 츠빠과성(過盛)
- 홍색과 황색이 서로 섞이고 끈끈하며 맛이 있다: 확산상열(擴散傷熱) 혹은 전염병
- 흑색이고 흑즙(黑汁) 같거나 색깔이 무지개 같다: 중독병

이상의 빛깔 외에도 동시에 두 가지 혹은 더 많은 빛깔의 오줌도 볼 수 있다.

4) 오줌의 증기

이것도 신선한 오줌에서 곧 관찰해야 한다. 증기가 사라지면 진단에 도움이 되지 않는다. 증기의 여러 상태로 알 수 있는 병과 증상을 보면 다음과 같다.

- 증기가 많다: 열병(熱病)이 심한 상태
- 증기가 적지만 시간이 좀 더디다: 음열병(陰熱病) 혹은 오래된 열병
- 증기가 적고 시간이 짧다: 농병, 페이껀병 혹은 한병(寒病)
- 증기가 때로 많거나 적다: 한열(寒熱)이 서로 뒤섞인 질병

5) 오줌의 기미

기미(氣味)의 진단내용은 비교적 간단하다. 한열(寒熱) 두 가지 병증만 알아낸다. 열병을 앓는 사람의 오줌에서는 냄새가 나고 한증을 앓는 사람의 오줌은 냄새가 없거나 경미하고 거의 별다른 맛이 없다. 오줌에서 어떤 음식물 비슷한 냄새가 나면 이런 음식에 식상(食傷)하였음을 알 수 있다. 예컨대 수박 맛이 나는 오줌은 수박에 식상한 경우 잘 나타나고 고기 썩은 냄새가 나면 고기에 식상한 경우 나타나기 쉽다고 본다.

6) 오줌의 기포(氣泡)

정상적인 오줌은 막 배출되었을 때 소량의 거품만 있고 그 크기도 고르며 요색도 맑다. 만약 포말에 이상한 것이 나타나면 병을 앓고 있음을 의미한다.

- 농병: 포말은 청색이고 비교적 크며 황소눈알 같이 돌출해 있다.

- 츠빠병: 포말이 적고 황색이며 빨리 없어진다.
- 페이껀병: 포말의 형태가 작고 대개 오랫동안 사라지지 않는다.
- 혈병(血病): 포말의 색깔은 피 같이 붉고 크기가 일정하지 않으며 없어지는 시간은 빠르지도 않고 늦지도 않다.
- 중독병: 포말의 크기는 일정하지 않고 무지개 같이 여러 가지 색깔을 나타낸다
- 확산성 병증: 한증 혹은 열증을 막론하고 포말이 중앙에서 주변으로 빠르게 확산되는 경우에는 곧 확산성 질병을 뜻한다. 티베트 전통의학에서는 이런 현상을 마치 매가 갑자기 비둘기 무리 속으로 들어가자 비둘기들이 마구 사방으로 달아나는 모습과 같다고 형용하고 있다.

7) 오줌 속의 부유물질

오줌 속의 부유물은 정상적인 요액에서는 찾아볼 수 없다. 만약 부유물이 있게 되면 당연히 그 형태, 색깔, 부위 등으로 미루어 어떤 병이 있다고 판단하게 된다.

- 농병: 형태가 산양의 털 같고 오줌 속에 흩어져 있으나 작은 꼬챙이로 휘저으면 어떤 것도 걸려 나오지 않는다.
- 페이껀병: 형태가 말의 털과 같은데 경계가 뚜렷하지 않다.
- 폐열병(閉熱病): 형태가 흰 구름처럼 떠다니는 것 같고 그 안에 흑청색 물질이 섞여 있다.
- 농증: 부유물의 형태가 고름 같다.
- 신병(腎病): 형태가 부드러운 모래 같다.

부유물의 위치에 대해서도 구별할 필요가 있는데 대략 오줌을 상, 중,

하 3층으로 나눈다. 각기 다른 부위의 부유물은 각기 다른 병증을 나타
낸다고 본다.

- 상층의 부유물: 병증이 흉각 이상, 즉 심장이나 폐에 있음을 의미함.
- 중층의 부유물: 병증이 복부, 즉 간장·담낭·비장 등에 있음을 나타냄.
- 하층의 부유물: 이는 하복부 즉 콩팥, 대장, 소장, 방광, 생식기 등에
  병증이 있음을 나타냄.

8) 오줌의 부피(浮皮)

이는 오줌이 식은 후에 관찰해보면 오줌 표면에 뜨는 부유물이다. 일
반적으로 부피가 얇으면 한증이고 비교적 두터우면 일종의 열증이다. 가
만히 놓아둔 오줌의 부피가 저절로 찢어져 작은 조각의 형태를 이루면
비괴증(痞塊症) 같은 질병을 의미한다. 비교적 두터운 부피라고 하더라
도 회백색이면서 작은 꼬챙이로 떠서 손톱 위에 놓더라도 형태가 파괴되
지 않고 불에 태우면 고기 타는 냄새가 나는 경우가 정상이다. 이는 육식
을 많이 하고 기름기를 많이 먹어 나타나는 부피로서 정상적인 것이다.

9) 가만히 놓아둔 오줌의 관찰

이상의 여러 가지 항목을 모두 검사한 후 이번에는 오줌을 그대로 놓
아두고 그 변화를 관찰한다. 관찰내용은 변화하기 시작하는 데 걸리는
시간, 내용의 변화, 색깔의 변화 등이 있는데, 만약 증기가 완전히 없어
지기 전에 변화가 생기면 열성병을 앓는다는 것을 의미하며 반대로 오
줌이 다 식고 증기가 완전히 없어진 후에야 변화하기 시작하면 한성병
증(寒性病症)에 걸린 것이다. 증기가 다 없어져도 변화가 없으면 한열
(寒熱)이 혼합된 병증을 의미한다.

그 다음에는 변화된 후 오줌의 색깔을 본다. 대개 병으로 생긴 오줌의 색깔은 가만히 놓아두어도 변하지 않는다. 예컨대 들면 황수병(黃水病) 때문에 생긴 자초(紫草) 버섯 색깔의 오줌은 식은 후에도 색깔이 변하지 않는다.

끝으로 가만히 놓아둔 요액의 내용과 성질도 관찰해야 한다. 만약 놓아둔 후 오줌이 진해지면 환자가 열성병을 앓는 것이고 묽어지는 경우는 한성병을 의미한다. 일반적으로 한성병은 용기의 주변에서부터 변하고 열성병은 아래로부터 위로 점차 변하는데 이것은 근래에 걸린 열성병을 의미한다. 만약 오래된 만성 열증이라면 오줌은 용기의 주변으로부터 안쪽의 깊은 데로 변화한다. 또 부유물이 변하기 시작하면 한열이 합쳐진 병증을 의미한다.

10) 오줌의 종합적 분석

질병을 판단하는 기준은 매우 다양하다. 그러나 한열을 총망라하여 병증을 한증(寒症)과 열증(熱症) 두 유형으로 나누면 그 특성을 아래와 같이 종합할 수 있다.

- 한증뇨(寒症尿): 오줌 색깔은 연하고 청색을 나타낸다. 막 배출되었을 때는 비교적 묽고 증기가 적으며 맛이 적고 포말이 비교적 크며 없어지는 속도가 느리고 부피와 부유물이 적고 엷다. 가만히 놓아두면 오랜 시간이 지나야 변화하기 시작하며 변화된 요색은 여전히 맑고 묽다.
- 열증뇨(熱症尿): 막 배출되었을 때는 증기가 많고 비교적 오래가며 색깔은 짙은 황색이고 비교적 끈적거리며 진하다. 포말은 작고 황색이며 빨리 없어진다. 표면의 부피(浮皮)는 비교적 두터우며 부유물은 계속 아래 위로 움직인다. 가만히 놓아두면 증기가 없어지기

전에 변화하기 시작하며 변화한 오줌 색깔은 더 짙고 진하며 자색으로 변한다.

이런 요진 중 일부 병적인 상태의 오줌에 대해서는 감별진단을 함으로써 오진을 방지해야 한다. 색깔이 홍색인 경우에는 어느 장기에 무슨 병이 생겼다거나 혹은 어느 열증에 속하는지 감별해야 한다. 만약 홍색인 오줌이 혼탁하고 부유물이 아래쪽에 있으면 신장병의 증세이며, 요색이 홍색과 녹색이 섞인 채 맑고 투명하며 부유물이 가운데에 있는 경우에는 비장의 병증을 의미하며, 오줌이 흑색에 가깝거나 혹은 담홍색이고 부유물이 골고루 분포되어 있는 것은 간장병의 병증이라고 본다.

홍색의 오줌은 모두 열증 증상인데 만약 혈액의 열증이라면 작은 기포가 생기고 증기가 많고 부유물도 많아 오줌이 혼탁하고 끈적거리는데, 이런 특징으로 공허열(空虛熱)의 대포말과 감별할 수 있다고 한다. 부피가 두터운 오줌에서도 한열의 두 가지 다른 병증을 감별한다. 그 중 열증이 심해 몸 안의 진액이 농축되어 밖으로 나온 경우와 한증에서도 지방을 많이 섭취해 생긴 경우를 들 수 있다. 또 만약 오줌색이 홍색인 열증이지만 포말이 없으면 열사(熱邪)가 속으로 침범한 것이고 청색 혹은 백색이면서 포말이 없으면 오래된 한증이라고 본다.

3. 맥진

맥진 혹은 절맥(切脈)은 티베트 전통의학에서도 매우 중요시하는 진단방법이다. 일찍이 7세기에 쏭잔깐뽀[松贊干布]가 티베트 고원을 정복해서 통일국가를 이루기 전부터 중국의 한의학과 맥진법은 이미 티베트에 소개되어 있었다. 전하는 바에 따르면 티베트에는『맥학사승기(脈學師承記)』라는 책이 있었다고 한다. 티베트 전통의학의 맥진법은 오늘날에도 중국의 한의학과 그 내용면에서 비슷한 점이 많으며, 또 나름의 특색을 살려 독특한 맥진법을 발전시켜왔다. 그 내용을 소개해보면 다음과 같다.

1) 맥진의 준비

진맥 결과도 일상생활이나 정서에서 영향을 많이 받기 때문에 진맥 전에는 반드시 일정한 준비가 필요하다. 진맥을 받기 전날 밤에는 되도록이면 지나친 운동이나 힘든 노동은 피해야 한다. 방사(房事) 같은 것도 히지 말아야 하며 일찍 휴식하면서 정서적 안정을 유지해야 한다. 음식도 일상대로 먹고 특별한 식사는 피하는 것이 좋다. 그렇지 않으면 맥상에 영향을 주어 제대로 진단하기 어렵다고 본다.

2) 진맥하는 시간

요진과 비슷하게 진맥도 날이 밝기 시작하는 새벽녘에 하는 것이 제일 좋다. 이는 인체가 아직 활동을 개시하지 않아 정서나 육체적 활동에 따른 영향을 가장 적게 받으며 날씨 또한 음양이 균형을 이루고 한열(寒熱)이 조합된 시각인 것이다. 막 깨어난 상태에서 잠자리에 그대로 누워 음식을 먹지 않은 채 평화로운 정신상태에서 진맥을 하면 건강상태를 잘 파악할 수 있다. 격렬한 운동이나 정서적인 변화는 물론 음식을 많이 먹은 후 진맥을 하면 신체 내부의 상태를 제대로 읽을 수 없다.

3) 진맥의 위치

티베트 의학에서 하는 진맥 위치는 중국 한의학의 경우와 비슷하지만 좀 차이가 난다. 한의학의 맥진법은 손목의 요골(橈骨) 두경부(頭頸部)를 '관(關)'이라 하고 관의 장측(掌側)을 '촌(寸)'이라 하며 관의 주측(肘

側)을 '척(尺)'이라 하는데, 이 세 부위에 식지(食指), 중지(中指) 그리고 약지(略指)로 '촌,' '관,' '척'을 짚어 진단한다. 티베트 전통의학의 경우에 진맥은 이러한 촌, 관, 척에 상당하는 총[冲], 티엔[甘], 치아[恰]의 세 부위로 나누어지는데, 마찬가지로 식지, 중지, 약지의 세 손가락으로 총, 티엔, 치아 세 부위를 짚어 진단한다.

 '촌'은 손목으로부터 1촌 되는 부위에 있는데, 엄지손가락 끝마디를 1촌으로 잡기 때문에 티베트 의학에서 쓰는 진맥 부위는 한의학의 경우보다 손목쪽으로 조금 더 가깝다. 이 밖에도 대개 한의학에서는 먼저 한쪽을 진맥한 후 다른 한쪽을 진맥하는데, 티베트에서는 어떤 때는 좌우 두 손으로 환자의 양쪽 맥을 동시에 진맥한다. 또 어떤 경우에는 발 뒤의 맥[足背脈]도 진맥하는데 한의학의 부양맥(趺陽脈)의 진맥과 비슷하다. 그러나 이 진맥은 환자가 매우 위급한 상태에 빠졌을 때 생사(生死)과 관련한 예후를 보기 위해 하는 수가 많다. 일반적인 환자에게는 족배맥을 진맥하지 않는다.

 4) 진맥하는 수법

 티베트 전통의학에서 진맥하는 수법은 중국의 한의학과 반드시 같지는 않다. 한의학의 경우에는 진맥할 때 세 손가락이 동시에 힘을 쓰고 '부(浮)', '중(中)', '중(重)'의 세 가지로 힘을 나누어 절맥하는데, 이때 부(浮)는 세 손가락이 피부를 가볍게 짚어서 절맥하는 것이고 중(中)은 좀 힘을 들여 깊게 짚는 것이고 중(重)은 세 손가락이 동시에 뼈에까지 깊이 대고 짚는 것이다. 티베트 의학의 경우에도 '경안(輕按)', '중안(中按)', '중안(重按)'의 구별이 있으나 총맥(冲脈)은 경하게 짚고 티엔맥(甘脈)은 중(中)하게 짚으며 치아맥(恰脈)은 중(重)하게 짚는다. 이런 점만 보더라도 나라에 따라 진맥하는 방법이 다르고 해석하는 법도 좀 다르다는 것을 알 수 있다.

5) 진맥과 장부의 관계

티베트 전통의학에서는 맥을 짚어 보고 몸 안의 상태를 판단한다. 남녀 성별이나 좌우의 각기 다른 부위에서 짚어본 진맥에 따라 장부의 상태를 알아보는 것은 한의학의 경우와 대체로 같다. 그러나 완전히 같지는 않은데 그 내용을 살펴보면 다음과 같다.

<표 1> 장의와 한의의 3부 맥과 장부의 관계 비교

	좌측		우측	
	장의	한의	장의	한의
冲(寸)	心(小腸)	心(小腸)	肺(大腸)	肺(大腸)
甘(關)	脾(胃)	肝(膽)	肝(膽)	脾(胃)
恰(尺)	腎(三木休)	腎(三焦)	腎(膀胱)	腎(命門)

성별로 볼 때 남자 환자는 왼쪽 손의 맥을 위주로 해서 의사는 오른손 세 손가락으로 진맥하며, 여성 환자는 오른쪽 손의 맥을 위주로 해서 의사는 왼손 세 손가락으로 진맥한다. 그러나 이때도 환자의 다른쪽 손의 맥도 동시에 진찰하여 참고한다. 맥진법을 놓고볼 때 티베트 의학에서는 상각(上角)과 하각(下角)을 나누지 않고 한 손가락으로 동시에 오장과 육부를 진맥한다. 또 환자의 왼손 티엔부(甘部)로는 비장과 위를 진찰하고 오른손 티엔부로는 간장과 담낭을 진찰할 수 있다고 본다. 티베트 전통의학과 한의학이 환자의 좌우, 총, 티엔, 치아의 3개 부위를 진맥하여 장부를 짚어내는 차이를 보면 <표 1>과 같다.

6) 정상인의 맥상

정상인의 맥상을 평맥이라고 하는데 평맥에는 세 가지가 있어 양맥(陽脈), 음맥(陰脈), 중성맥(中性脈)이라 한다. 양맥은 일반적으로 남성에게서 볼 수 있으며 그 맥상은 조장(粗壯)하고 완만하고 어떤 때는 여성에게도 볼 수 있다. 음맥의 맥상은 가늘고 빠르며 여성에게서 많이 볼 수 있지만 간혹 남성한테서도 볼 수 있다. 중성맥은 맥상이 길고 광활(光滑)하며 부드럽고 늦지도 빠르지도 않다. 남녀 모두에게서 볼 수 있다고 한다.

7) 병적인 상태의 맥상

사람이 병에 걸리면 맥상이 비정상으로 나타난다고 본다. 티베트 의학에서 말하는 병맥(病脈)의 종류는 매우 많은데 대략 부(浮), 완(浣), 홍(洪), 세(細), 대(大), 소(小), 활(滑), 만(滿), 실(實), 공(空), 수(數), 장(長), 단(短), 완(緩), 긴(緊), 약(弱), 조(粗), 경(硬), 유(柔), 촉(促) 등 20여 종이 있다. 여자가 임신하였을 때는 그 맥상이 독특하지만 정상적인 맥상으로 본다. 다음과 같이 각기 다른 병증(病症)에는 서로 다른 병맥이 있다고 본다.

- 농병: 일반적으로 부맥(浮脈)을 나타내며 조대(粗大)하고 공허한 경우도 있다.
- 츠빠병: 가늘고 긴장된 맥상을 나타낸다.
- 페이껀병: 완만하고 약한 맥상을 나타낸다.

만약 두 가지 이상의 병이 함께 생겨난 경우에는 맥상이 복잡해진다. 두 가지 복합맥이 생겨날 수도 있고 전혀 다른 맥상이 생겨날 수도 있다. 예를 들면 농과 열이 함께 생긴 병의 경우에는 공(空)하고 빠른 맥상이 생겨나며, 페이껀과 츠빠가 함께 병이 생긴 경우에는 느리지만 긴장된 맥상이 생기며 농과 페이껀의 합병 경우에는 빠른 맥상이 나타난다.

- 혈액병(血液病)의 맥: 활리(滑利)하고 높다.
- 황수병(黃水病)의 맥: 삽(澁)하고 떨린다.

- 충병(蟲病)의 맥: 평평하고 압력이 있으며 양쪽에서 고동친다.
- 마풍병(麻風病): 삽(澁)하고 어떤 때는 좀 떨린다.
- 소열병(騷熱病): 거칠고 실(實)하며 어떤 때는 미끄러지는 느낌이 있다.
- 확산상열증(擴散傷熱症): 가늘고 딱딱하다.
- 온열병(瘟熱病): 가늘고 빠르다.
- 급성통동(急性痛疼): 짧고 빠르며 깃대가 잔잔한 바람에 휘날리는 것 같다.
- 중독(中毒): 가늘고 빠르지만 어떤 때는 기칠고 강약이 일치하지 않는다.
- 고기중독: 가늘고 빠르며 평평하다.
- 미성숙열(未成熟熱): 가늘고 빠르며 바람에 날려 움직이는 것 같다.
- 증성열(增盛熱): 홍대(洪大)하고 단단하다.
- 진구열(陳舊熱): 가늘고 단단하다.
- 공허열(空虛熱): 공허하고 급하다.
- 은성열(隱性熱): 얕지만 절박하다.
- 창양발열(瘡瘍發熱): 조장(組壯)하고 빠르며 실(實)하다.
- 소화불량: 크고 실(實)하며 오래 가면서 가라앉는다.
- 수종병(水腫病): 가늘고 무겁게 짚어진다.
- 외상병(外傷病): 병이 생긴 조직쪽에 맥상이 나타나지 않는다.

8) 맥상과 오행 및 계절의 관계

목, 화, 토, 금, 수의 오행설은 이 다섯 가지 오행이 서로 의존하고 제약하는 관계를 말한다. 중국에서 생겨난 이 오행설은 일찍이 진(秦)나라 때 제창되어 의학에서도 그 이론적 근거로 널리 응용되기 시작하였다. 티베트 전통의학에서도 진맥을 할 때 이 오행설을 이용해서 맥상을 해석한다. 이 밖에도 오행설에 근거하여 티베트 의학에서는 맥상과 사계절 그리고 천문(天文) 등을 함께 연계시켜본다.

오행설을 놓고 볼 때 목, 화, 토, 금, 수의 다섯 가지 요소 사이에는 한 의학의 상생상극(相生相剋)에 상응하는 모자(母子) 관계가 있으며 또 서로 도와주는 것과 반대되는 적(敵)의 상극관계가 있다고 본다. 그 상세한 내용은 다음 그림과 같다.

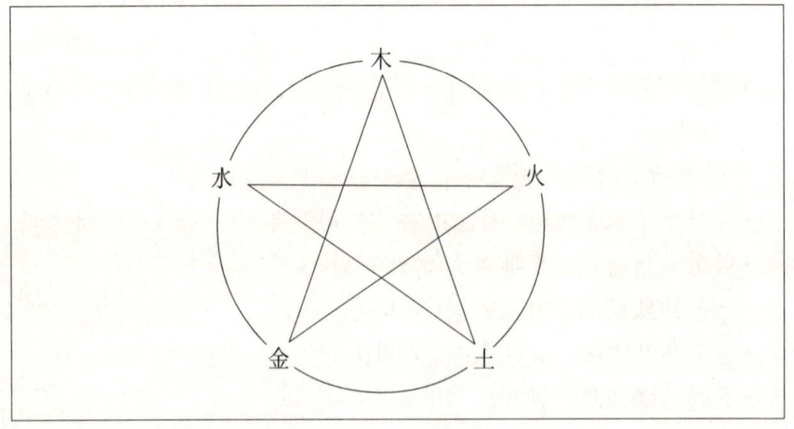

이 그림 중 끊기지 않는 실선의 화살표 방향으로 상생관계가 있고 반대방향으로 상승작용을 가진다. 끊어진 허선의 화살 방향은 상극이고 반대방향은 적대관계이다. 티베트 의학에서는 오행에 따른 이러한 모자적우(母子敵友) 관계 즉 상생상극, 상승, 상회(相悔)의 관계를 이론적 근거로 하여 맥상을 해석하고 인체 내의 장부간 관계에 영향을 끼치는 내용을 설명한다. 티베트 의학에서는 장부 가운데 간(肝)을 목(木)에, 심(心)은 화(火)에, 비(脾)는 토(土)에, 폐(肺)는 금(金)에, 그리고 신(腎)은 수(水)에 귀속시킨다.

그리고 육부(六腑) 가운데 간(肝)과 담(膽), 심(心)과 장(腸), 비(脾)와 위(胃), 폐(肺)와 대장(大腸), 위(胃)와 방광은 서로 배합하기 때문에 오행으로 나누어 배속시킨다. 그래서 맥진 결과 오행의 상호관계로써 질병의 길흉(吉凶)과 예후를 판단한다. 예를 들면 봄은 오행 중 목(木)에 속하고 간(肝)이 이에 속하기 때문에 간맥이 나타나야 정상적인 상태이다. 따라서 간맥이 나타나야 한다. 오행설에 따르면 목(木)은 수(水)를 모(母)로 하며 신맥(腎脈)과 서로 연계된다. 만약 이때 신의 맥상이 부드럽고 완만하게 나타나면 정상적인 맥상이다. 목(木)은 토(土)를 벗으로 하며 토(土)와 비위(脾胃)는 서로 연관된다. 만약 이때 비위(脾胃)의 기능이 왕성하다는 것을 나타내면 비토(脾土)의 기능이 왕성하므로 간목(肝木)이 좋은 것으로 나타난다. 이것은 목(木)의 정상적인 생장이 비토(脾土)의 벗이 되기 때문이다. 이런 것은 모두 정상적인 것이다. 만약 폐맥(肺脈)이 왕성하게 나타나면 폐는 금(金)에 속하고 금과 목이 상극하기 때문에 봄에 폐맥이 왕성하면 좋은 징조가 아니다.

맥상과 계절의 관계는 자연계의 생물이 생장하는 상호관계와 그 현상에 근거한 것으로, 이런 관계는 다음과 같다.

- 봄: 대지에 봄이 오고 초목이 싹트기 시작한다. 이는 오장 중 간(肝)과 상응하며 담(膽)과도 상응하므로 맥상은 강하며 그 형상은 하늘 위로 날아다니는 새들의 울음소리와 같아야 한다. 봄은 모두 3개월이며 이 중 72일간이 봄에 속하고 18일간은 비토(脾土)에 속한다. 이 밖에 간맥은 눈과 서로 연계되어 있다. 하늘의 별 중 성수(星宿), 익수(翼宿), 각수(角宿)에 상응한다.

- 여름: 만물이 번창하고 빗물이 흡족하다. 이는 오장 중 심장(心臟)에 상응하며 육부 중 소장과 상응하므로 맥상이 왕성장조(旺盛壯粗)하며 그 형상은 하늘 위로 나는 두견새 소리와 같다. 여름은 모두 3개월인데 그 중 72일간은 여름에 속하고 18일간은 비토(脾土)에 속한다. 또 심맥(心脈)은 혀와 서로 관계가 있는데 심맥의 이상은 혀에서 나타나며 이는 하늘의 28수 중 씨수(氏宿), 심수(心宿), 기수(箕宿)와 상응한다.

- 가을: 대지 위의 만물이 열매를 맺고 익어간다. 이는 오장 중 폐, 육부 중 대장과 상응하며 폐맥(肺脈)은 짧고 빠르며 거칠어서 공중의 홍두조(紅頭鳥) 울음소리와 같다. 가을은 3개월인데 그 중 72일간은 가을에 속하고 18일간은 비토(脾土)에 속한다. 폐맥(肺脈)은 또 코와 서로 관계가 있어서 폐맥의 이상은 코에서 나타난다. 이는 하늘의 28수 중 우수(牛宿), 실수(室宿) 그리고 수수(數宿)와 상응한다.
- 겨울: 대지는 살을 에일 듯한 추운 바람 속에서 얼어붙는다. 이는 오장 중 콩팥과 서로 관계를 가지며 육부 중 방광과도 연계된다. 맥상은 박동이 느리고 완만하며 부드럽고 그 형상은 공중을 나는 흰 요초(腰草)새의 울음소리와 같다. 겨울은 모두 3개월인데 그 중 72일간은 겨울에 속하고 18일간은 비토(脾土)에 속한다. 이상은 귀 혹은 청각에서 나타난다. 이는 28수 중 묘수(昴宿), 자수(觜宿) 그리고 귀수(鬼宿)와 상응한다

9) 기타 맥상

티베트 의학에서는 맥상에 이상이 나타나면 질병이 나빠진다고 예측한다. 예를 들면 튼튼한 사람이 급성병을 앓을 때 맥상은 왕성해야 한다. 만약 반대로 가늘고 약하며 무력한 맥상이 나타나면 그 예후가 불길하다고 예측한다. 마찬가지로 장기간의 소모성 만성병 환자의 맥상이 왕성하고 크게 뜨면 이 또한 불길한 맥상이라고 본다. 같은 이치로 병증과는 반대되는 맥상이 나타나면 좋지 않다고 본다. 예컨대 한성병(寒性病)을 앓을 때 열병의 맥이 나타나거나 열성병(熱性病)을 앓을 때 한성병의 맥이 나타나고 중, 감, 흡의 세 부위의 맥이 온전하지 못하거나 위험한 병증에 상응하지 않는 맥상이 나타나면 모두 예후가 좋지 않다고 본다. 이 밖에도 티베트 의학에서는 예로부터 남편에게 병이 있으면 아내의 맥을 짚어보고, 아버지가 병들면 자식의 맥을 짚어본다는 옛날 중국의 한의학

에서 말하는 태소맥(太素脈)과 비슷한 진맥법도 있으나 오늘날에 와서
는 거의 활용하지 않는다.

4. 색진과 시험진단법

색진(色診)이란 주로 환자의 안색을 관찰하여 병을 진단하는 것으로
그 내용은 매우 광범위하다. 예를 들면 독이 있는 고기는 그 색깔이 붉
고 용량이 늘어나며 불에 태울 때 불꽃 빛깔이 좀 다르다. 또 색진은 환
자의 피부와 눈도 관찰한다. 예를 들면 몸 안에 지방이 적으면 피부색이
푸르고, 만약 체내에 피가 적으면 피부가 거칠고 안색이 희며, 황담병(黃
膽病)을 앓는 환자의 피부와 눈의 흰자위는 모두 황색이다.

티베트 의학에서는 츠빠는 외관으로 나타나는 안색과 밀접한 관계가
있다고 본다. 그 중 변색츠빠는 색소를 변화시켜 인체의 혈액과 담즙,
그리고 소변과 대변의 변화는 물론 일정한 안색을 만들며, 명색츠빠는
피부의 윤기를 보존하고 선명한 안색이 되도록 하며 얼굴빛이 붉고 부
드럽게 만드는 기초가 된다고 본다. 인체 본래의 정상적인 안색이 갑자
기 변화를 일으키면 예후가 좋지 않다고 보며 이런 것은 매우 중요한 진
단상의 정보가 된다.

그러나 사람의 안색은 각 개인의 유형과도 일정한 관계가 있다. 체질
이 눙형(隆型)인 사람의 피부색은 일반적으로 미황색(微黃色)에 가깝고
체질이 페이건형(培根型)에 속하는 사람의 피부색은 흰색에 가깝다. 이
런 것은 모두 병적인 상태가 아니지만 자세히 관찰해야 한다.

망진(望診) 중에는 혀를 반드시 관찰한다. 이것은 중국의 한의학과 비
슷하다. 그러나 한의학보다는 세밀하지 못하다. 관찰하는 내용은 혀의
성질[舌質]과 설태를 포함하는데, 눙병의 경우에는 혀가 마르고 거칠며
혀 주변에 많은 작은 돌기가 있다. 츠빠병에는 혀가 두껍고 누런 설태가

나타나며 환자 스스로 쓴맛이 나는 것을 자각할 수 있다. 페이껀병에는 혀가 회색을 나타내며 습하고 부드럽다. 만약 설색이 검게 변하면 좋지 않은 징조이다. 또 대변도 육안으로 관찰하는데, 예를 들면 츠빠병이 혈병(血病)으로 변하면 흔히 대변이 자흑색(紫黑色)이 되며, 소화불량이나 페이껀병으로 바뀐 경우에는 대변 색깔이 회백색을 띤다. 결국 망진은 매우 중요한 진단방법이다.

그러나 티베트 의학에서 특기할 만한 진단법을 또 한 가지 든다면 다른 의학체계에서는 거의 볼 수 없는 시험진단법(試驗診斷法)이다. 이 방법은 의심되는 질병에 약을 쓴 후 그 반응으로써 질병의 여부를 판단하는 것이다. 예를 들면 농병을 앓는다고 의심될 때는 빈골탕(髕骨湯) 같은 약으로 치료할 수 있는데, 만약 그 질병이 이런 약으로 치유된다면 농병임에 틀림없다. 츠빠병을 앓고 있다고 의심될 때는 고정탕(苦丁湯) 같은 약으로 치료해볼 수 있다. 페이껀병을 앓는다고 의심될 때는 광명염(光明鹽), 가자(訶子), 생강(生薑)의 삼미탕(三味湯)을 써보고 진단할 수 있다.

급성위장병이나 충적병(蟲積病)이 있다고 의심될 때는 오미사향환(五味麝香丸)을 써볼 수 있다. 혈병(血病) 혹은 다른 통증이 의심될 때는 사미토목향(四味土木香)을 써볼 수 있고, 중독병이 있다고 의심될 때는 이십오미홍화환(二十五味紅花丸)을 써볼 수 있다.

이와 같이 진단이 명확하지 못할 때는 이처럼 시험적인 치료방법을 써서 만약 반응이 있다면 그만큼 진단을 분명히 할 수 있다. 물론 이러한 시험진단법의 이용은 조심해서 써야 한다. 급성병에 이런 방법을 쓰는 것은 적절하지 못하다.

Ⅳ. 티베트 전통의학의 치료법

다른 전통의학과 마찬가지로 티베트 의학 또한 다양하고도 풍부한 치료법을 쓴다. 그 치료법을 쓰는 방법에 따라 적어보면 다음과 같다.

1. 약물요법

티베트 의학의 약물요법은 매우 풍부하다. 티베트 전통의학의 이론에 따르면 사람의 몸은 3요소 즉 농[隆], 츠빠[赤巴], 페이껀[培根]으로 구성되며 이 3자간에는 정상적인 상태에서는 협조와 균형상태를 유지한다. 그래서 질병은 이 3자간에 협조관계를 잃게 되면 생겨난다고 보는 것인데, 약물치료의 목적은 바로 이런 잘못된 부조화 상태를 바로잡아 다시 정상적인 협조상태로 회복시키는 데 있다. 이 밖에도 질병의 성질에 따라 병의 유형을 한열(寒熱)의 두 가지로 크게 나누고 약물도 한열 두 가지 유형의 약물로 나누어 쓴다.

　일반적으로 말한다면 티베트 의학에서 쓰는 약물의 가지 수는 많지 않다. 원칙적으로 숫적으로도 적고 정(精)한 것만을 쓰도록 하며 급성병의 경우에는 더욱 그러하다. 일반적으로 대부분의 질병은 성질이 반대되는 약물로 치료한다. 예를 들면 열성병(熱性病)은 목등(木藤), 홍화(紅花) 같은 약물로 치료하고 한성병(寒性病)은 건강(乾薑), 소미랄(小米辣) 같은 약물을 써서 치료한다. 농병을 앓으면 육두구(肉豆蔻), 아위(阿魏)를 쓰고 츠빠병을 앓으면 장아채(獐牙菜)를 쓰고 페이껀병에 걸렸으면 원유자(芫荽子)나 황원두견(黃苑杜鵑) 같은 약을 쓴다. 온병(溫病) 같은 전염병에는 익수초(翼首草), 각회향(角茴香)을 쓰고 여병(癘病) 같은 전염병에는 독활(獨活), 야적작(野赤芍) 등을 쓴다.

오장육부의 병증 치료에도 기본약물이 있다. 심병(心病)을 치료하는데는 침향(沈香)이나 광산조(廣酸棗)를 많이 쓰고, 폐병에는 석회화(石灰華), 백단향(白檀香) 등을 쓰며, 간병에는 홍화(紅花), 토분고(兎糞膏) 같은 것을 쓰고 비병(脾病)에는 소두구(小豆蔻), 초과(草果) 등을 쓰고, 위병에는 석류자(石榴子), 아위(阿魏) 등을 쓰고, 신병(腎病)에는 빈절(檳節), 원백엽(圓柏葉)을 쓰고, 방광병에는 백뇌사(白磠砂), 방해갑(螃蟹甲)을 쓴다. 중독증에는 가자(訶子), 감초(甘草), 인삼 등을 쓰고, 부종병(浮腫病)에는 황련(黃連), 광명염(光明鹽)을 쓰고, 부인병에는 상실(橡實)을 많이 쓰고 어린이 병에는 홍화(紅華), 감초, 우황을 많이 쓰고, 외증창양(外症瘡瘍)에는 간탕근(茛蕩根) 등을 많이 쓴다.

이처럼 약을 쓰는 것만 보아도 티베트 의학에서 쓰이는 약의 종류나 약미(藥味)가 적다는 것을 알 수 있다. 그러나 세월이 지남에 따라 쓰는 약의 가지 수가 점차 늘어나고 있고, 특히 환약은 흔히 십미 이상이며 심지어 수십미(數十味)의 약물로 늘어나고 있다. 예를 들면 뇌혈관 질병을 치료하는 진미칠십미환(珍味七十味丸)은 그 좋은 예이다.

약물도 이른바 약인자(藥引子)를 많이 쓴다. 이 약인자란 사용하는 약재가 병이 든 부위에 제대로 도달하도록 인도하는 역할을 한다. 예컨대 단순성 열병환자의 경우에는 다른 합병증이 없다면 약인자도 백당(白糖)을 쓰고 홍당(紅糖)으로 한성병을 치료하며 꿀을 약인자로 삼아 페이껀병(培根病)이나 황수병(黃水病)을 치료한다.

약인자 외에도 복약법을 엄격히 지켜서 치료효과를 높이도록 힘쓴다. 예를 들면 한성병의 경우에는 뜨거운 물로 환약을 먹게 하고 열성병의 경우에는 반대로 끓인 물을 식혀서 먹게 하며 한열이 겸한 혼합형 병증에는 미지근한 물로 먹게 한다. 농병은 동물의 뼈를 달인 물로 먹게 하는 것이 좋고 츠빠병은 장아약탕(獐牙藥湯)으로, 페이껀병은 원유자(芫荽子)를 끓인 물로 먹게 하는 것이 좋다.

또 복약하는 시간에 대해서도 신경을 쓰는데, 특히 음식을 먹는 시간과 어울리도록 해서 좋은 치료효과를 거두도록 한다. 만약 병의 증상이 상승하는 단계에서 사기(邪氣)가 왕성한 경우에는 마땅히 해가 뜨는 새벽녘과 해가 질 때 먹도록 하는 것이 가장 좋다고 본다. 하설농(下泄隆)의 병증을 치료하려면 복약하는 시간을 대낮의 공복일 때를 택하여 먹게 한다.

등화농(等火隆)의 병증을 치료하려면 점심을 먹을 때 약물을 함께 복용시킨 후 계속 먹도록 하면 제일 좋다. 편행농(遍行隆)의 병증을 치료하려면 점심을 먹은 후 저녁을 먹기 전에 복용시켜야 치료효과를 거둘 수 있다고 본다. 유명농(維命隆)의 병증을 치료하려면 식사 때에 약과 음식을 함께 먹도록 하여 치료한다. 상행농(上行隆)의 병증을 치료할 때는 공복시에 복용시키고 일정한 시간이 지난 후 음식을 먹게 하는데, 이때 음식과 약을 섞어 먹지 못하게 하여야 한다. 만약 가래가 끓고 기침이 나며 숨을 가쁘게 몰아쉬는 병증을 치료하려면 약을 나눠서 자주 먹도록 해야 하며 음식을 먹는 데는 특별한 제한이 없다.

식욕부진을 치료하려면 약과 음식을 혼합해 먹도록 하면 효과를 볼 수 있다. 구역질이 심할 때는 약물을 두 번으로 나누어 음식을 먹기 전과 먹은 후에 복용하도록 한다. 목이나 머리의 병증을 치료할 때는 잠자리에 들기 전이나 혹은 저녁 식사 전에 약을 복용시켜야 치료효과가 크다고 본다.

이 밖에도 약물치료에서는 한 가지 이상의 병증이 겹친 경우에는 특히 약물복용에 주의해야 한다. 이때는 주된 병증과 부차적인 병증을 가려내야 하는데, 예를 들면 각종 병증을 앓고 있을 때는 먼저 비위(脾胃)를 조리하여 영양상태를 개선해야 한다. 이것은 비위가 저항력의 근본이기 때문이다. 심장, 대장, 명맥(命脈)의 세 가지 병을 앓는 경우에는 우선 농의 협조를 향상시키는 것을 위주로 삼아야 하고 위, 비, 신(腎)의 3자에 병증이 있을 때는 페이껀의 협조를 향상시키는 것을 위주로 삼아야 하며 폐, 간, 담의 3자에 병증이 있을 때는 우선 체내의 열을 다스리는 데 힘써야 한다.

티베트 전통의학의 약물치료에는 일종의 반치법(反治法)도 있다. 앞에서 언급한 질병의 성질과 반대되는 약물로 치료하는 경우, 예를 들면 한성병에 온열약(溫熱藥)을 쓰고 열성병에 한랭약(寒凉藥)을 써서 치료하는 것을 정치법(正治法)이라 하는데, 이런 정치법이 효과가 없을 때는 이따금 반치법을 쓴다. 즉 한성병에 열약(熱藥)을 써서 효과가 없으면 찬 한랭성 약물을 쓰고 서늘한 곳으로 옮겨서 병증을 치료하지만 대체로 이런 방법은 잘 쓰지 않는다고 한다.

2. 기계치료(器械治療)

티베트 전통의학은 역사상 매우 발달된 외과술 및 외과치료법을 이용해왔다. 『사부의전』에 따르면 먼 옛날부터 외과기구로 질병을 수술·치료하는 내용이 기재되어 있다. 「논설의전(論說醫典)」 제22장에는 질병치료와 관련한 의료기구가 상세히 기록되어 있는데, 그 가운데 중요한 것은 다섯 가지이다.

즉 환자의 동통(疼痛)을 검사하는 데 쓰는 기구, 각종 수술겸자(手術鉗子), 방혈(放血)하는 데 쓰는 기계, 신체 내부를 천자(穿刺)하는 데 쓰는 기구 등이 있다. 관련 의서들을 훑어보면 당시의 이런 외과기구는 매

우 정교하고 다양해서 그 당시에 이미 여러 가지 수술도 가능하였을 것
으로 짐작된다.

또 어떤 기계는 매우 복잡한 구조를 가지고 있었다. 티베트 전통의학
과 관련한 여러 가지 역사자료를 훑어보면 먼 옛날에도 이미 뼈과 관련
한 복잡한 수술을 할 수 있었음을 충분히 짐작할 수 있다. 또 안과나 이
비인후과처럼 정밀하고도 세심한 수술도 할 수 있었다.

그러나 세월이 흐름에 따라 이런 발달된 외과술은 오히려 퇴보해서
복잡하고도 세심한 수술법은 거의 사라져버렸다. 티베트 전통의학에서
는 이런 고대의 외과수술법을 온화한 수술, 비교적 강렬한 수술 그리고
매우 강렬한 수술로 나누었다. 이 가운데 매우 강렬한 수술법에는 절제,
절단은 물론 뽑아내는 발제 등 비교적 파괴적인 수술법을 많이 썼다. 비
교적 강렬한 수술법은 방혈(放血)과 쑥뜸, 불뜸 그리고 천자(穿刺) 같은

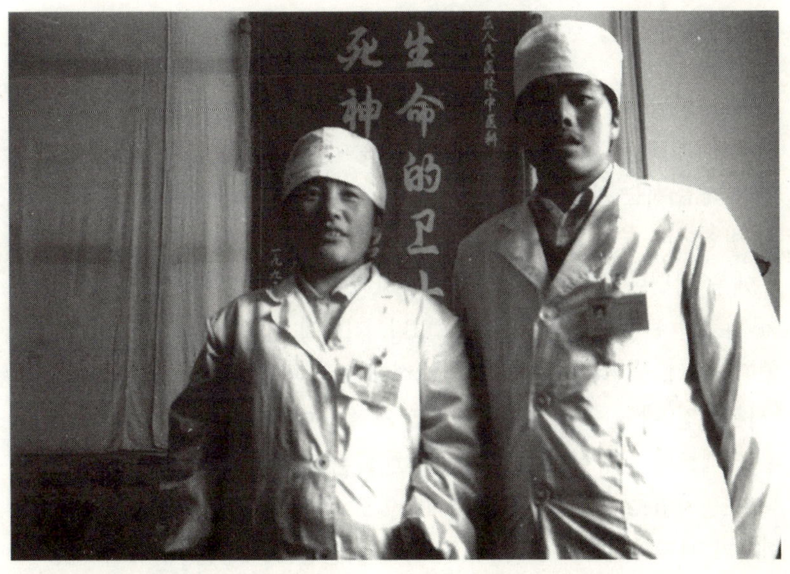

티베트에 있는 병원 의사의 모습.

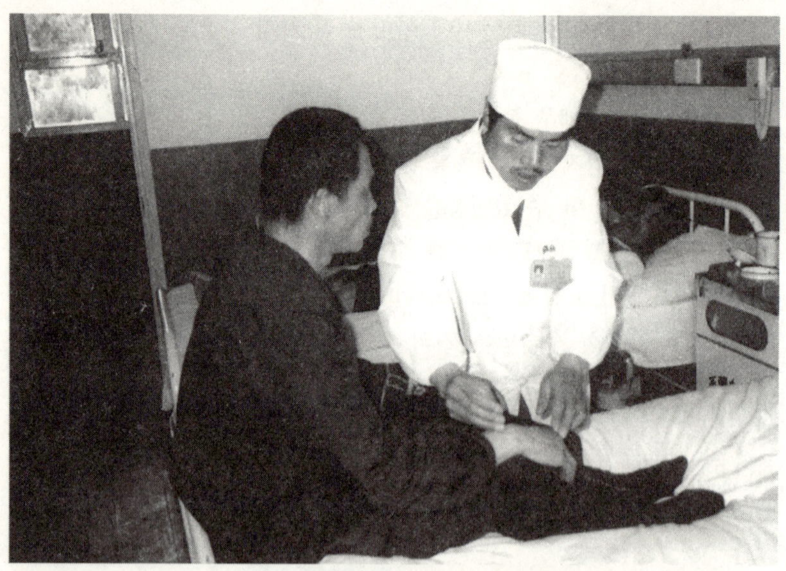

티베트 의사의 진료 모습.

것이 포함되고, 온화한 수술법에는 엄부법(奄敷法)과 약물훈증법(藥物薰蒸法) 그리고 도찰요법(塗擦療法) 등이 포함된다. 이 가운데 절제나 할치(割治)하는 매우 강렬한 수술법은 이미 사라져 쓰이지 않고 있고 단지 방혈이나 쑥뜸 같은 외치법(外治法)만 남아 있다.

매우 강렬한 수술법이 쓰이지 않게 된 원인을 찾아보면 사회적 변화와 밀접한 관계가 있음을 알 수 있다. 기록에 따르면 투르판 왕조 때 츠쏭떠짼[赤松德贊]이 통치하던 시절에는 외과수술법이 크게 발전하여 『사부의전』에도 수술과 관련한 별도의 설명이 있었다. 적송덕찬 통치 이후 티베트의 국왕이던 모니잔샌[牟尼贊善]의 어머니가 병에 걸려 의사를 초빙하였는데 이 의사가 외과수술로 할치(割治)를 하다 불행하게도 환자가 사망하였다고 한다. 그 결과 모니찬선은 왕명을 내려 더 이상 외과수술을 하지 못하게 하였다고 전한다.

외과수술이 폐지된 또 다른 이유로는 종교에도 있었다고 본다. 불교는 일찍부터 티베트에 전파되어 투르판 왕조 때 일시적으로 탄압을 받기는 하였지만 그 후 장전불교(藏傳佛敎) 즉 라마교로서 다시 크게 융성하였다. 불교의 교리는 살생을 금한다. 비록 외과수술의 목적은 살생이 아니라 반대로 병을 고쳐 사람을 구하는 것이지만 사람의 몸을 째고 갈라 피를 내는 치료법은 살생을 금하는 불교교리에 안 맞는 탓에 점차 사라지게 되었던 것이다. 중국 한의학에서도 사회적 여건이나 당시의 종교가 외과수술의 발전에 부정적인 영향을 끼친 바와 같이 티베트에서도 그러한 사정은 비슷하였을 것으로 짐작된다. 오늘날 남아 있는 외치법으로는 방혈이나 사혈요법 그리고 일부의 치료법뿐이다.

3. 사혈요법

사혈요법은 티베트 전통의학이 오늘날에 이르기까지 여전히 보존하고 있은 매우 독특한 외치법이자 수술요법이다. 비록 흔히 응용하지는 않지만 올바로 선택한 적응증에 사혈요법을 쓰면 치료효과가 뚜렷하다고 본다. 사혈요법은 반드시 적응증을 올바로 선택하고 사혈하는 시간, 부위, 수술하는 과정 그리고 사혈량 등을 엄격히 관리해야 한다. 티베트 전통의학에서는 각종 열성 병증에 사혈요법을 쓸 수 있다고 본다.

다시 말하면 환자의 체질이 비교적 튼튼하고 병이 열성인 경우, 예컨대 온병(溫病), 확산상열(擴散傷熱), 단독(丹毒), 황수병(黃水病), 마풍병(麻風病) 등에 쓸 수 있다고 한다. 그러나 부종, 위화(胃火)가 부족한 소화불량, 농병과 페이껀병 같은 한성 질병, 임신한 여자, 허약한 체질, 어린이 그리고 70세가 넘은 노인들에게는 사혈요법을 쓰지 않는다.

사혈하는 시기도 엄격하게 제한하는데, 각기 다른 증상이나 병증에 따라 대략 초기, 중기, 후기의 세 시기로 나누어 실시한다. 열성병의 경우에는 초기에 열이 난 후에 곧 사혈한다. 또 어떤 병은 그 병의 중기쯤에 몸이 마비되고 무거운 감각을 느끼게 될 때 좋지 않는 피를 사혈함으로써 열이 확산되어 억제하기 어려운 상태를 사전에 예방한다.

혈병(血病)과 츠빠병의 경우에는 병혈(病血)이 이미 맥도(脈道)에까지 들어가 음식이 소화되지 않고 남은 열이 맥도에 확산될 때 사혈치료를 한다. 사혈할 때 유출되는 피가 황색이고 묽거나 포말과 점액이 있으면 좋지 않은 병든 피이다. 만약 방출된 피의 색깔이 선홍색이고 진하면 병혈이 아니기 때문에 계속 사혈하지 말아야 한다.

사혈을 얼마나 하면 적절한가 하는 문제는 질병 상태와 환자의 일반 증상에 근거하여 결정한다. 일반적으로 환자의 체질이 튼튼하면 좀더 많이 사혈할 수 있다. 사혈할 때 병혈이 모두 흘러나오고 좋은 피가 보이면 사혈을 중단해야 하며 지나치게 사혈하지 말아야 한다. 이런 사혈과정은 고맥(鼓脈), 진력(進力), 찰혈(察血), 장악출혈량(掌幄出血量) 등을 참고로 실시한다. 여기서 고맥이란 피가 나오는 것을 왕성하게 하는 것인데, 이는 사혈하기 3일 전에 삼과탕(三果湯: 유가자[由訶子], 모아자[毛訶子], 여감자[余甘子]로 되어 있음) 같은 약을 먹여서 병혈과 좋은 피를 갈라놓는다. 또 사혈하기 전에 몸을 덥혀 혈류를 왕성하게 하고 끈으로 사혈할 부위 윗쪽을 동여맨다. 사혈을 할 때 바늘을 꽂는 부위는 한정되어 있어 위험한 부위나 명맥(命脈) 같은 곳은 피한다.

사혈요법에는 결점도 있다. 제대로 골라서 사혈을 하면 병의 치료에 도움이 되지만 제대로 하지 않으면 문제점도 생긴다. 나쁜 피가 다 사혈되지 않으면 비류(痞瘤)가 생기고 너무 많이 사혈하면 한비(寒痞), 부종, 수종(水腫) 등의 후유증을 일으킨다. 심한 경우 생명을 잃을 수도 있다.

4. 뜸요법

티베트 전통의학에서는 오래전부터 뜸요법을 이용해왔다. 오늘날 돈황석굴(敦煌石窟)에서 나온 각종 문헌 가운데『장의구법(藏醫灸法)』을 보면 이미 7세기경에 티베트에서는 뜸요법을 이용하여 여러 가지 질병을 치료하였음을 알 수 있다. 당시에는 각종 열성병이나 심지어 츠빠병과 온역병(瘟疫病) 같은 것도 뜸으로 치료하였다.

또 뜸을 뜰 때는 주로 쑥을 쓰는데, 일반적으로 가을철에 길일을 택하여 쑥잎을 뜯어 말린 다음 막대기로 두드려 부순 후 비벼서 덩어리로 만든다. 덩어리의 크기는 뜸을 뜨는 부위에 따라 차이가 난다.

일반적으로 아래가 넓고 위가 뾰쪽한 모양을 만들면 불을 붙이기가 쉽다. 사지의 관절 부위에 뜸을 뜨려면 크기가 엄지손가락 정도면 되고 머리나 팔다리에 뜸을 뜨려면 작은 손가락 굵기면 된다. 만약 인체의 일반적인 혈위(穴位)에 쓰려면 양(羊)의 배설물 정도로 크게 하면 된다. 어린이에게는 콩알만큼 작게 만들어 쓰며, 이 밖에도 실 모양으로 만들어 쓰는 경우도 있다. 뜸은 일반적으로 열성병에는 쓰지 않고 한성병 특히 위화쇠미(胃火衰微), 소화불량, 부종, 수종, 비괴(痞塊), 머리와 사지의 황수병(黃水病), 허열병(虛熱病), 신경착란, 전간(癲癇), 건망증 그리고 열성병의 회복기에 쓴다. 페이껀병이 농병으로 전화되어 생긴 한성병에는 대체로 뜸요법을 쓰기가 좋으며 치료효과도 비교적 좋고 특히 황수병과 맥병(脈病)에 치료효과가 크다.

뜸을 뜰 때는 일반적으로 정해진 혈위가 있다. 이 혈위는 두 가지로 나눌 수 있는데, 이는 중국의 한의학에서 말하는 '아시혈(阿是穴)'과 비슷하다. 먼저 환자가 스스로 호소하는 아픈 곳이 바로 뜸을 뜨는 혈위이다. 또 다른 방법은 전신에 분포되어 있는 고정혈(固定穴)인데, 등에 있는 혈위가 비교적 많이 쓰인다. 혈(穴)을 취하는 근거는 척추의 순서에 따른다. 이때 제1추(椎)는 경배부(頸背部)의 제일 아랫쪽 돌기로부터 계산한다.

- 농혈(隆穴): 제1추에 있다. 정신착란, 치매, 소화불량 등을 치료하는 데 쓰며 모든 풍증에 치료효과가 있어 특히 노인환자들에게 많이

쓰인다.

- 츠빠혈(赤巴穴): 제2추에 있다. 한성 츠빠병 같은 병증에 쓰인다.
- 페이건혈(培根穴): 제3추에 있다. 폐와 심장 그리고 두부 병증인 코가 막히거나 입이 마르고 혀가 건조한 병증에 쓰인다.
- 모폐혈(母肺血): 제4추와 5추에 있다. 흉통(胸痛), 식욕부진, 오래된 진구열(陳舊熱), 각혈, 오심구토(惡心嘔吐) 등의 병증에 쓰인다.
- 명맥혈(命脈穴): 제6추에 있다. 심신불안, 건망증, 번조(煩躁) 등에 쓰인다.
- 심혈(心穴): 제7추에 있다. 건망증과 두중(頭重) 그리고 농병 등을 치료한다.
- 격혈(膈穴)과 간혈(肝穴): 제8추와 9추에 있다. 구토, 횡경막 통증, 간의 통증 등을 치료한다.
- 담혈(膽穴): 제10추에 있다. 주로 황달, 소화불량, 위화쇠미(胃火衰微) 등의 병증을 치료한다.
- 비혈(脾穴): 제11추에 있다. 배가 차서 발달한 위장병과 몸이 무겁고 지나치게 잠이 오는 기면병(嗜眠病) 등에 쓰인다.
- 위혈(胃穴): 제12추에 있다. 오래된 설사, 위화쇠미, 위중비괴(胃中痞塊) 등에 쓰인다.
- 정부혈(精府穴): 제13추에 있다. 주로 유정(遺精), 대장과 소장의 팽창, 변비 등의 병증에 쓰인다.
- 신혈(腎穴): 제14추에 있다. 요산배통(腰酸背痛), 한성유정(寒性遺精), 심한 설사 등의 병증에 쓰인다.
- 장부총혈(臟腑總穴): 제15추에 있다. 여자의 불임증, 풍한요통(風寒腰痛) 등 배꼽 아래 병증을 모두 치료한다.
- 대장혈(大腸穴)과 소장혈(小腸穴): 제16추와 17추에 있다. 설사, 요도의 통증, 소변불통 같은 병증에 쓰인다.
- 방광혈(膀胱穴): 제18추에 있다. 무릎이 차고 소변실금이나 여자의

산후복통 등의 병증에 쓰인다.

- 정혈(精穴): 제19추에 있다. 유정(遺精)과 하지연약 등의 병증에 쓰인다.
- 하설풍문혈(下泄風門穴): 제20추에 있다. 주로 변비나 설사 등의 병증을 치료한다.

이상으로 등에 있는 배부혈위(背部穴位)를 설명하였는데, 이 밖에도 머리, 흉복부, 사지에도 적지 않은 혈위가 있다. 예컨대 목, 배꼽 한가운데, 배꼽의 양측 그리고 배꼽 아래는 흔히 쓰이는 혈위이고 사지의 대퇴 외측, 좌우 어깨의 견두부(肩頭部), 회음부(會陰部) 등은 흔히 뜸을 뜨는 혈위이다. 이런 것들은 국소의 통증을 치료하는 것 외에도 어지럽거나 혼수상태를 예방하며 풍광(瘋狂) 같은 것에도 쓰인다.

뜸을 뜰 때는 쑥을 혈위에 정확히 올려놓고 불을 붙인 다음 환자를 가만히 눕힌다. 마음대로 움직이지 못하도록 한 상태에서 뜨고자 하는 장수(壯數)를 다 끝낼 때까지 계속한다. 여기서 한 번 뜸을 떠서 환자가 뜨거운 느낌을 느끼고 너무 심하면 옮겨야 하는데 이것이 하나의 장(壯)이다. 병의 상태에 따라 장수에도 차이가 있는데, 구체적으로는 다음과 같다.

- 자법(煮法): 누력(瘰歷), 비괴(痞塊), 옹절(癰癤) 등 오래된 만성병증에는 20장 이상의 뜸을 뜬다.
- 소법(燒法): 심풍병(心風病), 황수병(黃水病) 등에 쓰며 일반적으로 15장쯤 뜬다.
- 고법(考法): 농병, 충증(蟲症), 대소변불통자에 쓰는데 일반적으로 5~7장을 뜬다.
- 의법(擬法): 쓰는 쑥덩어리는 대략 콩알 정도이고 어린이에게 많이 쓰며 한 번만 뜸을 뜬다.

이 밖에도 산후나 설사 등의 병증에는 모두 세 번에 걸쳐 뜸을 뜨며 지나치면 위험하다. 뜸을 뜬 후에는 환자가 잠시 안정을 취하도록 한 후에 활동시킨다. 가장 좋은 것은 저녁에 뜸을 뜨는 것인데, 이때 물을 너무 마시게 하면 뜸에 영향을 주어 좋지 않다. 또 식사 후에 바로 뜸을 떠도 좋지 않다. 뜸요법은 비록 간단하고 쉽지만 잘 쓰면 위화(胃火)를 증강시키고 병 때문에 생긴 황수(黃水)를 마르게 하며 체력을 증강시켜 좋은 효과를 거두는 경우가 많다고 한다.

5. 최토법(催吐法)

이 방법은 일정한 약물을 복용시켜 구토를 일으키게 하는 치료법이다. 이 치료법에도 적응증과 금기증이 있다. 적응증은 소화불량으로 음식이 정체되고 위 속에 덩어리가 생기고 독이 되는 것을 잘못 먹거나 뱃속의 기생충이 입에까지 올라왔다가 뱃속으로 다시 들어간 경우, 그리고 위 속의 각종 페이껀은 모두 이 최토법으로 비교적 좋은 효과를 볼 수 있다.

이와 달리 최토법은 몸이 너무 허약하거나 나이가 많은 환자, 그리고 임산부나 어린이에게는 쓰지 않는다. 독물을 잘못 먹은 경우에도 시간이 지나면서 독물이 위 속에 남아 있지 않으므로 쓰지 말아야 한다. 최토법을 쓰기 전에는 사전준비가 필요한데 일반적으로 온몸을 기름으로 바른다. 열증인 경우에는 수유(酥油)를 쓰고 한증에는 식물류를 쓴다. 그러나 복부에는 적게 바르거나 바르지 말아야 한다. 이때 환자는 잠시 안정을 취하도록 한다.

티베트 전통의학의 최토법으로는 주방(主方)과 가감법(加減法)이 있다. 주방은 난엽탁오(卵葉橐吾), 자삼(刺參), 대극(大戟)의 세 가지 약과 창포, 광명염(光明鹽) 등을 배합해 달여 탕제로 만들어 쓴다. 또 다음과 같이 주방에 가감을 하는 경우도 있다.

- 소화불량자에게는 건강(乾薑)을 더한다.
- 농증을 겸한 자에게는 바라자(婆羅子)를 더한다.
- 츠빠증을 겸한 자에게는 자사자(茲絲子)를 더한다.
- 비괴(痞塊)가 있으면 철선련(鐵線蓮)을 더한다.
- 중독증이 있으면 천오(川烏)를 더한다.
- 체내에 고름이나 나쁜 피가 있으면 백화극두(白花棘豆)를 더한다.
- 폐에 병증이 있으면 감초를 더한다.

최토법을 쓸 때는 새벽에 탕약을 마시게 한 후 입을 벌린 채 똑바로 앉아 말을 하지 못하게 한다. 이때 몸을 차게 해서는 좋지 않다. 메스꺼운 느낌이 있어도 참도록 한 후 고개를 숙여 토하게 한다. 또 어지럽거나 무릎이 떨리는 느낌이 있으면 토한 내용물을 관찰해야 한다. 만약 메스껍기만 하고 토하지 못하면 닭털 같은 것으로 목을 간지럽히거나 목안에 손가락을 넣으면 곧 토한다. 토한 내용물이 대체로 물과 같으면 좋고 점액이 많으면 좀 나쁘다. 토한 것이 2리터 가량 되면 완전히 토하였다고 볼 수 있다. 1리터면 효과가 괜찮은 것이고 만약 0.5리터면 효과가 안 좋은 것이다.

최토법은 일종의 강렬하고 공격적인 치료법으로서 때로는 좋지 않은 반응도 나타나므로 주의를 기울여야 한다. 예컨대 너무 많이 토하여 담즙까지 나오면 석류자(石榴子), 웅담, 홍화(紅花) 같은 것으로 만든 약을 먹여야 한다. 만약 토한 내용물 속에 피가 섞여 나오면 웅담, 완두화(豌豆花), 대황, 백당(白糖)을 가루내어 먹여야 한다. 토한 다음에는 누운 자세로 쉬게 해야 하며 또 맑은 물로 입을 가시고 집안을 소독시키는 것이 좋다. 그리고 광명염을 탄 물을 마시게 하여 약기운을 없앨 수도 있다. 토한 다음에 속이 가볍고 입안의 냄새가 향기로우면 효과가 분명하다고 본다.

6. 차도외부법(搽塗外敷法)

차도외부법은 태베트 전통의학에서만 볼 수 있는 매우 특이한 치료법이다. 이는 인체의 피부에 약을 발라 몸 안의 병을 치료하는 방법으로서 대체로 간단하고 쉽기 때문에 민간에서 흔히 쓰이고 있다. 차도외부법은 몸을 보양하는 기능이 있다고 보며 그 적응증도 적지 않다. 피부가 거칠어지고 출혈로 인해 정혈(精血)이 부족하거나 체력이 허약하고 노인들처럼 몸이 노쇠하고 시력이 감퇴하는 경우에 이 방법을 쓴다.

이 요법에도 써서는 안되는 금기증은 있는데, 소화불량, 피부병, 대퇴강직(大腿僵直), 진보약(珍寶藥)을 먹고 중독된 경우, 그리고 위기쇠미(胃氣衰微), 수종(水腫) 같은 병에는 이 요법을 쓰지 않는다. 억지로 쓰면 부작용이 생기기 쉽다. 차도외부법은 흔히 안마와 함께 쓰는데 먼저 다도한 후 안마나 피부마찰을 한다. 사용하는 차약(搽藥)은 유지류(油脂類)이고 그 다음에는 고약을 쓴다.

1) 유지류(油脂類)의 도법(塗法)

유지류에는 다음과 같은 것들이 있다.

① 들소의 젖기름: 흔히 심풍병(心風病)과 홍색반진(紅色斑疹)을 치료하는 데 쓰인다. 손발 그리고 제6, 7추(椎)에 바르고 가볍게 안마한다.

② 식물유(植物油): 농병(隆病)으로 인한 불면증에 쓰인다.

③ 노새 혹은 야생 노새의 기름: 황수병(黃水病)이나 피부가 가려운 병증을 치료하는 데 쓰인다.

④ 사슴기름: 이나 서캐 등의 해충에 물려서 피부가 가려운 경우에 쓰인다.

⑤ 개기름: 개에게 물린 상처를 치료하는 데 쓰인다.

⑥ 돼지기름과 유황가루: 우피선(牛皮癬)을 치료하는 데 쓰인다.

⑦ 식물유에 건강(乾薑) 가루를 섞은 것: 근육과 뼈의 통증을 포함하여 풍(風)에 맞아 생긴 통증치료에 쓰인다.

⑧ 백수유(白酥油)에 사향을 섞은 것: 열병으로 불면증이 있거나 밤낮으로 잘 수 없는 경우에 쓰인다.

2) 연고차도법(軟膏搽塗法)

① 피부가 가려운 병증과 탈모증: 오래된 수유(酥油)에 용마루의 그을린 연기 재, 천목향(川木香), 아대황(亞大黃), 청염(青鹽), 주국(酒麯) 같은 것을 가루내어 섞어 바른다.

② 우피선(牛皮癬): 돼지기름을 밀봉한 후 불에 태워 재로 만든 후 뱀껍질을 섞는다.

③ 중독되어 사지가 부어오르는 경우: 물에 수백지(水柏枝)와 가자(訶子)를 섞은 후 가루내어 쓴다.

이상의 것은 비교적 흔히 쓰는 차도약이다. 차도법은 건강에 도움을 주고 귀와 눈을 밝게 하는 효과도 있다고 해서 민간에서 흔히 쓰인다.

3) 엄부법(奄敷法)

이는 외부법(外敷法)이라고도 하며 퍽 오래전부터 쓰여왔다. 『사부의전』을 보면 예로부터 티베트 의학에서는 냉부법(冷敷法)과 열부법(熱敷法)을 써왔는데, 그 적응증으로는 페이건형(培根型)과 농형(隆型)의 소화불량, 내장의 통증, 황수병(黃水病), 혈병(血病) 등이 있고 금기증으로는 부종, 황달, 양모역(羊毛疫), 마풍(痳風), 두진(痘疹) 같은 병증이 있다.

① 냉부법(冷敷法): 확산상열(擴散傷熱)과 파동열(波動熱) 그리고 열
  이 나서 생기는 통증에는 한밤중에 물을 소나 양의 위에 넣고 냉부
  한다. 온병(溫病) 때문에 생기는 발열이나, 진구열(陳舊熱)과 파동
  열(波動熱)에 의해 온몸에 열사(熱邪)가 퍼진 경우 한밤중에 물을
  길어서 몸에 부어 냉부한다. 츠빼(赤巴)와 열성병(熱性病)의 경우
  에는 산골 시냇가에 있는 찬 돌이나 낡은 보습 같은 철편으로 냉부
  한다. 코피가 멎지 않고 계속 나는 경우에는 한밤중에 찬물이나 연
  못 바닥의 진흙으로 앞이마를 냉부한다. 열이 나서 이가 아플 때는
  연못 바닥에 있는 진흙으로 아픈 곳을 냉부한다.
② 열부법(熱敷法): 풍한(風寒)에 의한 통증에 많이 쓰인다. 소화불량
  에는 소금을 뜨겁게 볶은 다음 천으로 싸서 위장 부위에 열부한다.
  예리한 것에 찔려 생긴 상처와 어혈(瘀血)에는 굵은 자갈을 뜨겁게
  달궈 상처에 열부한다. 콩팥이 차서 일어난 소변불통에는 술지게미
  를 뜨겁게 한 후 천으로 싸서 열부한다. 소화불량으로 위장에 한성
  비류(寒性痞瘤)가 있는 경우에는 비둘기 똥을 뜨겁게 볶은 후 천으
  로 싸서 열부한다. 허열(虛熱)과 바람을 맞아 생긴 통증에는 오래된
  동물의 뼈를 갈아서 술에 넣고 열부한다.

7. 약욕법(藥浴法)

약을 달인 물로 목욕시키는 이 요법은 매우 특이한 치료법이다. 약욕
법의 적응증에는 사지강직이나 경련을 일으킨 경우, 절름거리고 걷거나
절종(癤腫), 부인병, 그리고 황수(黃水)가 기육(肌肉)과 관절에 모인 경
우나 관절염으로 인한 강직 등을 포함한다. 약욕법도 그 한계가 있는데
온열증(溫熱症), 파동열(波動熱), 부종, 몸이 허약한 노인 그리고 식사를
제대로 못하는 사람에게는 약욕을 시키지 않는 것이 좋다. 또 눈병, 흉

복부와 고환(睾丸)의 병증에도 약욕은 좋지 않다.

약욕법에서 가장 흔히 쓰는 것은 물로 하는 목욕이다. 여기에는 온천욕과 약수욕(藥水浴)이 있다. 온천물 속에는 여러 가지 광물질이 들어 있어 각종 병증 치료에 이롭다. 풍습(風濕)에 의한 기육과 관절의 통증, 악성 종기 때문에 생긴 통증, 관절의 강직, 허리가 구부러진 경우나 몸이 몹시 아픈 경우에도 치료효과가 있다. 만약 온천을 이용할 수 없을 경우에는 약을 넣고 다려서 약수로 약욕한다.

흔히 쓰는 약욕수(藥浴水)는 오미감로탕(五味甘露湯)이라 하는데 다섯 가지 약초로 되어 있다. 즉 원백엽(圓柏葉), 황화두견엽(黃花杜鵑葉), 수백지(水柏枝), 마황(麻黃), 총생아국(叢生亞菊) 같은 약초를 큰 가마솥에 넣고 물을 부어 끓이다가 물이 절반쯤 남게 되면 약재를 꺼내고 다시 물을 가득 채워 또 절반쯤 남으면 약재를 꺼내고 세번째로 물을 가득 채운 다음 물이 3할 정도쯤 남을 때까지 끓인다. 이렇게 세 번에 걸쳐 얻어낸 약물로 약욕시킨다.

약욕은 1~3주간을 한 치료과정으로 삼는데 이것은 병증에 따라 조절할 수 있다. 목욕물의 온도는 너무 뜨겁지도 차지도 않아야 한다. 목욕 중에 물의 온도가 떨어지면 적당히 가열하여 기분 좋은 상태로 만든다. 이때 약욕의 효과를 강화하기 위해서는 며칠에 한번씩 새로 끓인 약물을 더 넣어 치료효과를 보강해야 한다.

또 환자의 병증과 증세에 따라 약물에 다른 약을 넣어 치료효과를 보강할 수도 있다. 예컨대 혈성(血盛)으로 어지러운 환자는 백단향(白檀香), 자단향(紫檀香), 유황을 가루내어 목욕물에 더 넣을 수 있다. 바람과 추위의 풍사(風邪)를 받아 생긴 소화불량에는 한수석(寒水石), 건강(乾薑) 같은 것을 가루내어 약물에 더 넣을 수 있는데 병증에 따라 결정된다.

이 밖에 증기약욕이라는 것이 있다. 위에서 설명한 약물을 목욕통에 넣고 작은 나무의자를 놓고서 천을 덮고 환자가 통 속에 앉거나 의자에 앉도록 한다. 또 박욕법(縛浴法)이라는 것이 있다. 이것은 약물을 천으로 만든 작은 주머니 속에 넣고 잘 싼 후 환부에 동여매는 것인데 약욕법과 같은 효과가 있다. 그러나 이 방법은 환부가 비교적 제한된 경우에 적용된다. 전신 질환에는 약수욕을 하는 것이 좋다. 박욕법은 청열(淸熱)과 거한(祛寒)의 두 가지 목적을 위해 쓰는데, 청열에 쓰이는 약은 참깨 기름에 잡곡가루를 섞어 쓰거나 각종 식물의 향기 있는 신선한 꽃을 섞어도 된다. 거한 약으로는 동물의 분(糞), 예컨대 쥐똥이나 비둘기똥을 많이 쓰며 술로 동물의 뼈를 우려서 쓰기도 한다.

8. 식사요법과 일반적인 양생법

티베트 전통의학 체계에는 매우 중요한 또 한 가지 치료법이 있는데 그것이 바로 식사요법이다. 이 요법은 아마도 당나라 때부터 본격화한 중국의 한의학이 티베트에 소개되면서 그 영향을 받아 크게 발전한 것으로 보인다. 예컨대 종기에 걸리면 우선 음식을 조절하는 식사요법으로 치료하고 일상생활과 몸조리에 주의하는 가운데 이런 음식요법이 실패한 후에야 다른 치료법을 쓴다고 한다. 티베트 전통의학에서는 음식과 건강 그리고 질병의 관계를 매우 중요시하고 있다. 전통적인 관념에 따르면 음식물은 대체로 곡물, 지방, 육류, 푸른 채소와 액체 음식물 등으로 나누어진다. 곡물은 쌀, 좁쌀, 메밀, 보리 등으로, 이런 음식물은 인체의 정액(精液)을 증가시킨다고 본다. 곡물은 또 본성이 감미(甘味)이고 소화하기 쉽다고 여겨진다.

이를테면 쌀은 경성(輕性)에 속하는데 체내의 농, 츠빠와 페이껀을 감소시키고 정액을 증가시키며 기육에 큰 도움을 준다고 한다. 골절 때는 흔히 좁쌀을 먹이는데, 좁쌀은 몸 안에 생긴 염증에 치료 효과가 있다고 본다. 콩의 본성은 경(輕)하고 감(甘), 양(凉)하며 설사를 치료하고 체내의 혈과 츠빼 그리고 지방을 증가시킨다. 콩은 가루로 만들어 먹을 수도 있다. 참깨는 성질이 한(寒)하며 체내의 정액을 증가시키고 농병을 치료한다.

기름류는 그 본성이 중(重)하고 냉(冷)하며 감미(甘味)를 가진다. 보양작용이 있으며 몸이 허약한 사람, 부녀자 그리고 노인들에게 특히 좋다. 수유(酥油)는 그 성(性)이 차고 사람의 기색을 좋게 하며 정력이 충만하게 도와준다. 그러나 오래된 수유는 건망증을 일으키고 체력을 약화시킨다. 아마도 티베트 전통의학에서 지방식품을 중요시하는 것은 티베트족의 생활습관과 높고 추운 지세 같은 자연조건과도 관계가 있으리라 본다.

육류도 자주 권장하는 식품이다. 그 본성은 차갑고 경(輕)하며 조(粗)하다고 본다. 그러나 높은 고원지대에서 자란 동물의 고기는 그 본성이 온(溫)하고 중(重)하다. 일반적으로 고기는 페이껀발열증(培根發熱症)에 쓰며 위통(胃痛)과 배통(背痛) 치료에 효과가 있다고 본다. 죽은 동물의 고기는 독이 있어서 먹지 않는다.

푸른 채소의 경우 건조한 고장에서 자란 것은 그 본성이 따뜻하고 경(輕)하며 호숫가의 습한 곳에서 자란 것은 본성이 차갑고 중(重)하다. 따라서 건조한 곳에서 자란 채소는 콩팥의 병과 풍수병(風水病)을 치료하고 습한 곳에서 자란 채소는 발열성 질병을 치료한다.

액체식품 중 티베트 전통의학에서는 특히 동물의 젖과 물의 치료작용을 중요시한다. 소젖은 맛이 감(甘)하며 사람의 안색을 붉게 하고 피부가 빛나게 하며 그 본성은 차고 무거우며 페이껀을 생산할 수 있다. 젖소의 젖은 폐결핵을 치료할 수 있고 어지러운 현기증이나 해소, 기침, 구갈(口渴), 기아 그리고 소변이 자주 마려운 요빈증(尿頻症)에 모두 치료효과가 있다고 본다.

산양의 젖은 그 약성(藥性)이 경(輕)해서 호흡곤란, 열성질환, 출혈 등에 치료효과가 있다고 본다. 생젖의 본성은 차갑고 중(重)하며 방금 짜낸 젖에 감로(甘露)가 있으면 영양이 극히 좋지만 순수한 젖은 잘 소화되지 않는다.

또 물의 치료효과도 매우 중요시한다. 질병치료를 위해 쓰는 물은 빗물, 눈 녹은 물, 강물, 샘물, 우물물, 바닷물, 산림 속의 물 등인데 특히 빗물이 가장 좋다. 그것은 비가 내리는 과정에서 햇빛, 달빛, 바람과 접촉해서 생명력이 있으며 정신을 흥분시키고 경(輕)한 것이 감로와도 비슷하기 때문이다. 더욱이 막히지 않은 넓은 곳에서 깨끗한 용기로 받은 것이 치료용으로 가장 좋다. 혼탁한 빗물이나 이물질이 많이 섞이고 햇빛이나 달빛을 보지 못한 것은 쓰지 않는다. 차가운 물은 알콜중독, 혼미(昏迷), 오심(惡心) 그리고 어지러운 현기증을 치료할 수 있고, 끓여서 식히면 약성이 경(輕)하며 츠빠병(赤巴病)에 좋다.

또 알콜음료는 소화를 돕고 소화지화(消化之火)에 도움을 주며 그 약성은 감(甘), 산(酸), 신(辛)하고 불면증을 치료하며 지나친 다면증(多眠症)도 치료할 수 있다고 본다. 술은 적당히 마시면 여윈 사람의 건강에 좋으며 오래된 술은 농병과 페이껀병에도 유익하다. 그러나 너무 마시면 독약과 같다고 본다.

티베트 전통의학에서는 노인들의 영양관리를 특별히 중요시해서 반드시 보양법(補養法)을 써야 한다고 본다. 그 방법으로 한수석(寒水石), 황정(黃精), 천동(天冬), 수장삼(手掌參) 등을 가루낸 후 꿀, 홍당(紅糖), 수유(酥油)를 넣고 환약을 만들어 복용시킨다.

또 계절에 따라 일상생활을 조절하고 환경에 적응해서 몸조리를 잘해 건강을 유지하도록 강조한다. 날씨의 열(熱), 한(寒), 온(溫), 양(涼)에 따라 의복을 조절하고 추위를 피하며 제때에 음식을 조리하여 계절에 맞게 먹어야만 체력을 증진시키고 병에 대한 저항력도 높아진다고 본다. 겨울에는 산(酸), 감(甘), 함(咸), 미(味)의 음식물을 많이 먹고 참기름, 고깃국 등 기름기가 많은 음식을 먹는다.

봄에는 위화(胃火)가 겨울보다 왕성하지 못하고 소화력도 감소하기 때문에 쓰고 맵고 떫은 식품, 예컨대 묵은 보리나 말린 고기를 많이 먹어야 한다. 또 꿀을 먹고 콩가루로 몸을 발라주는 것도 좋다. 여름에는 경성(輕性), 감성(甘性) 및 양성(凉性) 음식물을 먹는 것이 좋다. 그러나 함(鹹), 날(辣), 산(酸) 등의 맛이 나는 식품은 먹지 말아야 한다. 장하(長夏) 즉 여름이 끝나는 계절에는 고원지방에서 우계(雨季)가 오래되고 위화(胃火)가 약해지기 때문에 감(甘), 산(酸), 함(鹹)의 3미를 먹고 건조한 지방에서 나는 곡식으로 만든 물을 마셔야 한다. 가을에는 달고 쓰고 떫은 맛이 나는 음식을 많이 먹어야 한다.

이렇게 음식은 계절에 따라 조절해서 먹어야 하고 식단을 자주 바꾸어야 하며 계절과 모순되는 음식물을 먹지 않도록 해야 한다. 이와 같은 여러 가지 음식물의 성질과 맛에 대해서는 『사부의전』에 자세히 기록되어 있다.

V. 티베트 전통의학에서 쓰이는 약물

1. 티베트 전통약물학의 이론과 역사

티베트 전통의학에서는 매우 특이한 약물들을 많이 쓴다. 티베트 사람들은 중앙아시아의 높은 고원지대에서 식품을 찾아헤매던 먼 옛날부터 여러 가지 약물의 의학적 효능을 점차 터득하기 시작하였다. 원시의학의 단계에서 들소가 아직도 사람들의 천적이던 시절에 티베트 사람들은 이미 "독이 있으면 약도 있다"라는 원리를 알게 되었다. 식품을 찾아헤매는 과정에서 독이 있는 약물을 써서 병을 고치게 되면서 점차 약물을 발견하기 시작하였다. 예컨대 술지게미나 뜨거운 수유가 출혈을 지연시키고 외상을 치료한다는 사실을 점차 터득하게 되었다.

최초의 의서라 할 수 있는 『의학대전』과 『무외의 무기(無畏的 武器)』는 이미 망일되어 알 수 없지만 이런 책 속에는 약물과 관련한 내용이 있었을 것으로 믿어진다. 오늘날 현존하는 가장 오래된 의서는 8세기 초에 등장한 『월왕약진(月王藥珍)』으로, 그 안에는 780종의 약물이 기록되어 있다.

그 중 식물성 약물이 절반 이상을 차지하여 440여 종에 달하고, 동물성 약물이 260여 종, 광물성 약물이 80여 종이나 된다. 이 책에 나오는 약물은 주로 질병과 관련하여 기술된 것이지만 오령지(五靈脂), 유황, 분제, 고제(膏劑), 탕제(湯劑) 등 각종 약제와 구체적 약물을 집중적으로 기술하고 있다. 그러나 종합적으로 볼 때 당시의 약물학은 아직도 초보적인 단계에 머물러 있었다.

같은 8세기 후반에 출판된 『사부의전』은 의학 이론의 기초를 닦은 의학경전인 동시에 약물학의 기반도 확고하게 닦아놓은 경전이다. 이 책에 수록된 약물명은 천 종이 넘는다. 이 책에는 많은 약물의 유래, 속성, 성장환경에 관한 것과 함께 433종의 처방이 실려 있으며, 약물도 매우 귀한 진귀보물약(珍貴寶物藥), 석류약(石類藥), 토류약(土類藥), 목류약(木類藥), 정화류약(精華類藥), 습생초약류(濕生草藥類), 한생초약류(旱生草藥類) 그리고 동물약 등으로 분류되어 있고, 각각의 질병에 사용하는 약물도 서술되어 있다.

또 이 책은 약물을 병을 치료하는 목적에 따라 17종으로 분류하고 있는데, 예컨대 열성병의 치료약, 츠빠병의 치료약, 혈병(血病)의 치료약, 온역병(瘟疫病)의 치료약, 해독약, 폐병약, 농병과 열성페이껀병의 치료약, 농병치료약, 한성페이껀병(寒性培根病) 치료약, 황수병(黃水病) 치료약, 설사 치료약, 최토약 등이 나온다.

더구나 오행설(五行說)을 적용하여 약물학과 관련한 일련의 이론도 제시하였다. 우선 모든 약물은 오행, 즉 토, 수, 화, 풍, 공에서 온다고 하였는데, 토(土)는 약물 성장의 기초가 되는 근본이고 수(水)는 약물성장에 필수적이며 습기를 조절한다. 화(火)는 약물성장에서 그 열(熱)에너지가 되고 풍(風)은 약물활동과 운행의 동력이며 공(空)은 약물성장과 발육에 필수적인 공간이라고 하였다.

그와 아울러 약물의 6미(六味)도 이 오행의 각기 다른 결합으로부터 온다고 보았다. 예컨대 토(土)와 수(水)가 결합하여 감미(甘味)가 생기고 화(火)와 토(土)가 결합하여 산미(酸味)가 나오며, 수(水)와 화(火)가 결합하여 함미(鹹味)가 생기고 수(水)와 풍(風)이 결합하여 고미(苦味)가 되며, 화(火)와 풍(風)이 결합하여 신미(辛味)가 생기고 토(土)와 풍(風)이 결합하여 삽미(澁味)가 생긴다고 하였다.

또 약물에는 8성(性), 즉 중(重), 윤(潤), 양(凉), 둔(鈍), 경(輕), 조(粗), 열(熱), 예(銳)가 있다고 한다. 중과 둔 양자는 농병과 츠빠병을 치료할 수 있고 경, 조, 열, 예의 약물은 페이껀병을 치료할 수 있으며 경, 조, 양의 약물은 농병을 유발할 수 있고 열, 예, 윤은 츠빠병을 유발할 수 있으며 중, 윤, 양, 둔의 네 가지 성질의 약물은 페이껀병을 유발할 수 있다고 한다.

6미와 8성 외의 약물에는 유(柔), 중(重), 열(熱), 윤(潤), 온(穩), 한(寒), 둔(鈍), 양(凉), 연(軟), 희(稀), 건(乾), 온(溫), 경(輕), 예(銳), 조(粗), 동(動), 조(燥) 등 17종의 효능이 있는데, 오행과 17종의 효능 사이에도 밀접한 관계가 있다고 한다. 즉 토성(土性)인 약물은 효능이 중, 온(穩), 둔, 유, 윤, 건하며 그 작용은 신체를 튼튼하게 하며 주로 농병을 치료한다고 본다.

수성(水性)인 약물의 효능은 희, 양, 중, 둔, 윤, 유하고 연하며 그 작용은 신체를 기름지게 하고 주로 츠빠병을 치료한다. 화성(火性)인 약물의 효능은 신, 예, 건, 조, 경, 윤하여 움직이며 열에너지를 생산할 수 있어 페이껀병을 치료할 수 있다고 본다. 풍성(風性)인 약물의 효능은 경, 동, 한, 조, 조, 건이고 그 작용은 신체를 튼튼하게 하고 정기를 통하게 하며 페이껀병과 츠빠병을 치료한다. 공성(空性)인 약물은 기타 네 가지 요소가 생산하는 약물로서 기타 병증을 치료할 수 있다고 본다.

티베트 전통의학은 『사부의전』에서 제시된 약물과 관련한 기본이론에 충실히 따랐다. 따라서 모든 약물에 대해 그 약성(藥性), 약미(藥味), 약효를 반드시 알아야 하였으며 그래야만 약물을 제대로 이용할 수 있었던 것이다. 예컨대 츠빠병은 열성질병이기 때문에 한, 양, 윤, 연한 약물로 치료해야만 한다.

질병에 대해서는 보통 한성(寒性)과 열성(熱性)의 두 가지로 나누기 때문에 가장 기본적인 약물학의 임무는 우선 약물의 한열(寒熱) 속성을 구분하고 서로 대항하는 성질을 이용하여 열성병에는 한량약(寒凉藥)을 쓰고 한량병(寒凉病)에는 온열약(溫熱藥)을 응용한다. 또 조증(燥症)에는 윤한 약을 쓰고 습병(濕病)에는 건(乾)한 약을 쓴다.

투르판 왕조가 무너진 후 티베트는 군웅할거의 혼란기가 잠시 계속되었는데, 이 시기에 아유르·베다 의학의 『의경팔지(醫經八支)』와 약간의 약물관계 서적도 들어왔다. 예컨대 이미 13세기 이전에 티베트에는 『감로정의팔지비결(甘露精義八支秘訣)』, 『약진팔지(藥診八支)』, 『감로팔부(甘露八部)』, 『초약대전(草藥大全)』 등이 등장하였다. 그러나 약물의 분류법은 대체로 『사부의전』과 큰 차이가 없었고 내용적으로 약간 보충되었을 뿐이다.

그 후 4세기간에 걸쳐 약물학에도 각기 다른 학파가 생겨났는데, 의학의 경우와 마찬가지로 남방학파(南方學派)는 청량성 약물을 잘 사용하였다. 이들은 약물의 형태와 특징, 생장환경에 대해 많은 관심을 쏟았고 약물의 형태과 관련한 괘도도 제작하였으며 약의 처방과 제조에 대해서도 많은 의견을 제시하였다.

이과 관련한 대표적 저서로는 『천만개사리(千萬個舍利)』, 『조선구술(祖先口述)』을 들 수 있다. 이런 책은 물론 전문서는 아니지만 약물과 관련한 독특한 견해를 제시하고 있다. 특히 『조선구술』은 오늘날에도 여전히 활용되고 있다.

북방학파(北方學派)는 온열성 약물을 잘 이용하였는데, 이는 이 고장의 높은 고원환경과도 관계가 있다. 이 학파도 꽤 많은 약물 괘도를 만들어냈다. 특히 훈띠·뚜쯔지메이[昏弟·都子吉美]가 그린 괘도는 후세에 와서도 높이 평가되고 있으며 의학괘도(醫學卦圖) 제작에도 활용되었다. 또 이들은 약물과 관련하여 『진보도감(珍寶圖鑑)』이나 『약방비요(藥方秘要)』 같은 책도 남겼다.

17세기 이후 티베트의 약물학은 부단한 경험을 통해 새로운 단계에 진입하였다. 이런 발전은 채색약물괘도(彩色藥物卦圖)의 완성에서도 볼 수 있다. 그 중 약물학과 관련한 내용은 매우 풍부하고 채색도 다양하며 아름답고 그 형상이 거의 진품에 가까워 어떤 것은 약물 감정의 근거로도 된다.

또 다른 방면의 발전을 든다면 19세기에 발표된 『정주본초(晶珠本草)』 같은 약물서를 꼽을 수 있다. 이 책은 티베트 약물학을 집대성한 것이라 볼 수 있는 것으로, 약물학 발전사에서 중요한 이정표가 되었다. 13류 2,294종의 약물을 싣고 있는 이 책은 약명의 통일, 오류의 시정, 품종 감별 등에 크게 공헌하였다. 특히 이론과 실제를 결합시키는 측면에서 6미, 8성, 17효 같은 이론적 문제를 개별적인 약물에 따라 구체화시킨 것은 주목할 만하다.

2. 약물의 분류

약물의 분류에 대한 연구는 자연히 약물학 체계의 발전을 가져왔다. 중국의 경우에 약물분류는 우선 인정되는 약물의 효능에 따라 이루어졌는데, 예컨대 상품약(上品藥)은 해독이 없는 보양약이고 하품약(下品藥)은 독성은 있으나 치료작용을 할 수 있는 것이었다. 그러다가 점차 약물의 자연적인 속성에 따른 분류가 이루어지면서 보다 세밀하게 표준화하였는데, 명나라 때 나온 이시진(李時珍)의 『본초강목(本草綱目)』에 의해 중국의 약물학은 매우 높은 수준에 이르게 되었다.

티베트의 약물학에서 쓰고 있는 약물분류는 매우 특이하다. 오늘날 현존하는 『월왕약진』을 보면 약물을 전문적으로 분류하지는 않았지만 이미 약물에 대한 기록이 나오고 어떤 부분에서는 약물의 약리작용도 나온다. 예컨대 설사제, 코에 쓰는 비약(鼻藥), 도제(導劑), 창약(瘡藥)

등에 대한 기록이 보이며 약물제제에 따라 이름이 붙여진 것도 있다. 즉 감로(甘露), 고제(膏劑), 분제(粉劑), 탕제(湯劑) 같은 이름에 따라 설명이 덧붙여져 있고, 또 어떤 것은 자연에서 얻어지는 약물에 따라 진보광석(珍寶廣石)이나 육류(肉類) 등으로 분류하였다. 약물과 관련한 이런 기록에서 알 수 있듯이 당시에는 약물분류과 관련한 통일된 표준이 없었고, 아직도 초보적인 단계에 머물러 약물에 대한 독립된 관념도 갖지 못하였다. 오직 실제적인 요구에 따라 각기 다른 병증과 연결시킨 개별적인 기록이 있었을 뿐이다.

약물분류학의 입장에서 볼 때 『사부의전』은 비록 티베트 의학의 이론적 기초를 닦은 의학경전임에는 틀림없지만 『월왕약진』과 별다른 차이가 없으며 기본적으로는 비슷한 유형에 속한다.

이 책 가운데 「논설의전(論說醫典)」 제21장에는 약물에 대한 분류가 약간 다뤄져 있지만 주로 효능별로 서술한 것이다. 그 중에는 열성병 치료약, 츠빠병 치료약, 혈병 치료약, 온역(瘟疫) 치료약, 해독약, 폐병 치료약 등 모두 16종의 약물이 있으며 이런 약물은 대체로 질병에 따라 분류한 것이다. 「후속의전(後續醫典)」의 제11장은 진보약물로서 식물약과 광물약 그리고 동물약이 들어 있으나 여전히 질병의 치료와 관련하여 기록되어 있다. 또 몇 개의 장에서는 제형(劑型)을 서술하였는데 탕제, 산제, 환제, 고제, 약유(藥油) 등에 대한 설명도 들어 있다.

그와 함께 일부에서는 치료방법에 따라 분류하였다. 예컨대 유지요법(油脂療法), 설사약, 최토약, 적비약(滴鼻藥) 등인데, 이것은 모두 치료하는 질병과 서로 연결되어 있어 엄격히 말해 진정한 약물분류의 수준에는 도달하지 못하였다. 즉 환자진료를 위한 임상의료의 필요에 따라 기록되어 있을 뿐인데, 결국 같은 시기에 이 두 책이 채택한 약물분류는 동일한 기초 위에서 비슷한 수준에 머물러 있었다고 할 수 있다.

『사부의전』 이후 오랜 기간에 걸쳐 약물의 분류는 크게 발전하지 못하였다. 오직 일부 책들이 일부 약물에 대해 전문적으로 다루었을 뿐이

다. 예컨대 식물성 약물을 전문적으로 기술한『초약대전(草藥大全)』은
『사부의전』에 나오는 식물성 약물을 정리하고 그 분포와 형태 등에 대
해 진일보한 기술을 하였지만 약물분류학 발전에 도움이 될 만한 기록
은 들어 있지 않다.

17세기 말에 상지지아추오[桑吉嘉措]가 쓴『사부의전람류리』는 비록
『사부의전』의 약물편을 확대하여 약물의 수를 천 종에서 천4백 종으로
늘려 수록하였지만 이 책 역시 약물에 대한 새로운 분류는 시도하지 않
았다. 상지지아추오는 또『정의팔지비결지금론(精義八支秘訣之金論)』
을 저술하였는데, 이 책은 약물을 전문적으로 다룬 것으로 약물분류학
발전에 크게 기여하였다.

약물분류학의 입장에서 볼 때 약물을 제대로 집대성한 책은『정주본초
(晶珠本草)』이다. 청나라 때 나온 이 책은 약물분류학상 가장 상세하고
체계적으로 서술된 약물서로서 오늘날까지 이용되고 있다. 이 책에는 모
두 2,294종의 약물이 수록되어 있다. 구체적인 분류를 보면 다음과 같다.

- 진보류(珍寶類) 166종
    상품진보약
    보통진보약
    불용성 진보약
    가용성 진보약
- 석류(石類) 594종
    가용성 석류
    비가용성 석류
- 토류(土類) 31종
    천연토
    포제토(炮制土)
- 액집정화류(液汁精華類) 150종
- 수류(樹類) 182종
    과실류, 수화류(樹花類), 수엽류(樹葉類), 수피류(樹皮類), 수지류(樹脂
    類)

- 습생초류(濕生草類) 142종
- 한생초류(旱生草類) 266종
  근류(根類), 과실류, 엽류, 엽경화과(葉莖花果), 화류(花類), 전초류(全草類)
- 염감류(鹽感類) 59종
- 동물류(動物類) 448종
  각류, 장류, 안류, 생식기류, 설류, 골수류, 치류, 뇌수류, 후두류, 지방류, 심류, 혈류, 폐류, 피류(皮類), 간류, 모류(毛類), 담류, 우류(羽類), 비류, 조제류(爪蹄類), 콩팥류, 위미류(胃糜類), 위류(胃類), 분류(糞類), 젖류, 곤충 등
- 작물류(作物類) 42종
- 수류(水類) 121종
  음료수, 약용수, 광천수
- 화류(花類) 11종
- 포제류(炮制類) 82종 등 총 2,294종

이상의 분류법에서 볼 수 있듯이 『정주본초』의 약물분류는 대체로 약물의 자연적인 속성을 근거로 하였다. 이 가운데 광물약이 약 36.9%, 동물약이 19.5%, 식물약이 34.1%를 차지하였다. 이것은 대략적인 수치로서 수제(水制)나 포화제(炮火制) 같은 약물은 들어가지 않았다. 다시 말해서 티베트에서는 광물약과 동물약이 전체 약물의 6할 가량을 차지해 식물성 약물이 비교적 적다는 것을 알 수 있다. 이런 약물의 차이는 중국의 『신농본초경(新農本草經)』이나 다른 본초서에서 주로 식물성 약물을 언급하면서 흔히 약물학을 본초학(本草學)이라 불러온 경우와는 매우 대조적이다.

그것은 물론 티베트의 자연조건이나 티베트족의 습관과도 밀접한 관계가 있다. 『정주본초』의 분류법은 비록 『본초강목』에 비견될 만한 것은 아니지만 티베트 전통의학에서는 『본초강목』과 똑같은 비중과 위치를 차지하고 있었음을 부인할 수 없을 것이다.

3. 약물의 제형(劑型)과 포제(炮制)

우리가 흔히 약을 먹을 때 약수나 환약으로 먹는 경우가 많은데 이것이 곧 제형이다. 약물은 적당한 형태로 인체에 주입시켜야만 그 효과를 발휘할 수 있으며 가장 적절한 제형으로 투약해야만 최대의 치료효과를 거둘 수 있다. 티베트 전통의학에서 사용하는 제형에는 탕제, 환제, 산제, 주제, 회제 등이 있다.

① 탕제(湯劑): 탕제는 각종 약물을 물에 넣고 달여서 만든 탕약이다. 『사부의전』에는 모두 54가지의 탕제 처방이 있다. 일반적으로 탕약을 만들 때는 질그릇 단지에 넣고 물이 원래 양의 3분의 1 정도로 남을 때까지 달여서 마신다. 열성병을 치료하는 경우에는 탕액을 식혀서 먹이고 한성병이라면 달인 다음 다시 뜨겁게 해서 먹인다. 한열이 섞인 병증이라면 따뜻하게 온복(溫服)시킨다.

② 산제(散劑): 산제는 내복용, 산약, 끓여서 만든 산약, 외용산약(外用散藥) 등으로 나누어지며, 그 제조는 처방 약제의 각기 다른 성질에 따라 서로 다른 방법으로 만든다. 그 중 한 가지는 모든 약제를 전부 한 그릇에 넣고 기계나 손으로 가루를 내서 만드는 방법이지만 많이 쓰이지는 않는다.

처방 가운데 귀한 약재, 예컨대 수은, 우황, 영양각(羚羊角), 웅담, 사향 등은 따로 가루를 낸 다음에 다른 성분과 함께 섞는다. 가장 많이 쓰이는 방법은 약을 매우 곱게 가루내어 단지에 넣고 건조시킨 다음 다시 갈아서 곱게 가루내거나 물을 넣고 갈아서 건조시킨다. 대개 성분이 다른 약재는 각각 따로 곱게 간 다음 다른 약가루와 섞어서 만든다. 흔히 쓰는 산제 처방은 대략 100여 종이다.

③ 환제(丸劑): 전통적으로 가장 많이 쓰이는 제형이다. 흔히 쓰는 환약에는 두 가지가 있는데, 한 가지는 수범환(水泛丸)이고 다른 한

가지는 수유환(酥油丸)이다. 수유환의 제조과정은 분쇄하여 섞은 다음 모형을 떠서 환을 만들고 건조시켜 포의(包衣)를 씌워 광을 낸다. 이때 분쇄하고 섞는 방법은 산제의 경우와 같다. 분쇄된 약가루는 물이나 부형제를 넣어 작은 알맹이로 만들고 약분이나 물을 가하고 체를 쳐서 알맹이가 고른 작은 환약을 만든다. 그런 다음 햇빛이나 그늘에 말리거나 불에 쬐어 말린다. 그러나 휘발성 방향성분이 들어 있을 때는 불에 쬐여 말리는 방법을 쓰지 않는다.

이 가운데 수유환(酥油丸)은 매우 특별한 환약으로, 이것은 기혈(氣血)을 보하고 근골을 튼튼하게 하며 양심안신(養心安身)하고 보혈익손(補血益損)을 목적으로 하는 환약이다. 그 제조방법은 일반 환약에 비해 좀 복잡한데, 여기에는 약유연제법(藥油煉劑法)과 연당법(煉糖法) 그리고 연밀법(煉密法)이 있다. 약유(藥油)는 중요한 약제이다. 가자(訶子) 30개, 모가자(毛訶子)와 여감자(余甘子) 각각 25개, 황정(黃精), 천동(天冬), 미과근(迷果芹), 히말라야산 자말리근(紫茉莉根), 수장삼(手掌蔘), 석류(石榴), 건강(乾薑), 후추, 한수석(寒水石), 홍이서토분고(紅耳鼠兎糞膏), 소두구(小豆蔻), 황초오(黃草烏), 총생아국(總生亞菊), 백자(柏子), 마황 같은 약재를 탕관 속에 넣고 달여서 즙을 만든 다음 잘 녹는 수유(酥油)와 소젖을 가하고 약한 불에 올려놓고 계속 휘저으면서 다시 수유를 넣고 수분을 증발시킨 후 따로 달인 홍당(紅糖)과 벌꿀을 같이 섞는다. 이런 약들을 고르게 섞어 엄지손가락 크기의 환약을 만들면 수유환(酥油丸)이 된다.

이 밖에도 티베트에는 연고와 경고(硬膏)가 있는데, 연고는 우리가 먹는 내복보양제(內服補藥劑)이고 경고는 지혈과 청폐화담(淸肺和痰), 소염(消炎), 복수(腹水) 등의 치료약이다. 또 약주제(藥酒劑)라는 것이 있는데, 먼저 벌꿀에 물을 붓고 달여 소두구(小豆蔻)와 효모를 가해 보온

발효시킨 다음 생강과 후춧가루를 넣는다. 이런 약주는 매일 밤 한 숟갈씩 복용시켜 월경 이상이나 뼈와 관절의 여러 가지 통증에 쓴다.

티베트 전통의학에서는 환약이나 산제는 흔히 쓰지만 탕약은 그다지 쓰지 않는다. 이것은 아마도 고산지대여서 물의 비등점이 낮아 끓였을 때 약의 성분이 전부 울궈나오기 어려운 사정과도 관계가 있었던 것 같다. 또 환약의 경우는 한번에 많은 양을 가지고 다닐 수 있어서 교통이 불편한 가운데 의사를 자주 찾아가 새로 처방을 받을 필요가 없다는 사정과도 관계가 있었을 것이다.

티베트에서는 약의 포제(炮制)도 중히 여긴다. 이 포제는 중국 한의학의 경우와는 좀 차이가 난다. 어느 의학체계에서든 약물의 포제는 좋지 않은 불순물을 제거하고 독성을 감소시켜 약효를 높이려는 목적을 지니고 있다.

또 티베트 의학에서는 약을 채집할 때 그 시기를 특히 중요시한다. 예컨대 전초류식물(全草類植物)은 대개 성장이 가장 왕성한 시기에 채집하고 근경류(根莖類)와 근류(根類)는 늦가을이나 이른 봄에, 그리고 피류(皮類) 약물은 이른 여름에 채취하며 화뢰(花蕾)나 꽃의 화협(花夾)은 다 자란 시기에, 과실과 종자류 약물은 완전히 성숙한 시기에 채취한다. 그렇게 채취한 약재는 곧 가공하여 쓸모없는 비약용 부분과 불순물, 흙 등을 제거한다.

티베트 의학에서 쓰는 약물의 조제는 특수한 것이 많다. 예컨대 쇠부스러기를 약으로 쓸 때는 이를 가자(訶子)나 수백지(水柏枝)의 액 속에 넣어 반복해서 끓이고 연속 세 번에 걸쳐 그 물을 바꾼 다음 사기병 안에 넣고 다시 아자 액을 넣어 3∼7일 동안 조용히 놔두면 쇠부스러기가 진흙같이 바뀌어 독성을 없앤다. 이 밖에도 한수석을 쓸 때는 열제, 냉제, 맹제(猛劑), 정제(精劑) 등 여러 가지 방법을 쓴다. 중국의 한의학에서 쓰지 않는 방법도 제법 많다.

4. 각종 약물과 기성 약들

티베트 전통의학에서 쓰이는 약물의 종류는 매우 많다. 『정주본초』에 기록된 것만 봐도 2천 종이 넘는다. 그러나 임상의료에서 실제로 상용하는 것은 2~3백 종에 불과하고 그 중 일부는 티베트에서만 자주 쓰는 약물도 있다. 이렇게 티베트에서 흔히 쓰는 약물을 훑어보면 다음과 같다.

가자(訶子)는 사군자과(使君子科) 식물의 성숙한 열매이다. 둥글고 길며 황갈색이고 맛이 쓰다. 후에 좀 단맛도 띤다. 아자의 과육(果肉)은 쓰고 성(性)은 온(穩)하다. 이 아자는 장이나 폐에 도움을 주고 기운을 보(補)해준다고 한다. 오래된 설사, 탈항(脫肛), 구해실음(久咳失音), 유정도한(遺精盜旱) 등에 쓴다. 이 아자는 여러 약품중 왕이라고 인정되며 가장 흔히 쓰이는 약물이다.

두번째는 소미랄(小米辣)이다. 일종의 가지과 식물의 성숙한 열매를 말린 것이다. 그 성미는 신(辛)하고 온(溫)하며 한성병에 많이 쓴다.

모가자(毛訶子)는 사군자과 식물의 성숙한 열매이다. 과육은 두껍고 크며 그 성이 평(平)하고 미는 삽(澁)하다. 익기양육(益氣養肉)하고 청열해독(淸熱解毒)해서 모든 약을 조화시킨다고 본다. 오노용담(烏奴龍膽)은 용담과 식물에 속하며 말린 상태의 풀이다. 가을 개화기에 채집하여 그늘에 말린다. 그 성미는 고한(苦寒)하여 청열해독(淸熱解毒)시켜 설사를 막고 목이 아픈 데 쓴다.

석류자(石榴子)는 석류과 식물에 속하며 말린 종자로 가을에 잘 익은 석류과(石榴果) 중에서 받아낸다. 그 성이 온(溫)하고 미(味)가 산(酸)하며 온중건위(溫中健胃)에 많이 쓰고 위한(胃寒)과 소화불량에도 쓴다.

진주(珍珠)는 진주조개 같은 것에서 얻는다. 깨끗이 씻어 말린 다음 찧어 부드럽게 가루를 낸다. 안신정경(安神定驚)하고 청열해독(淸熱解毒)한다고 본다. 신경계 질병, 어린이의 경기, 번조불안(煩燥不安) 등에 쓴다.

야우심(野牛心)도 쓴다. 들소의 심장을 말린 것이다. 성이 온하고 미가 삽해서 양심안신(養心安神)한다고 본다. 부정맥이나 배통(背痛) 그리고 농병(隆病) 때문에 생긴 불면증 등에 쓴다.

매의 배설물도 약으로 쓴다. 말리면 그 색깔이 회백색이나 회황색(灰黃色)이 되며, 샌 불에 구워 재로 만들어 쓴다. 그 성미는 신열(辛熱)하며 건위(健胃)나 산적(散積)의 효능이 있다고 본다. 위장기능 장애에 쓴다.

설련화(雪蓮花)는 국화과 식물로서 해발 4천 미터 이상의 고산지대에서 자라며 6~8월에 채집한다. 그 성이 온하고 미는 신(辛)해서 자궁을 따뜻하게 하고 장양보혈(壯陽補血)하며 월경불순이나 양위(陽萎) 같은 데 쓴다.

티베트 전통의학에서 쓰는 처방을 보면 일반적으로 주약(主藥)과 보조약 그리고 좌약(佐藥) 등을 서로 배합하여 복방(復方)을 쓰는 경우가 있으나, 대개 많이 쓰는 것은 환약과 산약 같은 기성 약들이고 탕약은 적게 쓰기 때문에 투약에서 복방의 내용중 일부를 수시로 가감조절하는 경우는 별로 없다. 따라서 처방을 하는 경우에도 복방의 내용을 자주 바꾸지는 않는다. 따라서 흔히 쓰는 약은 대개 기성 약들이다. 이런 기성 약에는 약칭이 있다. 처방을 할 때는 이런 약칭을 쓰는 경우가 많다.

- 3과(果): 가자(訶子), 오가자(毛訶子), 여감자(余甘子)를 가리키며 대삼과(大三果)라고도 한다.
- 3실(實): 망과핵(芒果核), 포도(葡萄), 대탁엽(大托葉)의 열매를 가리키며 소3과(小三果)라고도 한다.
- 3량(凉): 석고(石膏), 홍화(紅花), 정향(丁香)을 가리킨다.
- 3온(溫): 육두구(肉豆蔲), 익지인(益智仁), 초과(草果)를 가리킨다.
- 3신(辛): 화발(華撥), 후추, 건강을 기리킨다.
- 3염(鹽): 뇌사(磠砂), 광명염(光明鹽), 자뇌염(紫磠鹽)을 가리킨다.

▪ 4온(溫): 정향(丁香)에 3온을 더한 것이다.
▪ 5신(辛): 3신에 소미랄(小米辣), 철선련(鐵線蓮)을 더한 것이다.
▪ 5근(根): 황정(黃精), 천동(天冬), 미과근(迷果芹), 히말라야산 자말리근(紫茉莉根), 질려근(疾黎根)을 가리킨다.

티베트 전통의학에서 많이 쓰는 약물의 기성 약을 보면 이런 것이 40~50종이나 된다. 이런 기성 약에는 제형(劑型)이 탕약이나 산제, 환약이 다 있다. 그 중에서도 환약과 산제가 가장 많다. 탕약도 일부 이용된다. 흔히 쓰는 탕제를 보면 삼과탕(三果湯), 칠진탕(七珍湯), 삼미홍화탕(三味紅花湯), 삼미석류탕(三味石榴湯), 독미건강탕(獨味乾薑湯)이 있다. 그러나 탕약은 별로 많이 쓰지 않는다.

환약과 산제가 가장 많이 사용된다. 우선 이십오미진주환(二十五味珍珠丸)을 들 수 있다. 이 환약은 진주(珍珠), 단향(檀香), 녹향(鹿香), 우황, 서각(犀角), 가자(訶子), 목향(木香) 등 25종의 약물이 들어 있다. 안보개규(安補開竅)를 위한 상용약으로서 중풍, 반신불수, 신지혼란(神志昏亂) 등의 증상에 효과가 뚜렷하다. 오늘날에 와서는 칠십미진미환(七十味珍味丸)으로 발전되어 외국에도 많이 수출되고 있다.

십미가자산(十味訶子散)은 가자(訶子), 천초(茜草), 도두(刀豆), 홍화(紅花), 두구(豆蔻), 원백(圓柏) 등 십미를 가지고 있으며 청신열(淸腎熱)하는 이뇨약이다. 신염(腎炎), 요빈증(尿賓症), 혈뇨 등에 쓴다.

팔미석류청폐산(八味石榴淸肺散)은 석류, 두구(豆蔻), 감초(甘草), 건포도, 계피 등으로 만들어진다. 각혈을 멈추고 기침을 멎게 하는 효능이 있다고 본다.

구미우황환(九味牛黃丸)은 홍화(紅花), 목향(木香), 우황, 오령지고(五靈脂膏) 등으로 이루어진다. 청간열(淸肝熱)의 작용이 있고 흉부통증이나 오심(惡心) 같은 병증에 흔히 쓴다. 이런 기성 약은 아직도 티베트에서 널리 쓰이고 있다. 또 그 일부는 외국에서도 높이 평가된다.

VI. 티베트 전통의학과 만탕

'만카[曼卡]' 혹은 '만탕[曼唐]'이라는 말은 괘도를 뜻한다. 오늘날에도 티베트에서는 이런 괘도가 의학교육의 보조수단으로 의학지식을 전파하는 데 흔히 쓰이고 있다. 이런 의학괘도는 다른 어떤 의학체계에서는 볼 수 없는 진보(珍寶)이다. 이 괘도의 역사는 오래되었다. 그 내용 또한 풍부하다.

현재 볼 수 있는 이런 의학용 만탕은 80폭이고 한 폭은 몇 개 내지 몇백 개의 작은 그림으로 되어 있어서 모두 4천9백여 개의 작은 그림이 들어 있다. 이 괘도에는 티베트 의학의 내용이 모두 표시되어 있다.

1. 만탕 형성의 연혁

이 만탕은 우선 종교에서 먼저 시작되어 의학에 이용되기 시작하였다. 이 의학용 괘도는 여러 가지 풍경화나 절에서 종교의식을 할 때 쓰던 불교관계 괘도에서 기원하였다. 이 괘도에 쓰이는 재료는 엉성하게 짠 천이나 마(麻) 같은 직물이다. 우선 고무풀이나 백토 등의 원료를 발라 석회가 든 물 속에 넣고 반복해서 담근 다음 꺼내어 자연적으로 건조시킨다. 그후 매끄러운 조개나 기타 기구로 문질러서 반들거리게 만든 후 그 위에 그림을 그린다. 의학용 만탕은 다음과 같은 사항으로 나누어 그 역사를 고찰할 수 있다.

1) 사용한 천

오늘날 우리가 가지고 있는 이런 괘도의 재료는 모두 티베트에서 생산된 것은 아니다. 일반적으로 이런 재료는 대개 외국에서 수입한 것으로 2~3백 년 전에 생산된 직물이다. 만탕은 모두 값비싼 재료 위에 표구하였는데 어떤 것은 주단 같은 것도 있다. 그러나 어떤 것은 근대에 와서 표구된 것도 있다.

2) 그림 속에 나오는 인물들

이런 만탕의 경우에 대개 15폭까지 매폭의 상반부에 모두 종교와 의학과 관련한 역사적 인물이 그려져 있다. 경우에 따라서는 당시 통치자의 그림도 들어 있다. 이런 그림은 그 만탕의 제작연대를 감정하는 데 중요한 의미를 갖는 수가 있다. 예컨대 그림 속에 5세 따라이, 뤄상지에추오[洛桑嘉措]의 화상이 나오면 이 만탕은 5세 따라이가 재위한 시기, 즉 1617년에서 1682년 사이에 제작된 것이다. 이런 그림은 만탕의 제작년대를 감정하는 데 큰 도움이 된다.

3) 그림에 쓰인 도료

일반적으로 만탕은 모두 채색되어 있다. 이런 채색에 쓰인 물감은 대개 귀중한 재료이다. 예컨대 황금(黃金), 주사(朱砂), 은가루 등으로 되어 있어서 오랫동안 퇴색되지 않는다. 초기에 쓴 물감도 빛깔과 광택이 산뜻하고 아름답다. 이런 것도 중요한 참고자료이다.

4) 만탕의 설명문자(說明文字)

티베트 문자는 쏭잔깐뿌[松贊干布] 시기에 만들어졌으며, 1천여 년의 역사를 통해 그 어법(語法)이나 글자체, 서법(書法) 등이 변천되었다. 따라서 티베트문(文)에도 고체문(古體文)과 근대 백화문(白話文)이 있다. 고자체의 서법을 썼다면 그 만탕의 제작년대가 오래임을 의미하고 근대 자체로 쓴 것이면 비교적 근대에 만들어진 것임을 알 수 있다.

이 밖에도 설명문자 중에는 서명(書名)과 인명 등이 나온다. 만약 설명문 중 이 그림이 『사부의전람류리(四部醫典藍琉璃)』의 내용에 근거해서 그렸다고 기록되어 있다면 이는 이 만탕을 그린 연대가 『사부의전람류리』가 저술된 연대인 1688년보다 앞서지 않았음을 알 수 있다.

일찍이 티베트의 왕 츠떠쭈잔[赤德擔贊]이 통치하던 시기(705~755년)에 웨이뺀(衛本) 즉 지금의 신강(新疆)지방에서 의사 한 사람이 초빙되었는데, 그의 이름은 띠엔빠라하[占巴西拉哈]라고 하였다. 이 사람은 후에 왕으로부터 삐지[畢吉]라는 성을 받아 그 가문의 시조가 되었다. 그는 「시체도감(屍體圖鑑)」, 「활체측량(活體測量)」 등 인체해부과 관련한 그림을 만들었는데, 지금에 와서는 모두 유실되어 버렸다.

이런 역사로 미루어 보건대 티베트 전통의학에서는 일찍부터 그림을 만드는 전통이 있었음을 알 수 있다. 8세기 말에 나온 『사부의전』 중 「비결의전」 제85장을 봐도 인체 내부의 장기에 대한 그림과 측량방법이 비교적 상세하게 소개되어 있다. 따라서 이 시기에 이미 티베트에서는 인체해부도를 그렸을 것으로 생각된다.

13세기에 이르러 티베트 전통의학에는 남방학파와 북방학파가 생겨나 서로 경쟁하면서 이들 또한 의학용 괘도를 만들었다. 북방학파의 훈띠·

뚜쯔쥐메이[昏第·都孜居美]와 그의 아들 훈띠·난지에뚜오지[昏第·南傑多吉]가 만든 만탕은 모두 유명하다. 상지지아추오는 『사부의전람류리』에서 일련의 만탕을 그릴 때 이 두 사람의 그림을 참고하였다고 적어놓았다. 그 후 17세기에 이르자 만탕은 이미 일정한 기초를 갖추게 되었다.

오늘날 우리가 볼 수 있는 한 벌로 된 만탕은 5세 따라이의 섭정왕(攝政王)이었던 상지지아추오가 주관하여 그린 것이다. 최초의 그림은 『사부의전』의 주석본인 『사부의전람류리』의 내용에 근거하여 그렸다. 1688년에 이 책이 완성될 때는 모두 60폭으로 된 만탕도 그렸다. 이 사업에 참가한 사람으로는 헤이커빠네이[黑格巴聶]와 루오뿌지아추오[諾布甲錯] 등이 있었다. 후자는 그림을 그리고 전자는 그림에 색칠을 하였다. 그 후 상지지아추오는 『월왕약진(月王藥珍)』 중 뜸의 부위와 요진(尿診), 점치기 등과 관련한 내용은 물론 사혈과 경락(經絡) 그리고 경맥도(經脈圖)와 새로 추가된 약물과 관련한 내용에 근거하여 계속 새로운 쾌도를 그렸다. 1704년에 『장의사(藏醫史)』가 완성될 당시 만탕은 79폭이나 되었다. 그러나 당시에 그려진 만탕은 현존하지 않는다.

문헌에 나오는 기록에 따르면 5세 따라이가 1682년에 죽을 때 만탕을 부장품(副葬品)으로 삼아 그의 영탑(靈塔) 속에 넣었는데 모두 50폭이나 되었다고 한다. 이런 사실로 미루어 보더라도 당시 통치자들에게도 만탕은 매우 귀중한 물건이었던 것 같다. 그 후 역대 따라이·라마는 계속 쾌도를 복제하고 손질하였다. 13세 따라이 때에 이르자 세 번에 걸쳐 이런 만탕이 복제됐다. 1923년에 새로운 역대 명의도(名醫圖)가 만들어져 이제 한 절의 만탕은 80폭으로 늘어났다.

2. 만탕의 내용

이미 지적한 바와 같이 대부분의 만탕은 『사부의전람류리』의 내용을 근거로 삼고 다시 『월왕약진』 중의 내용을 추가하여 보충 제작한 것이다. 이 가운데 「근본의전」의 내용에 근거하여 그린 것이 4폭이고, 「논술의전」에 근거하여 그린 것이 모두 35폭이며, 「비결의전」에 근거하여 그린 것이 16폭이고, 「후속의전」의 내용에 근거하여 그린 것이 24폭이다. 그리고 최후의 역대 명의도(名醫圖)를 추가하면 총 80폭이 된다.

　내용면에서 볼 때 이 80폭의 만탕은 몇 개의 부분으로 나눌 수 있다. 제1도는 신화 속에 나오는 양왕성(藥王城)이고 그 다음의 제2～4도는 「근본의전」에 서술된 인체의 생리, 해부, 병리, 진단 및 치료의 원칙과 관련한 것이다. 제5도는 사람의 배태발육도(胚胎發育圖)이다. 제6～18도는 「논술의전」 중 인체의 맥락, 기관, 사혈부위(瀉血部位) 그리고 생리적 특징에 관한 것이다.

　제19～20도는 환자 사망의 징조를 그린 것이다. 제21～24도는 질병의 원인과 환자의 기거 및 음식과 관련한 내용이다. 제25～35도는 전부 약물과 관련한 내용이다. 제36～38도는 치료의 방법과 원칙에 관한 것이다. 제39도는 의사의 수양 및 품덕(品德)과 관련한 것이다. 제40～41도는 인체의 뜸, 사혈의 혈위(血位) 그리고 천자(穿刺)의 부위를 표시하였다. 제42～48도는 질병의 원인을 설명하였다. 제49～52도는 인체내부의 해부구조를 다시 그려놓았다. 제53～55도는 양생방법이다. 제56～69도는 상세한 진단방법의 내용이다. 제70～76도에는 각종 치료방법이 나온다. 제77～79도는 티베트 전통의학의 특징과 『사부의전』의 중요한 의미를 기술하였다. 마지막 한 폭은 역사상 의학계를 대표한 중요 인물의 그림을 싣고 있다.

　확실히 만탕은 세계의 전통의학 중 그 어디에서도 볼 수 없는 독특한 것이다. 괘도를 통해 티베트 전통의학의 모든 내용을 드러내었다. 그 가운데 몇 폭의 흥미로운 만탕을 소개하면 다음과 같다.

　제1도의 약왕성은 의학의 기원과 관련한 전설에 근거해서 만들어낸 한 폭의 상상도이다(그림 1 참조). 전설에 따르면 약왕 먼지에라[門傑

拉], 약사 '유리광불(琉璃光佛)'의 두 화신(化身)인 르뻬이이씨[日貝益西]와 이라이지에[意來杰]의 문답에 근거하여 의학이 전수되었는데, 곧 『사부의전』의 모든 내용을 전수하는 과정이 나온다.

약왕보살이 거주하는 약왕성은 금은주보, 유리로 되어 있고 그 성의 네 개 문에는 천왕(天王)이 각각 지키고 있으며 각 방마다 한병(寒病), 열병(熱病)을 치료하는 약초가 자라고 있으며 또 각종 신성한 동물이 있어서 좋은 약을 제공한다. 다시 말하면 이곳은 병이 전혀 없고 근심걱정도 없는 극락세계이다. 이곳은 비록 환상적인 내용이지만 어느 의미에서 볼 때 사람들이 질병에서 벗어나 건강과 장수를 누리려는 간절한 소망을 표현한 것이라 볼 수 있다.

제2～4도는 가장 특색있는 세 폭의 만탕으로서, 일종의 특별한 '원망수(願望樹)'의 형식을 빌려 사람의 생리, 병리 그리고 진단과 치료에 걸친 내용이 실려 있다. 그 첫째 나무에는 두 개의 가지가 있다. 한 가지는 정상생리를 표시하고 다른 한 가지는 병적인 병리상태를 표시한다. 정상생리의 가지에는 다시 작은 세 개의 가지가 있어서 3대 요인인 농, 츠빠, 페이껜과 7대 물질 그리고 세 가지 배설물 즉 오줌, 대변, 땀으로 표시되며, 이런 요인은 또 5종으로 나뉘고 잎새로 표시되어 일곱 가지 물질, 3종 배설물과 함께 모두 25개 나뭇잎이 있다(그림 2 참조).

이 나뭇가지에는 두 개의 꽃과 두 개의 과일이 있어서 각기 장수의 꽃과 안락한 열매와 건강의 꽃이 맺힌 신앙과 부귀의 열매가 표시되어 있다. 병적 상태를 나타내는 나뭇가지에는 아홉 개의 더 작은 가지가 있다. 이 작은 가지는 각각 질병의 근원, 발병 과정, 발병 부위, 구체적 위치, 발병의 원인과 연령 및 계절간의 관계, 질병의 결과와 사망원인, 질병의 변화 그리고 질병의 종류가 나타나 있다(그림 3～5 참조). 이 작은 가지에는 또 다시 약간의 잎새가 나와서 그 내용이 보다 구체화되어 있다. 예컨대 발병년령을 나타내는 가지에는 세 개의 잎이 있어서 각각 어린 시절과 중년, 노년기를 표시하고 있다. 따라서 병적 상태를 나타내는 가지에는 모두 아홉 가지 작은 가지와 63개의 잎새가 있다(그림 6~8 참조). 이 만탕에는 모두 88개의 잎새, 12개의 작은 가지, 두 개의 큰 가지 그리고 두 개의 꽃이 있다. 이런 표현방식은 보는 사람의 이해와 기억을 돕는다. 그후 두 폭의 만탕 역시 원망수의 형식으로 표현되어 있다.

제3도는 질병의 진단에 관한 것으로서 세 개의 나뭇가지로 나뉘어 망진(望診), 촉진(觸診), 문진(問診)을 대표하고, 망진간(望診幹)에는 다시 두 개의 있어 설진과 요진(尿診)을 대표하며, 이 작은 가지에 세 개의 잎새가 있어서 각기 용병, 츠빠병, 페이껀병의 설상(舌象)과 오줌을 나타낸다. 문진에도 농병, 츠빠병, 페이껀병과 관련하여 물어봐야 할 내용이 나온다. 이렇게 한 그루의 원망수에는 3간(幹), 8지(枝) 38엽(葉)이 있다(그림 9, 10, 11, 12, 13 참조).

제4도는 질병치료에 관한 원망수(願望樹)이다. 그것은 모두 4간(幹) 27지(枝) 98엽(葉)으로 구성된다. 4간(幹)은 네 가지 치료방법 즉 음식, 기거, 약물과 외과적 처치이다. 27지(枝)는 농병, 츠빠병, 페이껀병의 식품과 음료를 합친 6지(枝)와 농병, 츠빠병, 페이껀병의 기거를 합친 3지(枝), 그리고 농병, 츠빠병, 페이껀병의 외과적 치료법 각 5지(枝) 등 모두 15지(枝)와 농병, 츠빠병, 페이껀병의 외과적 치료법 각 1지(枝)를 합해 3지(枝)로 나뉜다. 서로 다른 가지로부터 나온 잎새의 수는 같지 않으며, 각종 질병에 적당한 구체적 식품과 음료, 약물 및 기거와 관련한 사항과 외과적 치료법이 표시되어 있다. 총 98개 잎새이다(그림 14 참조).

다시 말하면 한 그루의 나무로서 모든 치료의 내용을 표시하였다. 예컨대 농병을 보면 먹어야 할 식품은 말고기, 노새고기, 돼지고기, 칼로 죽은 인육, 오래된 수육, 홍당(紅糖), 마늘, 파이고 음료로는 우유, 당귀(當歸) 잎새에 황정(黃精)을 넣어 고은 청과주(靑果酒)이다.

기거는 따뜻해야 하고 친한 친구가 있어야 한다. 써야 할 약물의 성질은 윤(潤), 중(重), 유(柔)해야 하고 약물의 맛은 감(甘), 산(酸), 함(鹹)해야 한다. 쓸 수 있는 약으로는 골두탕(骨頭湯), 육두수유환(肉頭酥油丸), 대산수유환(大蒜酥油丸), 삼과수유환(三果酥油丸) 등이다. 또 외과적 치료법은 관장(灌腸), 도유안마(塗油按摩) 등이다. 이 그림을 통해 농병의 치료법은 쉽게 알 수 있다. 책을 뒤져보지 않아도 이해하고 기억할 수 있다. 확실히 이런 괘도를 이용한 교수법은 티베트 전통의학의 빼놓을 수 없는 특색이다(그림 15~23 참조).

인체배태(人體胚胎)와 관련한 만탕은 그림을 통해 인체가 부정(父精)과 모혈(母血)의 결합으로 혼돈(混沌)과 유락(乳酪)으로부터 발육이 시작되어 38주 후 분만하는 것을 나타내고 있다. 이 가운데 어기(魚期), 귀기(龜期), 저기(猪期)의 세 단계를 거친다. 이는 극히 형상적으로 사람의 발육과정을 표현한 것이다. 이 만탕에는 병적인 임신은 물론 분만까지 표현되어 있다. 아마도 이 그림은 사람의 배태발육도(胚胎發育圖)로는 가장 오래된 것으로 보인다. 물론 과학적인 배태발육과 관련한 지식과는 차이가 있으나 기본적으로 정확하게 인체배태와 발육과정을 나타내고 있다.

인체맥락의 분포, 사혈의 위치, 백맥(白脈)과 관련한 그림은 모두 상세하게 티베트 의학에서 인정하는 인체내 관(管)과 선(腺)을 통해 표현되어 있다. 예컨대 백맥의 구조는 사람의 머리에서 전신으로 뻗어 있는 신경의 흐름을 나타냈고, 신체 각 부분에서 사혈요법을 쓸 수 있는 부위와 마음대로 찌를 수 없는 요해부위(要害部位)로 표시하였다. 이런 것들은 특별한 해부학적 지식과 치료체계를 나타낸 것이다.

가장 흥미를 끄는 것은 인체의 생리적 특징과 유형을 표시하는 만탕들이다. 예컨대 농병형(隆病型)인 체질의 사람은 좀 야위고 약하며 허리가 구부러지고 피부가 회색을 띠며 말이 많고 노래부르기를 즐겨서 매나 까마귀, 여우 같은 동물의 특징을 갖는다고 그림으로 표현해 놓았다(그림 26 참조).

또 질병의 원인과 평소의 기거 및 음식과의 관계, 그리고 어떻게 이런 음식을 먹는가 하는 조건에 따라 건강과 장수에 얼마나 영향을 끼치는 지를 그림으로 나타냈다. 이렇게 해서 모든 사람들이 쉽게 올바른 건강 생활을 할 수 있도록 나타내고 있다. 예컨대 사람이 마시는 젖은 어떻게 받아서 먹는 것이 좋은지 간결하고도 세련된 설명과 함께 그림으로 나타내었다.

만탕 중 약물과 관련한 내용은 일종의 아름다운 예술작품이다(그림 27 참조). 이런 그림들은 실물의 맛을 그대로 갖고 있어서 그 형태나 특성을 쉽게 알게 한다. 전문가들은 약물과 관련한 만탕을 매우 높이 평가하고 있다. 약물도(藥物圖)에 나오는 대부분의 동식물은 모두 진짜와 똑같아서 어떤 것은 이런 만탕으로 품종을 감별할 수 있다. 이런 약물들은 중국의 본초도(本草圖)에 비해 조금도 손색이 없다.

만탕 중 의료기구와 관련한 그림은 먼 옛날 티베트 전통의학이 지녔던 외과술(外科術)이 매우 높았음을 잘 나타내고 있다(그림 28 참조). 이렇게 높은 수준의 기계를 제조한 것으로 보아 당시의 공예수준도 짐작할 수 있다. 이미 당시에 충치를 외과적으로 발치하고 오관(五官)에 생긴 '폴리프' 같은 종양을 절제하고 백내장을 수술하고 도뇨(導尿)하고 복수(腹水)를 빼내는 의료기계가 있었고, 또 복잡한 뼈수술과 두개골수술도 할 수 있는 수술용 겸자(鉗子), 핀세트, 톱, 탐침(探針) 등이 있었음을 알 수 있다. 이제 와선 이런 외과수술을 하는 경우는 거의 없다. 그러나 이런 외과수술용 의료기계의 그림만 보더라도 티베트의 전통의학은 먼 옛날부터 외과술이 퍽 발전했음을 알 수 있다.

몇 폭의 그림은 환자과 관련한 음식과 기거 성격 그리고 일상생활이 백 가지나 되는 질병의 유발요인이 된다는 사실을 명시하고 있다. 아마도 그림의 형식으로 질병의 발병원인을 설명한 것은 세계의 어느 전통의료체계에서도 찾아볼 수 없을 것이다.

특히 이런 만탕 중 맥진(脈診)과 관련한 9폭의 그림은 각별한 관심을 끈다. 이미 지적한 바와 같이 티베트의 진맥이나 맥진술(脈診術)은 중국의 맥학(脈學)으로부터 영향을 받았다. 중국의 한의학에서 맥학관계 의서(醫書)는 대개 글로 나타냈다. 흔히 맥상과 관련한 내용은 "마음으로는 쉽게 이해되지만 손가락 아래서는 알기 어렵다"라는 이야기가 있어 왔다. 맥상을 책에서는 사리에 맞게 하나하나 설명하고 이해하더라도, 실제로 세 손가락으로 맥상을 누를 때는 수십 종의 각기 다른 맥상을 제대로 감별하기란 쉽지 않다.

이 때문에 중국의 한의학에서도 여러 가지 맥상도를 써서 각기 다른 맥상을 표현해 왔다. 예컨대 송(宋)나라 때 시발(施發)은 33종의 서로 다른 맥상도를 그려냈다. 그러나 이런 그림은 단지 선과 줄로 극히 단순하게 나타낸 그림이었다. 아라비아의 아비센나가 쓴 『의학대전(醫學大典)』에서도 맥진과 관련한 그림은 매우 적다. 하지만 티베트 전통의학에서는 여러 가지 그림으로 서로 다른 맥상을 표현하였을 뿐만 아니라 이런 맥과 장기(臟器)의 관계를 오행, 오관(五官), 사계절 그리고 기후 등과 관련시켜 설명해 놓았다.

이 밖에도 외과적 치료법이나 관장, 뜸 그리고 요진 등의 내용도 모두 생생하게 그림으로 나타냈다. 이런 만탕은 『사부의전』의 전승을 목적으로 한 것으로, 의학지식을 이용·전파하는 데는 신중해야 하며 의덕(醫德) 즉 의료윤리도 중요하다고 지적하였다.

3. 만탕의 의학사적 의의

티베트 전통의학에서 볼 수 있는 만탕은 그 내용이 풍부할 뿐만 아니라 역사적으로도 큰 뜻을 지니고 있다. 의학사(醫學史)를 되돌아 보더라도 세계에서 유일무이하다. 그림으로 의학의 모든 내용을 망라하였을 뿐만 아니라 더욱 중요한 것은 13세기 이전에 이미 여러 가지 의학적인 문제에서 과학적인 유물론(唯物論)의 입장을 나타냈다는 점이다. 이미 설명한 배태학(胚胎學), 신경조직, 맥진법, 치료방법 등 여러 방면에 걸쳐 과학적인 입장에서 설명하였을 뿐만 아니라 인체해부에서도 매우 높은 과학성을 지녔다.

이런 괘도 중 제51도를 보면 인체의 내장해부과 관련한 내용이 나오는데, 역시 당시의 정치적 상황 때문에 심장의 위치를 인위적으로 부각시켜 나타내고 있다. 이 그림을 보면 의식적으로 원추(圓錐)형 심장을 가슴 한가운데에 그리고 심장의 끝을 위로 향하게 하였다. 이것은 '심(心)은 곧 왕(王)'이라는 당시의 유심(唯心)사상에 따라 그려진 그림으로 해석된다.

티베트는 예로부터 정치와 종교가 분리되지 않은 사회체제를 유지해왔으며 종교의 수령은 곧 정치적으로도 가장 높은 수령이었다. 바로 이런 필요에서 출발하여 초기의 만탕은 심장을 가슴의 한가운데에 그려서 한 나라의 왕처럼 단정하게 몸의 중심에 있도록 그려놓았다. 그러나 5세 따라이·라마 시기에 이르자 화가 루오차·딴진뤄뿌[洛札·丹津諾布]는 이에 대해 정면으로 도전하였다. 그는 실제로 해부관찰을 거친 다음 이 그림과는 다른 자신의 실제 관찰에 입각한 그림을 그렸다. 이 새 그림은 과거 그림의 잘못을 바로잡아 심장의 실제 위치와 형태를 제대로 그려냈다. 즉 심장 끝은 왼쪽으로 향하고 심장의 위치도 중간에서 왼쪽으로 기울어졌다. 정치와 종교가 분리되지 않은 사회에서 이렇게 그린 것은 꽤 당돌하고도 위험을 무릅쓴 일이었다.

왜냐하면 이는 확실히 군왕(君王)을 모독한 행위였다. 그의 이런 용기는 많은 사람들을 탄복시켰다. 그러나 이 만탕이 5세 따라이 시기에 섭정왕(攝政王) 상지지아추오의 영도 아래 완성됐다는 점은 유념할 만하다. 이는 적어도 이렇게 고치는 것을 동의하였다고 봐야 할 것이다.

티베트의 역사를 보면 5세 따라이는 정치적으로 많은 업적을 남겼으며 매우 진보적인 통치자였다. 결국 그는 이런 수정을 받아들였던 것이다. 역시 그의 과학에 대한 태도의 한 단면을 나타낸 것이라 볼 수 있다.

만탕에 나오는 해부도는 5세 따라이 이전에 많이 그려졌다. 고고서지학의 입장에서 보아 이런 만탕은 일부 서방학자들이 주장하듯 천 년 이상의 역사를 가지고 있지는 않은 것 같다. 그 풍부한 내용과 산뜻하고 아름다운 화면은 먼 옛날의 티베트 전통의학을 이해하는 데 좋은 자료인 동시에 화면에 나오는 인물의 복장이나 옷차림, 건축, 기물 그리고 생물 등 내용을 통하여 옛날 티베트 사람들의 생활과 민속도 이해할 수 있게 만든다. 그림 가운데 모자는 고대 티베트 어법(語法)과 서법(書法)연구에 좋은 참고자료가 되고 있다.

외국에서 출판된 티베트학(學)과 관련한 전문저서 중에서는 거의 빠짐없이 언제나 이 의학용 만탕이 기술되어 왔다. 퍽 많은 책이 만탕의 초상화를 게재하고 있는데, 어떤 것은 복사한 것이고 일부는 모방하여 그린 것이다.

이런 만탕에는 대개 네 가지 내용이 있다. 첫째로는 원망수(願望樹)과 관련한 괘도이다. 이 원망수는 티베트 전통의학을 종합적으로 표현하고 있다. 따라서 많은 사람들은 이 원망수를 티베트 전통의학의 상징으로 여긴다.

두번째로는 맥락 및 혈위(穴位)와 관련한 괘도이다. 이런 그림은 그 내용이 티베트 전통의학의 특색을 잘 나타내고 있다. 다른 어떤 전통의학체계의 관선(官腺)이나 경락 그리고 수혈(兪穴) 체계와도 다르다.

세번째로는 인체해부과 관련한 괘도를 들 수 있다. 특히 이미 지적한 잘못을 시정한 인체해부도는 역대로 따져볼 때 비록 서양 문예부흥기에 활약한 베살리우스(Vesalius: 1514-1564)의 『인체구조(人體構造)』에 비해 1세기쯤 늦지만 다른 전통의학에서는 찾아볼 수 없는 매우 과학적인 해부도이다. 특히 잘못된 그림에 수정까지 가한 것이어서 더욱 값지게 평가되고 있다(그림 24~25 참조).

네번째로는 약물과 관련한 괘도를 들 수 있다. 특히 이런 괘도는 이미 지적한 바와 같이 매우 진귀한 예술품일 뿐만 아니라 과학성도 높은 그림이어서 실용가치도 높다.

물론 많은 외국학자들이 이런 만탕에 높은 관심을 쏟는 것은 그림으로 모든 의학지식을 표현했다는 이유뿐만 아니라 티베트 전통의학 자체에 대한 높은 관심을 반영하고 있다. 예컨대 독일의 의학자 핑크(E. Finckh)는 직접 티베트에 와서 티베트 의학을 공부하였다. 그녀는 이런 경험을 살려『티베트 전통의학의 기초』라는 책을 썼다. 이 책은 상, 중, 하 세 권으로 되어 있는데, 그 중 제2권은 티베트 전통의학의 기본이론을 소개하였다. 제1권에서는 원망수의 그림을 기초로 하여 뿌리, 줄기, 가지, 잎, 꽃 그리고 과실에 대해 일일이 논술하였다. 외국에서도 만탕을 소개하고 이를 이용해서 스스로 연구내용을 넓히고 학술연구를 진행하는 사람들이 있다.

오늘날 러시아의 지지박물관(地誌博物館)에는 이런 만탕이 많이 소장되어 있다. 이들은 이 만탕을『티베트 전통의학도책』이라 부른다. 전하는 바에 따르면 이 만탕은 19세기 말에 러시아의 한 의사가 티베트의 어떤 절에서 발견한 것이라고 한다. 그는 당시에 이 사원에서 티베트 전통의학을 배웠으며 그후 이 그림을 가지고 러시아로 돌아갔다고 한다. 또 다른 주장에 따르면 또 다른 사람이 20세기 초에 안뚜오[安多] 지방에서 얻은 것이라고도 한다. 소개된 내용으로 보아 오늘날 우리가 볼 수 있는 라사에 있는 원본과는 좀 차이가 있는 것 같다. 예컨대 괘도의 총수도 77폭이고 내용도 완전히 같지는 않다.

현재 이 괘도는 러시아 사람들에 의해 복제·정리되어 러시아말로 번역·출판되었고, 영어판, 프랑스어판 그리고 독일어판도 낼 계획이라고 한다. 이 밖에도 독일에서 출판된 그림책 중에도 12폭의 만탕이 실려 있는데, 전하는 바에 따르면 이는 미국의 한 학자가 북경의 어떤 절에서 구한 것이라고 한다. 또 미국 캘리포니아주립대 동방학도서관에도 인체 해부, 사혈 및 침구혈위에 관한 괘도 12폭이 수장되어 있고, 인도에도 있다.

　　외국의 학자들은 논문을 통해 이런 만탕을 소개하고 연구도 진행해 왔다. 예컨대 독일 함부르크대학의 엠메리크(R. E. Emmerick)는 국제회의에서 이 만탕을 소개한 바 있다. 그는 1990년에 나온 ≪유럽아유르·베다의학≫ 잡지에서 1989년에 출판된 중국의 영문판『사부의전계열괘도(四部醫典系列卦圖)』를 소개한 바 있다. 물론 이런 만탕에는 옥에도 티가 있듯이 잘못된 점도 있고 미신적인 점도 있다. 그러나 정교일치의 봉건사회에서 완성된 사실을 감안한다면 이런 만탕과 관련한 업적은 높이 평가해도 전혀 무리가 없다고 본다.

VII. 저명한 의학자와 의서들

1. 저명한 의학자들

오랜 역사를 지닌 티베트 전통의학은 그 발전과정에서 수많은 명의가
배출되고 의서도 생겨났다. 여기서 몇 사람의 저명한 의학자와 의서를
소개하고자 한다.

1) 위타·윈딴꽁뿌[宇陀·元丹貢布]

윈딴꽁뿌(708-833)는 708년에 라사 서쪽 교외의 의사집안에서 태어
났다. 그의 선조들은 누대에 걸쳐 티베트 국왕의 어의(御醫)였다. 그의
출생은 신화와 전설로 가득차 있다. 그의 부친은 징빠오뚜오지[驚保多
吉]라 하고 어머니는 한띠파떵[漢地法燈]이라 하는데, 전하는 바에 따
르면 그의 모친은 임신 전후에 여러 번 꿈을 꾸었다고 한다. 꿈 속에서
흰옷을 입은 사람이 그에게 말하기를 "약왕(藥王)이 당신 뱃속에 있다"
라고 하였다는 것이다.

그가 출생할 때 방안에는 음악소리가 나고 번갯불이 번쩍이고 우뢰소

리가 나서 땅이 움직이고 산이 흔들렸다고 한다. 세 살 때 이미 의학을 알게 되었는데 좀 과장된 얘기겠지만 대대로 내려오는 의사집안에서 의학과 관련한 교육을 일찍부터 받게 되어 의학에 흥미를 느끼게 되었으리라 이해할 수 있다.

이런 환경에서 자라난 그는 일찍부터 의학적인 천재성을 드러내며 어릴 때부터 수많은 의서를 대하였다. 예컨대 중국에서 들어온 맥학서(脈學書)와 『월왕약진』 그리고 문성공주(文成公主)와 금성공주(金成公主)가 티베트로부터 들어올 때 가져온 의서를 접하며 공부하였다. 그러나 그는 이런 것에 만족하지 않은 채 더 넓게 공부하고 더 많은 의학지식을 얻고자 하였다. 25세부터 시작하여 그는 주변의 여러 나라와 중국에 유학하였다. 그는 인도와 네팔에도 세 차례나 가서 그 고장 명의들로부터 공부하고 불교관계 의서들도 가지고 돌아왔다.

그는 중국의 불교성지인 오대산에 가서 중국의 명의들로부터 한의학도 공부하였다. 이렇게 부지런히 공부하고 여러 나라의 의학지식을 널리 흡수한 후, 그 자신의 임상경험을 총집결하여 마침내 8세기 말에 『사부의전』을 완성해 티베트 전통의학의 기초를 닦아놓았다.

전하는 바에 따르면 그는 의학에 관한 한 만능인 사람이어서 모든 질병을 잘 치료하였다. 당시에는 의학 역시 엄격한 분과가 없었다. 이런 얘기를 몇 가지만 적어보자. 한번은 상아사(桑耶寺)라는 절에서 어떤 환자가 오랫동안 그 고장의 유명한 의사들에게 치료를 받아도 낫지 않아 고생하고 있었다고 한다. 이때 그가 국왕 츠송떠잔[赤松德贊]을 따라 그 절에 들렀다는데, 이 환자가 국왕에게 자신의 병을 치료해 줄 것을 애원하였다. 결국 국왕은 원딴꽁뿌에게 환자를 치료해 주도록 하였다고 한다. 그는 선뜻 동의하고 나서 끈으로 환자의 손을 동여맨 채 그 끈의 다른 한 끝을 자기가 당기면서 말을 달렸다고 한다. 그후 환자는 곧 완쾌됐다고 한다. 국왕이 그 병의 연고를 물으니 환자의 병은 폐(肺)의 유착 때문에 생긴 것으로, 이렇게 해야만 유착된 것을 떼어놓을 수 있다고 하였다는 것이다. 그러자 국왕이 탄복하여 그에게 좋은 말과 말안장을 주었다고 한다.

또 한번은 어떤 젊은 부인을 만나게 됐는데 그 부인은 원인을 모르게 음도(陰道)에 기생충이 생기고 이물이 남아 몹시 괴로워하였다. 그는 약을 써서 재채기를 심하게 하도록 만들어 이물이 떨어져 나오게 하고 또 다른 방법으로 이 여자의 병을 고쳤다고 한다.

기록에 따르면 그는 맥학(脈學)과 관련한 지식도 매우 깊은데다 진단이 정확하고 치료수단도 완벽해서 두개골수술도 할 수 있었다고 한다. 또 심리치료에도 능통해서 국왕의 어의로 있는 동안에 심리치료로 왕의 병을 두 차례나 고쳤다고 한다. 한번은 왕이 눈병에 걸려 그에게 진찰을 받았는데, 그는 왕에게 아뢰기를 "당신의 눈병은 별 문제가 없지만 당신 무릎에 뿔이 자라날 수 있는데 이것이야말로 큰 병이 된다"라고 하였다. 급히 그 대책을 모으니 그는 "친히 손으로 무릎을 쉴새없이 문질러 무릎이 부드러워지도록 하면 된다"라고 대답하였다. 이에 국왕이 그의 주문대로 하였더니 눈병이 곧 나았다. 뒷날 그는 왕에게 아뢰기를 "무릎에 뿔이 자란다는 것은 거짓말입니다. 주상께서 손으로 눈을 문지르는 것이 두려웠습니다. 손에 묻은 더러운 것이 눈으로 들어가면 눈병은 더 심해집니다"라고 해서 국왕이 탄복하였다고 한다.

또 한번은 역시 국왕인 츠송뗘잔이 이에 병이 생겼다. 그는 관심을 딴데로 돌리는 방법으로 역시 국왕에게 쉴새없이 입안의 다른 부위를 핥게 하여 잇병을 치료하였다고 한다. 그는 높은 의덕(醫德) 즉 의료윤리도 가지고 있었다. 경건하고 정성스런 불교신자로서 중생을 제도한다는 넓은 마음으로 보수를 따지지 않고 누구에게나 병을 고쳐주고 원한을 기억하지 않고 모든 방법으로 언제나 치료에 힘썼다. 그 몇 가지 실례를 들어보자.

그에게는 고향친구인 어떤 의사가 있었다. 그러나 그 의사는 의술이 윈딴꽁빡보다 못해서 그를 몹시 시기하고 질투하였다. 한번은 그 친구가

자기 딸을 치료하였으나 효과가 좋지 않고 병만 더해서 위급한 상태에 빠졌다. 그러자 환자의 어머니가 윈딴꽁뿌를 찾아와 병을 봐달라고 간절히 요청하였다. 하지만 그 친구의사는 딸이 병사할지언정 윈딴꽁뿌에게 간청하지는 않겠다고 하였다. 부득이 환자의 어머니가 그의 딸을 데리고 윈딴꽁뿌를 찾아왔다. 그는 응급처치를 해서 재빨리 병이 낫게 하였다. 뒷날 그 친구의사가 이런 사실을 안 다음 깊이 감동해서 그에게 사죄하고 용서를 청하면서 그에게 『비결위엄서(秘訣威嚴書)』를 바쳤다고 한다. 그의 이런 고상한 인덕은 많은 사람들로부터 칭송을 받았다.

그의 의덕은 그가 쓴 『사부의전』에도 잘 표현되어 있다. 그는 특별히 한 장을 할애해서 의사의 의덕을 논하였는데, 그 자신도 몸소 체험하고 실천하여 후세 사람들의 본보기가 되었다.

그는 공부도 많이 하고 여러 가지 선진지식도 받아들였다. 그는 오랫동안 티베트 사람들이 질병과 투쟁한 경험을 종합하고 중국의 한의학과 인도의 불교의학 그리고 대식국(大食國)의 아라비아 의학으로부터 그 정수를 흡수하고 결합해서 고유의 티베트 전통의학을 발전시켰다. 그는 많은 선배와 동료들로부터 부단히 새로운 의학지식을 흡수하였다. 츠송떠잔 시기에 오랜 교육과 선발과정을 통해 티베트 전역에서 9명의 저명한 의사가 나타났다.

그를 제외한 이들은 전장(前藏)지역과 중장(中藏)지역 그리고 후장(後藏)지역에서 각기 세 사람씩 뽑혔다. 물론 그는 그 중에서도 가장 훌륭한 명의였다. 그는 교만하지 않고 동료들과 함께 부지런히 공부하였다. 특히 중국에서 청해온 의사 뚱송깡꾸이[東松崗碓]로부터 열심히 배웠다. 따라서 그의 『사부의전』 중 많은 내용은 중국의 한의학으로부터 흡수한 것이다.

그는 아직도 티베트 사람들의 존경을 받고 있다. 티베트 사람들은 그를 '두번째 약왕(藥王),' '보기 드문 성인,' '의성(醫聖)'이라고 칭송한다. 사람들은 시 한 편을 써서 이 속세의 약왕인 그를 높이 칭송한 바 있다.

당신의 공부와 전생에서 쌓은 공덕을 통해 얻은 지식은 진선진미(眞善眞美)입니다.

당신은 천백 만 의지할 데 없는 사람들의 위대한 보호신입니다.

당신의 이름은 '위타빠[宇陀巴]'라고 하여 재주있는 사람 중에서도 재주있는 사람입니다.

더욱 중요한 것은 당신은 바로 의학의 생명이며 모든 환자의 유일한 보호자라는 것입니다.

당신은 티베트의 태양이며 당신은 검은 구름을 몰아냈습니다.

우리는 위대한 당신의 발 아래서 당신께 절을 올립니다.

2) 띠스·상지지아추오[第司·桑吉嘉措]

이 '제사'는 티베트말을 음역한 것으로 그 뜻은 집정관(執政官) 또는 섭정왕(攝政王)이란 뜻이다. 따라이·라마나 판첸·라마 바로 밑의 최고 집정관을 뜻한다. 상지지아추오(1653-1705)는 라사 북쪽 교외의 귀족집안에서 태어났다. 부친 이름은 아수커[阿蘇格]이고 모친 이름은 뿌르이 떠지아러무[布日衣德加勒姆]였다. 그는 1653년에 태어나 어릴 때부터 숙부 슬하에서 자랐다. 그의 숙부는 당시에 정치적으로 매우 영향력이 컸다.

그는 숙부 진러지아추오[陳列嘉措]의 엄격한 영향 하에서 자라며 비교적 좋은 교육도 받았다. 1660년, 나이 8세의 상지지아추오는 포탈라궁에 보내졌다. 이때부터 5세 따라이·라마로부터 친히 양육되어 전통적인 정치와 불교관계 교육을 받았다. 따라이·라마는 그를 특별히 총애하여 불교 외에도 천문, 역산(曆算), 역사 등 광범위한 지식을 전수했다. 이런 불교교육과정에는 '의방명(醫方明)' 즉 의학지식도 포함되어 있었다. 불교학자로 교육시켰을 뿐만 아니라 학식이 깊고 정치에도 능통한 인재이자 활동가로 키웠던 것이다. 어떤 학자는 따라이·라마의 이런 특별한 배려에 대해 여러 가지 문헌과 사료에 근거해 이들 사이에는 특수한 관계가 있었다고 보기도 하는데, 이런 주장에도 일리는 있다.

교육기간 중 상지지아추오는 열심히 공부하였다. 당시 저명한 학자들로부터 불교교리 중 대명학(大明學)과 소명학(小明學)을 공부하고 범문(梵文), 시운학(詩韻學), 의약학(醫藥學), 역사, 천문, 역산 등 여러 학문을 공부하여 학식이 크게 늘었다. 특히 그의 확고한 학구정신과 총명한 천품에 힘입어 그는 곧 유명한 청년학자가 되었다.

20세가 넘자 5세 따라이는 상지지아추오에게 '띠쓰[弟司]' 직무를 맡겨 자신을 도와 정사를 처리하도록 하였다. 그러나 당시에 정치적 영향력이 컸던 몽골의 허스터뿌따안한[和碩特部達顔汗]이 동의하지 않았고 상지지아추오 자신도 정치에는 아직 미숙하다는 구실로 사양하였다. 일종의 절충안으로서 따라이는 한동안 그에게 사원총관(寺院總管)이란 직무를 맡겼다. 1679년 상지지아추오가 24세일 때 뤄상진빠땡[羅桑金巴登]이 '띠쓰' 자리를 물러났다. 조건이 이미 성숙되자 5세 따라이는 상지지아추오를 '띠쓰'에 정식 임명하고 티베트 전국의 정치와 종교의 대권을 그에게 맡겼다. 이로부터 상지지아추오는 전성기에 들어섰다. 따라이·라마는 정식문서로서 공고하여 모든 승려와 관원들은 상지지아추오의 학식과 인품 그리고 행정능력을 본받고 그를 지지하여 그가 '띠쓰' 직무를 잘 수행할 수 있도록 하라고 지시하였다.

이 공고문에 따라이는 두 손가락 도장을 찍어 그의 높은 관심을 드러냈다. 당시의 정치정세는 매우 복잡하였다. 몽골 허스터뿌[和石特部]의 나장한[拉藏汗]과의 알력이 심해져 여러 차례 전쟁도 치렀다. 상지지아추오는 몇 차례의 전투 끝에 끝내 패하여 1705년에 정적에게 살해되었다. 그에 대한 정치적 평가는 예로부터 비난과 칭찬이 엇갈리고 있다. 그러나 그는 많은 책을 펴내고 역사를 편찬하고 천문과 역산 그리고 의학방면의 저서 27부를 편찬하였다.

그는 훌륭한 의학자이기도 하여 이 방면에 크게 공헌하였다. 우선 티베트 전통의학의 고전적 경전인 『사부의전』에 대해 깊이 연구하고 정리해서 주석도 붙였다. 그는 5세 따라이와 함께 『차탕판사부의전(札塘版

四部醫典)』에 교정을 가하고 주석을 붙여 3년간의 각고 끝에 1690년 『사부의전』주석본인『의방전적급사부대속석문(醫方典籍及四部大續釋文)』즉『남류리염주(藍琉璃念珠)』혹은『남류리(藍琉璃)』를 완성하였다. 이 책은『사부의전』원저에 비해 배나 늘어나 백만 자에 이르렀다. 특히『사부의전』중 제3부「비결의전」의 내용 특히 온역열병(瘟疫熱病)과 관련한 내용에 대해 연구하여『문아란답보비결보유(門阿蘭塔布秘訣補遺)』를 저술함으로써 의학이론은 물론 임상진료면에서 창조적인 업적을 쌓았다. 이는 후세에『사부의전』의 보충서라고 칭찬받고 있다.

『사부의전』을 배우는 데 큰 어려움이 없도록 하기 위해『사부의전』에 주석을 단 그는 그 내용과『월왕약진』중 맥진과 요진(尿診)의 내용에 근거하여 이미 남북학파(南北學派)가 만들어 놓은 의학용 만탕을 참고하여 한 벌의 완벽한 만탕을 그려냈다. 전부 79폭으로 그 화면은 몇천 개의 작은 그림으로 되어 있다.

이같은 새로운 만탕이 제작됨으로써 의학지식의 전파 및 보급이 유리해지고『사부의전』에 대한 이해도 쉬워졌다. 이 최초의 완전한 의학교육용 괘도 제작은 세계의학사상 그 유례를 찾아볼 수 없는 업적이다. 또한 그는 의학지식을 보급하고 의사를 양성하기 위하여 포탈라궁 맞은편에 있는 약왕산에 약왕산의학리중사(藥王山醫學利衆寺)를 세워 많은 의학관계 인재를 양성하였다.

그는 풍부한 역사 및 의학지식에 근거하여 말년인 1704년에는『티베트 의학사비감(醫學史秘鑑)』즉『장의사(藏醫史)』를 펴냈다. 이 책은 티베트 전통의학사 연구에 빼놓을 수 없는 저서이다. 그 안에는 32개 항목이 있어서 전설시대로부터 시작하여 5세 따라이 때에 이르기까지 티베트 의학의 발전상을 상세히 소개하여 오늘날에도 중요한 참고자료가 된다. 그런 면에서 볼 때 그는 한 사람의 정치가인 동시에 과학자요 저술가이자 의학자였다고 봐도 틀림이 없을 것이다.

3) 취빠·친야오뤄뿌[曲巴·欽繞諾布]

친야오뤄뿌(1883-1962)는 티베트가 낳은 근대 티베트 전통의학자로서 1883년 티베트의 산남(山南) 갑륭사(甲隆寺) 근처의 누대에 걸친 역산가(曆算家) 집안에서 태어났다. 부친의 이름은 장꿔러[章國列]이고 모친은 양지[央吉]이다.

그는 어릴 적에 쩌땅[澤當]에 있는 아취차창사[阿曲札倉寺]로 보내져 그곳에서 공부하였다. 이때부터 천부적인 비범한 재질이 나타나기 시작하였으며, 비록 가정형편은 어려웠으나 공부에 대한 열정만은 대단하였다. 옷이 낡아 '누더기'라는 별명이 붙은 적도 있었지만 그는 빈곤한 자신의 처지를 잘 참아내면서 공부에 온 정성을 쏟았다. 그가 14세 되던 해, 상지지아추오가 세운 약왕산의학리중사에서 13세 따라이·라마의 지시에 따라 의학생을 소집하였다.

어려운 선별과정을 거쳐 세 사람이 뽑혔는데 그 중에 친야오뤄뿌가 들었다. 그곳에서 그는 유명한 스승들로부터 의학과 역산을 공부하였다. 매우 검소한 생활을 하면서 그는 의학과 역산, 어문학과 문법 등에서 학문을 닦았다. 특히 성명학(聲明學: 성음과 어문학)에 깊은 이해가 있었다. 또한 티베트 의학 연구에서도 큰 진전을 보았다.

그후 그는 13세 따라이의 깊은 신임을 얻어, 29세 때 3대 사찰의 하나인 큰 절에서 의사의 소임을 맡아 의서 저술에도 종사하였다.『남류리(藍琉璃)』와『사부의전』원저도 깊이 연구하였다. 특히「근본의전」에 대해 연구를 거듭하여 많은 의서를 저술하였다.

1916년에 이르자 13세 따라이는 티베트에 장의역산학교(藏醫曆算學校)를 창립하도록 하였다. 이 학교에서는 한편으로는 실제로 환자들의 질병을 돌보고 또 한편으로는 의료관계 인재를 양성해냈다. 이 학교가 바로 먼쯔치앙[門孜康]으로, 오늘날 서장자치구장의학원(西藏自治區藏醫學院)의 전신이다. 그는 왕명을 받고 이 학교를 창립하였다. 이 학교에는 의학관계 인재가 모두 모이게 되었고, 그가 이 학교에서 양성해낸 의학관계 인재는 근대 티베트 의학의 기간요원이 되었다. 그 중에는 지금도 의료분야에서 중책을 맡고 있는 사람도 있다. 이곳에서 의학을 공부하는 학생들은 티베트 사람들만이 아니었다. 부탄, 시킴, 카시미르 등 여러 나라 사람들이 와서 공부하였다. 그는 이 장의역산학교 교장이자 약왕선의학리중사의 총책임자이기도 하였다.

그러나 그는 학문의 길에서 걸음을 멈추지 않았다. 한편으로는 스승으로서, 또 한편으로는 많은 선배들을 따라 공부하였다. 그는 언제나 인재양성을 매우 중요시하였다. 이런 교육방법에서는 상지지아추오의 방법을 계승하였다. 의학용 괘도를 통한 교육방법을 중요시해서 한 벌의 의학괘도를 다시 만들었다.

그는 맥락도, 화구치료방혈도(火灸治療放血圖) 그리고 원망수에 근거하여『사부의전』의 모든 내용과 일월성신과 관련한 그림을 만들고 새로운 몇 폭의 인체내장해부도도 만들었다. 그림을 통해 학생들이 인체의 체강(體腔)과 장기에 대해 분명하게 이해하도록 힘썼다. 이 밖에도 상지지아추오가 한 벌의 만탕을 만든 이후 그 사업을 다시 계승하여 명의도(名醫圖) 한 폭을 새로 추가해서 계열만탕이 모두 80폭이 되도록 하였는데, 이것은 오늘날까지 전해지고 있다. 그가 강조한 몇 폭의 만탕과 새로 추가된 만탕은 학생들로 하여금 실사구시(實事求是)할 것을 요구한 그의 의지를 확실히 엿볼 수 있게 한다.

또 그는 실제적인 내용도 강조하였다. 1년에 보름동안은 약재가 많이 나는 산속에 들어가 약의 표본을 채집하도록 규칙을 정하고, 야외에서 적어도 3백 종 이상의 약물을 구별할 수 있어야 한다고 하였다. 이러한 규정은 학생들이 이론과 실천을 연계시키는 데 큰 보탬이 되었다. 그는 역산 방면에서도 큰 사업을 해내었으며, 수많은 후계자를 양성하고 학술면에서도 업적이 컸고 저서도 많았다.

70세의 고령이 될 때까지 원망수를 내용으로 한『광석의학(廣釋醫

學)』을 썼으며 우리 몸 안의 생리 및 병리적 변화에서 농(隆), 츠빠(赤巴) 그리고 페이껀(培根)의 3요소가 차지하는 의미를 강조하였다. 그는 "이름 있는 스승이 높은 제자를 배출해 낸다"라는 옛 이야기가 있듯이 참으로 많은 인재를 배출했다.

2. 중요한 의서들

1)『월왕약진(月王藥診)』

이것은 오늘날 우리가 가지고 있는 티베트 전통의학관계 고의서(古醫書)중 가장 오래된 책으로 8세기 초에 나왔다. 이 책의 저자에 관해서는 서로 다른 의견이 있다. 상지지아추오가 쓴『장의사(藏醫史)』에 따르면, 710년에 금성공주(金城公主)가 티베트에 들어와 티베트 국왕 츠떠쭈잔[赤德祖贊]과 결혼하였는데, 이때 금성공주가 티베트로 대량의 책을 가지고 왔다. 그 중 일부분을 한족(漢族) 출신 의승(醫僧) 하상마하진따[哈祥馬哈金達]와 신강(新疆) 사람인 게이추카껀[給楚卡根] 그리고 티베트족 출신 징뿌쯔쯔[驚布孜孜], 징뿌톤쥬[驚布頓珠], 지에라먼빠[覺拉門巴] 등 여러 사람이 함께 티베트말로 번역한 뒤 한족 출신 의승과 티베트족 사람들이 다시 종합 편집하여 만들었다고 나온다.

그러나 현존하는『월왕약진』서문에 보면 인도의 '용수보살'이 오대산의 '문수보살'에 주었다고 나온다. 또 다른 일설에 의하면 원래는 중국에서 만든 책이지만 인도에 들어간 후 다시 티베트로 들어왔다고도 한다. 이런 주장들을 종합해 볼 때 이 책의 저자는 아마도 한 사람이 아닌 것 같다. 그 내용으로 미루어 보아도 단순히 한 지역에 살던 민족의 의료경험이 아니라 여러 지역과 나라에서 발전된 의학내용이 종합적으로 들어 있는 의서이다.

『월왕약진』은 모두 113장으로 그 내용은 다음과 같다. 인체 생리기능과 배태형성과정, 사람의 골격과 인체의 측량, 질병의 원인 그리고 한성병(寒性病)과 열성병(熱性病), 오장육부(五臟六腑)의 질병이 나온다. 주로 심(心), 간(肝), 비(脾), 폐(肺), 콩팥, 위, 방광, 생식선 등의 병증과, 설사, 이질, 소화불량, 암 등을 포괄하는 여러 질병이 나오고, 분제(粉劑), 고제(膏劑), 탕제 등의 약물과 정골, 뜸, 천자(穿刺), 외과치료 등 각종 치료법과 요진(尿診), 맥진 같은 진단법이 들어 있다. 또 진보광물약(珍寶廣物藥)과 식물 등 각종 약물에 대한 설명도 들어 있어서 실제로 의료의 모든 문제를 망라하고 있다.

이런 『월왕약진』의 내용으로 미루어 보아 여러 사들이 편찬한 것 같다. 또 내용상 상당 부분은 중국의 한의학과도 같다. 이 책에는 이미 오행설에 대해 언급하고 있다. 맥진의 경우에도 절맥(切脈)의 부위를 춘[沖], 티엔[甘], 치아[恰]라고 해서 한의학의 촌(寸), 관(關), 척(尺)과 비슷한데, 단지 그 부위는 좀 높이 치우쳐 팔꿈치 쪽으로 높이 옮겨져 있을 뿐이다. 더구나 한의학에서는 왼손에서 간, 담을 관측하고 오른손에서 비(脾)와 위(胃)를 관측하지만, 티베트 의학에서는 반대로 좌감맥(左甘脈)에서 비위(脾胃)를 관측하고 우감맥(右甘脈)에서 간담(肝膽)을 관측하게 되어 있다. 치료원칙에서 질병을 한열(寒熱) 두 가지로 나누고 한열 두 가지 치료원칙으로 질병과 서로 반대되는 치료법을 쓰는 것도 한의학과 유사한 점이다.

그러나 『월왕약진』에는 고대 인도불교의학의 내용도 반영되어 있다. 가장 분명한 것은 질병의 3인소(三因素)이다. 이미 이 책에는 농[隆], 츠빠[赤巴], 페이건[培根]의 3요인에 대한 설명이 나온다. 이 세 가지 요인이 인체를 구성하는 3대요소라고 하였다. 이 3자간의 협조와 균형은 건강을 유지하는 데 불가결한 것으로, 그 중 어느 한 가지 요소라도 어떤 원인으로 지나치거나 감소하면 이 3자간의 조화가 깨져 농병(隆病), 츠빠병(赤巴病), 페이건병(培根病)이 발생한다고 나온다. 이 3인자는 바로 불교에서 나오는 탐(貪), 진(瞋), 치(痴)의 삼독(三毒) 개념과 관계되며, 고대 인도의학 중 지(地), 수(水), 화(火), 풍(風)의 4대요소와도 밀접한 관계가 있다.

이 밖에도 『월왕약진』에서는 티베트의 여러 지방과 티베트족 고유의 특색도 많이 엿볼 수 있다. 질병의 종류에서 보아도 설맹(雪盲), 통풍(通風), 영류(癭瘤) 등과 같은 고원지대에서 잘 나타나는 병증이 모두 망라되어 있고, 이 책에 나오는 많은 약물 중 대부분이 예로부터 티베트에서 흔히 사용해 온 약들이다.

이 책에 실린 약물은 약 780종에 달하며, 이 가운데 식물약이 440종, 동물약이 260종, 광물약이 80종쯤 된다. 동물약이 약 33%를 차지해서 티베트 사람들이 예로부터 유목생활을 해오면서 동물약을 많이 써온 사실도 반영하고 있다. 식물약 중에는 티베트 특산인 비연초(飛鳶草), 방해갑(螃蟹甲), 익수초(翼首草), 장마황(藏麻黃), 장황련(藏黃連), 히말라아자말리(喜馬拉雅紫茉痢) 등이 나온다. 이런 약물의 유래와 성장환경 그리고 형태 등 생물학적 특성에 대해서는 별로 기술되어 있지 않으나 그 약성과 효능에 대해서는 자세히 기술되어 있다. 이런 티베트산 약물들은 주로 해발 4천 미터 이상의 고산지대에 잘 자라는 것들이다. 결국 이런 내용으로 보더라도 티베트 전통의학은 처음부터 뚜렷하게 티베트 특유의 고유한 의학내용이 많았음을 알 수 있다.

2) 『사부의전(四部醫典)』

『사부의전』은 티베트 전통의학에서 가장 중요하게 여기는 고전적 의학경전이다. 대개 서기 8세기 말에 저술되었다고 본다. 이 책의 저자에 대해서는 아직도 티베트 전통의학의 역사를 연구하는 학자들 사이에 논쟁이 계속되고 있다. 외국의 일부 학자들은 고대 인도의 아유르·베다 의학 중 한 의서(醫書)로, 범문(梵文)으로 된 원본은 유실되어 버렸다고 보는 사람도 있다. 이런 의사학자(醫史學者)들의 주장에 따르면 "티베트 전통의학의 기초문헌인『사부의전』은 원래 인도에서 쓰인 것이며 따라서 티베트 의학의 발원지는 인도임에 틀림없다"라고 말하는 사람도 있다.

결국『사부의전』은 티베트 의학의 기본경전이므로 이 책이 인도에서 기원하였다면 티베트의 의학체계 또한 당연히 인도에서 유래하였다고 보는 것이 당연하다. 이런 관점은 외국에서 제법 인정을 받고 있으며 중국에서도 이런 주장에 동조하는 사람들이 있다. 예컨대 중국에서 발췌 발행된『사부의전』번역본에는 표지에『서장전본인도고대의경(西藏傳本印度古代醫經)』이라고 제목을 붙였다. 이런 견해에는 많은 사람들이 동조하고 있다.

이런 관점과 관련해서『사부의전』의 내용과 각종 자료에 대한 조사 연구가 진행된 바 있다. 또 현재 남아 있는 인도 아유르·베다 의학의 주요경전에 대해서도 조사가 진행되었다. 그 결과『사부의전』은 범문(梵文)으로 쓴 고대 인도의서(印度醫書)의 번역본이 아니라 티베트에서 티베트 사람들에 의해 독자적으로 만들어진 의서란 사실이 확인되었다. 물론 이 책에는 주변국가의 기타 의료체계로부터 받아들인 부분도 있지만 고대 인도의학의 번역본이 아니라 티베트 사람들에 의해 쓰인 티베트의 고유 의서라는 주장에 많은 사람들이 동조하게 되었다.

당시의 여러 가지 사회적 특수성 때문에『사부의전』에는 고대 인도의 아유르·베다 의학과 유사한 이름이 나온다. 특히「감로정요팔지비결(甘露精要八支秘訣)」같은 것이 나오는데, 이때 '팔지'란 확실히 아유르·베다 의학의 책이름이다. 그러나『사부의전』에서는 '팔지'의 구체적 내용을 찾아볼 수 없다. 원래 '팔지'란 생리, 아과(兒科), 부과(婦科), 마귀(魔鬼), 금상(金傷), 중독, 양로(養老), 자보(滋補)를 가리키는데,『사부의전』에서는 이런 '팔지'의 내용에 따라 안배하지 않았다. 게다가『사부의전』은 약사불조(藥師佛祖), 유리광불(琉璃光佛)의 두 화신(火身)인

명지선인(明智仙人)과 심생선인(心生仙人)이 서로 문답하는 형식으로 서술되어 게송체(偈頌體) 형식으로 되어 있다. 모두 159장으로 그 중 「근본의전」 6장, 「논설의전」 31장, 「비결의전」 92장, 「후속의전」 27장으로 되어 있다. 이런 내용으로 보아 이 책이 아유르·베다 의학과 유사한 체재를 갖추었지만 이것은 단지 겉옷에 불과할 뿐 실제의 모든 내용은 티베트 사람들의 의료와 관련한 고유 경험과 중국의 한의학 그리고 인도의학을 부분적으로 도입하여 만든 티베트 전통의학 고유의 의서임을 알 수 있다.

대체로 오늘날 일치된 의견에 따르면 이 책은 8세기경에 위타·원딴꿍뿌가 썼다고 본다. 이보다 앞서 투르판 왕조 때 인도와 중국은 물론 아라비아로부터 한의학과 불교의학 그리고 아라비아 의학을 받아들였고, 이미 당시에 『의학대전』과 『무외의 무기』라는 의서가 있었지만 모두 유실되어 버렸고 오늘날에 와서는 『월왕약진』이 남아 있다. 따라서 『사부의전』에 고대 인도의학이나 중국 한의학의 내용이 부분적으로 들어 있다는 것은 극히 당연하다고 하겠다.

이 『사부의전』은 저술된 뒤 츠송떠잔에 의해 진귀한 경전으로 다루어져 유야사(柔耶寺)에 간직되었다가 11세기 초에 또 다시 발견되어 많은 사람들의 관심을 끌게 되었다. 그후 역대 의학자들은 이 책을 가장 중요한 경전으로 받아들였다. 11세기에 이르러 원딴꿍뿌의 13세 후손인 위타샤마가 한 차례 이 책에 철저한 보충과 수정을 가해서 그 형태가 고정되어, 오늘날 우리가 볼 수 있는 『사부의전』의 원본이 되었다.

이름 그대로 『사부의전』은 네 부분으로 되어 있다. 「근본의전」, 「논술의전」, 「비결의전」과 「후속의전」으로 되어 있다. 그 내용은 인체의 생리해부, 배태발육, 질병의 원인과 병리, 치료원칙, 임상각과, 각종 약물, 진료기계와 질병의 예후 등이 언급되어 있다.

「근본의전」은 모두 6장으로 되어 있다. 총론격의 책으로 티베트 의학을 전체적으로 소개하였다. 또 원망수(願望樹)의 형식을 빌려서 생리로부터 병리에 이르기까지, 치료로부터 양생(養生)에 걸친 일반지식을 소개하고, 진단과 치료의 원칙을 지적하여 티베트 의학 전체에 대해 개괄적으로 설명하고 있다.

「논설의전」은 인체의 배태발육, 내장기관, 질병의 내인(內因)과 외인(外因), 일상적인 음식, 그리고 적응증과 금기사항, 약물의 효능 및 외과치료기구에 대해 설명하였다. 또 한 장에서는 의사의 도덕수양과 관련해서 높은 의료윤리를 요구하였다.

「비결의전」에는 임상각과에 나오는 각종 병증의 원인과 증상 그리고 치료가 들어 있다. 농병, 츠빠병, 페이껀병, 부종, 노병(勞病) 그리고 각종 열증에 대해 언급하는 한편, 미성숙열(未成熟熱), 허열(虛熱), 진구열, 온역열(瘟疫熱), 장사(腸沙), 시역(時疫) 등이 들어 있다. 그 다음에는 심(心), 간, 비, 폐, 신(腎), 위, 대장, 소장(小腸)을 포함하는 오장육부의 병과 생식기병, 오관병(五官病), 내과잡병, 피부병, 외과병, 소아병 그리고 부인병 등이 들어 있어, 임상의학의 모든 분야가 망라되어 있다.

마지막으로 「후속의전」에서는 두 가지가 중점적으로 다루어졌다. 하나는 질병의 진단과 절맥에 관한 것이고, 다른 하나는 치료방법으로서 약물의 각종 제형(劑型), 예컨대 탕제(湯劑), 산제, 환제, 약주(藥酒), 초제(草劑) 등과 최토(催吐), 뜸, 사혈, 관장 등의 치료법이 망라되어 있다. 전체적으로 본다면 진단과 치료에 대한 설명이 많이 들어 있다.

이런 내용으로 미루어 보아 『사부의전』은 확실히 티베트 전통의학의 기초를 닦은 의학백과전서이다. 이는 티베트 전통의학의 모든 이론 및 실천과 관련한 내용을 망라하고 있다. 역대의 의학자들은 모두 『사부의전』을 가장 중요한 의학경전으로 보고 기본교과서로 삼았다.

후세의 의학자들은 줄곧 이 책에 주석을 달고 수정·보충하는 데 힘써, 그 결과 여러 가지 주해서도 생겨났다. 예컨대 뤄주께이뽀[洛朱給布]가 쓴 『조선구술(祖先口述)』과 5세 따라이·라마 때 상지지아추오가 편찬한 『사부의전람류리』는 모두 이런 주석서이다. 특히 『남류리』는 그 주석이

자상하고 알기 쉬워서 많은 사람들이 『사부의전』을 학습하는 데 표준주
해서로 인정되고 있다.

국내는 물론 외국에서도 이 경전에 대한 연구가 계속되어 왔으며 여러
나라말로 번역되기도 하였다. 17세기 말에 라마불교가 몽골지방에 전해
지면서 『사부의전』도 몽골지방에 전해지고 곧 몽골말로 번역되었다. 단
편적이지만 러시아어, 영어, 독일어 등 외국어 번역본도 나타났다. 그러
나 서방세계에서는 아직 『사부의전』의 전문을 번역한 번역본은 없다.

3) 『정주본초(晶珠本草)』

이 책은 '약물학광론(藥物學廣論)'이라고도 한다. 이 책을 쓴 사람은
띠미마·딴정평추오[帝彌瑪·丹增彭措]이다. 그는 20년 동안 청해(靑海)
지방과 티베트 그리고 사천(四川)지방에서 오랫동안 현지조사를 거쳐
예로부터 흔히 쓰여 온 100종의 약물을 참고로 1835년에 이 책을 쓰고
1840년에 출판하였다.

이 책의 분량은 약 30만 자 정도로 상·하 두 권으로 되어 있다. 상권
은 「약물정주가결(藥物晶珠歌訣)」이다. 총론격의 게송체(偈頌體)로 모
든 약물의 치료효과와 약물을 개괄적으로 소개하였다. 하권은 「약물정
훈광론(藥物晶訓廣論)」이다. 서술체로 각기 다른 약물의 유래, 성장환
경, 성질 등을 개별적으로 설명해 놓았다. 약물 2,294종을 실어 크게 13
대류로 분류하였다. 즉 진보류(珍寶類), 보석류, 토류(土類), 즙액정화류
(汁液精華類), 동물류, 작물류(作物類), 수류(水類), 화류, 포제류(炮制
類) 등이다. 2천여 종의 약물이 실려 있으나 실제로는 1,220종이 들어
있다. 그 원인을 알아보면 첫째로 같은 것에서 나오는 여러 종류의 비슷
한 약물은 모두 각기 다른 종류의 약명으로 열거하여 광물약 중에는 이
런 것이 몇백 개나 된다. 둘째로는 같은 약물도 산지가 다르면 다른 지
명을 붙여 서로 다른 약으로 기록하였으나 사실은 같은 약이다.

따라서 이 책에 나오는 약물의 수는 실제 약물 수보다 많다. 그러나 1,200종 중에는 매우 중요한 약물들이 많이 들어 있다. 특히 내용적으로 살펴보면 티베트 의학의 특성이 분명하게 드러난다. 특히 높은 고원지대에서 나는 특산물로서 녹농고(綠絨高), 장아채(獐芽菜), 호이초(虎耳草), 익수초(翼首草) 등은 티베트 고원지대에서만 나는 약물이다. 어떤 것은 해발 4천 미터 이상의 고산에서만 나는 약물도 있다. 설련화(雪連花), 오여용담(烏如龍膽), 자포봉모국(紫苞鳳毛菊), 전약토이초(箭藥兎耳草) 같은 약물은 오직 티베트에서만 구할 수 있다.

분류학의 관점에서 볼 때 다른 전통의학체계에서 찾아보기 어려운 티베트 전통의학 고유의 특색도 엿볼 수 있다. 물론 『본초강목』의 분류법처럼 온전하지는 않으나 『정주본초』는 약물을 광물, 식물, 동물로 분류하였다. 광물약 중에서는 특히 진보류 약물이 돋보인다. 이런 진보류 약은 보석, 취석(翠石), 금강석, 수정, 산호(珊瑚)에만 한정되지 않는다. 이밖에도 석(錫), 아연, 철 등도 진보류에 넣고 있다.

동물약의 분류도 특이하여, 동물의 신체부위에 따라 분류하였다. 가장 많이 접촉한 동물로서 예컨대 소, 양, 말 등에서 취한 약물이 많다. 예를 들면 위미(胃糜)를 약으로 쓰는데, 이런 것을 약으로 쓰는 전통의학체계는 찾아보기 어렵다. 이는 티베트가 높은 고산지대인 만큼 자연적 제약으로 이 지역에서는 벼, 조, 지장, 밀, 보리 등의 곡물이 많지 않은 데 따른 결과라고 여겨진다.

『정주본초』의 또 다른 특색을 든다면 이 책에 수록된 약물은 모두 티베트 사람들의 의료경험에서 얻어진 결과로, 다른 의학체계에서 볼 수 있는 본초서(本草書)와는 크게 대조를 이룬다는 점이다. 예컨대 가자(訶子)는 한의학에서는 별로 쓰이지 않지만, 티베트 의학에서는 '약 중의 왕'으로 보면서 이 약의 성질과 효능에 관해 상세히 기록하고 있다. 우선 옛 문헌에서 가자의 유래에 대한 신화로부터 시작된다. "범천(梵天)에서 한 방울의 감로가 떨어져 가자수(訶子樹)가 생겨났다"라는 전설에서 시작하여 다음으로 품종이 열거되고 사용경험도 상세히 기록되어 있다.

가자의 열매는 농병을 치료한다. 그 미(味)가 신(辛)하기 때문에 그렇게 본다. 과육으로는 츠빠와 농의 합병(合病)을 치료한다. 그 미(味)가 감(甘)하기 때문이다. 가운데 과육(果肉)으로는 페이껀과 농의 합병을 치료한다. 그 미가 산(酸)하기 때문이다. 과미(果尾)로는 츠빠병을 치료한다. 그 맛이 쓰기 때문이다. 외피(外皮)로는 츠빠와 페이껀의 합병을 치료한다. 그 맛이 삽(澁)하기 때문이다. 또 이 책에는 가자의 별병도 기재되어 있다. 이렇게 상세한 가자에 대한 기록은 중국의 어느 본초서(本草書)에도 없다.

끝으로 『정주본초』에는 사람의 인육(人肉), 인심(人心), 인안, 인뇌 등을 약으로 쓴다는 것이 기재되어 있다. 하지만 그렇게 약으로 쓰는 것은 산 사람에게 얻을 수는 없고 단지 형벌을 받아 죽었거나 싸움에서 죽은 자로부터 취할 수 있다고 이 책에는 기록되어 있다. 종합적으로 볼 때 이 책은 당시의 사회적 여건을 감안한다면 그 기술수준이나 과학성으로 비추어 볼 때 '티베트 전통의학의 본초강목'이라 할 만하다.

Ⅷ. 외국의 티베트 전통의학 연구

1. 의료윤리

모든 직업은 그 나름대로 일정한 기준과 도덕적인 윤리가 요구된다. 의료도 예외는 아니다. 의료윤리는 의사가 직업상 지켜야 할 도덕적 요구이다. 서로 다른 시대와 사회에서는 각기 다른 도덕과 윤리기준이 적용된다. 의료에서는 처음부터 이런 의덕(醫德) 내지 의료윤리가 강조되어 왔는데, 그것은 티베트 전통의학에서도 마찬가지였다.

원시사회에서는 의료의 수준이 낮아 극히 간단하고도 단순한 의학지식과 경험만이 있었다. 먹을 식품을 찾아 헤매는 과정에서 병이 나거나 상처가 생겨, 이에 대한 의료활동이 있게 되면서 점차로 의료윤리가 싹트기 시작하였다. 당시에는 아직 전문적인 의사가 없었다. 병이 나면 서로 돕고 서로 치료하였다. 어떤 사람이 때로는 환자일 수 있고 또 베푸는 의사일 수도 있었다. 그후 사회가 점차 다변화하고 전문직인 의사가 생겨나면서 병을 치료하기 시작하였다. 이런 상황을 다음과 같은 옛이야기로 설명할 수 있다.

먼 옛날 투르판 왕조 때의 전설에 따르면 삐지지아지에[畢吉加杰]와

뻬이라지아지에매[貝拉加杰瑪] 두 사람이 티베트에 와서 의학을 전파하였다. 하루는 한 여인이 나이든 부인을 등에 업고 문 밖으로 나오는 것을 봤다. 두 의사가 "어디서 업고 나옵니까?"라고 물으니 여인이 대답하기를 "제 어머니인데 앓아 누웠습니다"라고 말했다. 두 사람이 다시 "아픈 어머니를 밖으로 업고 나와서는 안 됩니다. 집 안으로 들어가십시오"라고 말하니, 그 여인이 대답하기를 "이는 티베트의 풍속입니다. 만약 병자가 집에 머물러 있으면 그 병이 우리에게 옮습니다"라고 했다. 이에 의사가 또 "이곳에 의사가 있습니까? 병을 치료할 수 있습니까?"라고 물으니, 다시 여인이 대답하기를 "우리에게는 아미타불(阿彌陀佛)이 있습니다. 음식으로 병을 치료하는 방법이 있습니다. 또 충분한 지식도 있습니다. 신선한 수유(酥油)로 지혈할 수 있습니다. 우리 부모의 병도 고칠 수 있습니다"라고 말했다. 의사들이 "병자를 집 밖으로 내보내는 것은 이 고장 풍속입니까?"라고 되물었다. 그러자 여인이 대답하기를 "자식이 아플 경우 부모는 자식을 밖으로 내보내지 않습니다"라고 말했다. 다시 의사들이 "당신은 병자를 집 밖으로 내보내서는 안 됩니다"라고 말하였다.

이런 대화에서 미루어 보더라도 당시에는 의료수준이 몹시 낮았지만 병이 전염된다는 사실은 알고 있었다. 당시에 부모들은 병든 자식을 치료하지만, 병든 부모는 아예 집 밖의 황야에 내버려졌던 것이다.

어찌보면 매우 비도덕적인 것 같지만 의료수준이 낮은 시대에 특히 열성전염병(熱性傳染病)이 창궐하고 유행하던 시대에 병자를 버리는 것은 더 많은 건강한 사람을 구하기 위한 조치였다. 의료수준이 낮은 사회에서 불가피하게 이용된 방법이었던 것이다. 넓은 의미의 의료윤리라는 관점에서 보더라도 크게 비난받을 것이 못된다.

그후 투르판 왕조에 이르러 티베트에서는 의학이 발전하면서 의료윤리 역시 사람과 사람 사이의 관계를 규정하는 일종의 규범으로 자리잡았다. 의학의 대상이 질병이고 사람이기 때문에 이런 도덕규범은 일찍부터 생겨났다. 투르판 왕조 때의 의학관계 문헌을 보면 벌써 이 시기에 일정한 의료윤리가 있었음을 알 수 있다.

『사부의전』의 「논설의전」 중 제31장에는 '치자의생(治者醫生)'이 있다. 그 내용은 의사와 환자, 의사와 의사, 의사 자신의 품행·도덕 및 수양 등 각 방면의 내용이 언급되어 있다. 이것만 보더라도 이미 티베트에서는 오래전에 의사의 도덕규범이 체계적으로 완전하게 갖추어져 있었음을 알 수 있다.

『사부의전』에는 의사의 지혜, 동정심, 의료행위, 진료태도 등 11조로 된 서약도 들어 있다. 특히 이런 서약에는 환자에 대한 태도가 들어 있어, 환자는 그 빈부귀천을 따지지 말고 치료해 주라고 되어 있다. 의사 자신은 고귀한 인격과 수양을 갖추도록 힘쓰고 병자의 병세에 대해 잘 파악해야 하며 그래야만 병자와 가족에게 환자의 병세와 그 예후를 말할 수 있다는 내용도 들어 있다.

또 진단이 확실하게 내려지기 전에는 함부로 말하는 것을 엄금하였다. 다시 말하면 후세에 말하는 의원성질병(醫源性疾病)의 발생을 막고자 하였던 것이다. 의사의 의료기술은 완전해야 하며 더욱 훌륭해지도록 힘쓰고, 의사와 의사는 동업자로서 서로 배우고 협력해야 한다고 하였다. 그리고 병자의 생명을 중히 여기고 심지어 덕으로 원한을 갚으라고 하였다.

티베트 전통의학의 이런 도덕규범은 다른 고대 의료체계에 비해 조금도 손색이 없다. 고대 그리스의학의 시조라 불리는 「히포크라테스의 선서(宣誓)」나 손사막(孫思邈)의 「천금방·태의정성(千金方·太醫精誠)」 같은 것과 비교해 보더라도 조금도 손색이 없다. 이런 티베트 전통의학의 도덕규범은 당시의 정교일치(政敎一致)라는 사회적 배경에서 볼 때 확실히 종교적 의미도 있었던 것 같다.

의사 자신은 경건하고 정성스럽게 라마승(僧)이 따라야 할 불교수칙이라 볼 수 있는 불살생(不殺生), 불사음(不邪淫), 불음주(不飮酒)를 포함하는 불교의 교계(敎戒)를 지키도록 요구되었다. 이런 것은 다른 의료체계의 경우보다 더욱 엄격하였다. 또 환자에 대해서도 불교의 교리에서 출발하여 "육방세속(六方世俗)의 중생을 모두 자기 부모처럼 돌볼 것"을 요구하였다. 끝으로 병자에 대해서는 은인이나 원수를 불문하고 똑같이 대해야 하며 병자를 위해서는 모든 힘을 쏟아야 한다고 하였다. 의사가 생전에 죄를 많이 지었다고 해도 병자의 목숨을 구하면 과거의 죄를 용서받을 수 있다고도 나온다. 확실히 이런 높은 수준의 윤리는 티베트 전통의학의 또 하나의 특징이라 하겠다.

2. 해외의 연구활동

확실히 티베트 전통의학은 오랜 역사를 가지며 그 내용 또한 풍부해서 티베트뿐만 아니라 주변지역과 국가에 큰 영향을 끼쳐왔다.

19세기에는 서방학자들도 티베트에 대해 학문적인 흥미를 갖기 시작하였다. 국제적으로는 '티베트학'이 점차 새로운 학문으로 형성되어 가고 있다. 이 '티베트학'은 티베트와 관련한 모든 분야를 연구대상으로 삼는다. 그 가운데 티베트 전통의학은 풍요한 연구대상의 하나로, 그동안 외국에서 진행되어 온 연구상황을 소개하면 다음과 같다.

이미 언급한 바와 같이 서방 학자들의 티베트 연구는 1823년에 영국인이 티베트의 라마 사원에 와서 직접 티베트말을 공부하며 여러 방면에 걸친 티베트학 연구를 추진하면서 발전했다. 그의 이름은 지마[齊瑪: 1784-1842]이다. 그는 서방세계 최초로 티베트 문제를 공부한 사람이다. 그는 특별히 티베트 의학을 연구하지는 않았으나 티베트 의학을 티베트 문화의 일부로 연구하기 시작하였다.

그는 당시에 『사부의전』에도 관심을 쏟았다. 그후 「티베트 전통의학 관계 저작의 분석」이란 제목으로 논문을 써서 1835년에 발표해, 『사부의전』의 모든 내용을 서방세계에 소개하였다. 20세기에 들어와 티베트

의학연구는 점차 활기를 띠기 시작하였는데, 그 주인공은 러시아 사람이었다. 당시에 티베트 의학은 몽골지역에서 통용되었으며 러시아는 몽골족과 관계가 깊었다. 그래서 러시아는 『사부의전』에도 관심을 갖게 되었다. 일찍이 1860년에 알렉산더 1세는 명령을 내려 러시아말로 이 경전을 번역하게 하였다. 그러나 이 사업은 성공하지 못하였다. 너무 어려웠기 때문인 것 같다. 대략 비슷한 시기에 또 다른 러시아 사람이 『사부의전』의 일부인 「근본의전」을 번역해 내면서 차츰 『사부의전』의 번역사업도 본격화되었다.

1935년에 이르러 「티베트 의학의 연구」란 논문이 러시아 사람에 의해 발표되었다. 이 논문에서도 『사부의전』의 중요성이 강조되었다. 그후 이런 번역사업은 러시아뿐만 아니라 독일의 함부르크대학, 영국의 의사학자(醫史學者) 그리고 미국에서도 일부 학자들에 의해 추진되어 왔다. 이제 와서는 이런 티베트학과 티베트 의학을 전문적으로 연구하는 사람들도 늘어났다. 그리하여 마침내 1983년에는 미국에서 티베트 의학협회가 창설되었다. 이와 같이 티베트 전통의학은 서방세계에서도 많은 사람의 관심을 끌고 있다.

우리 역시 고유의학의 뿌리를 더욱 밝혀내고 역사적인 유래를 연구하려면 앞으로 티베트 의학의 발전과정과 그 이론 및 실제에 대한 연구가 활발하게 이루어져야 할 것으로 믿는다.

티베트 의학의 세계

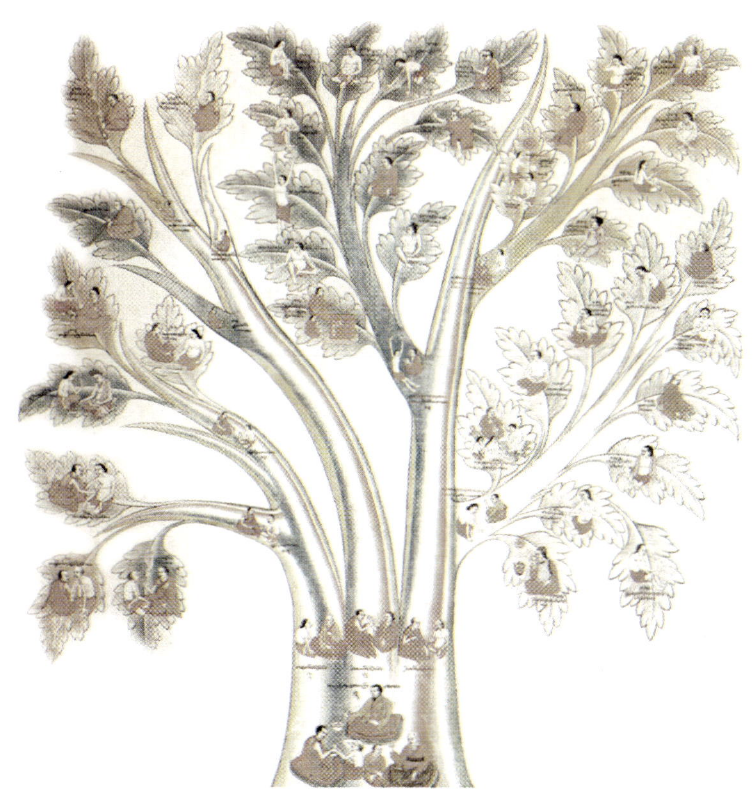

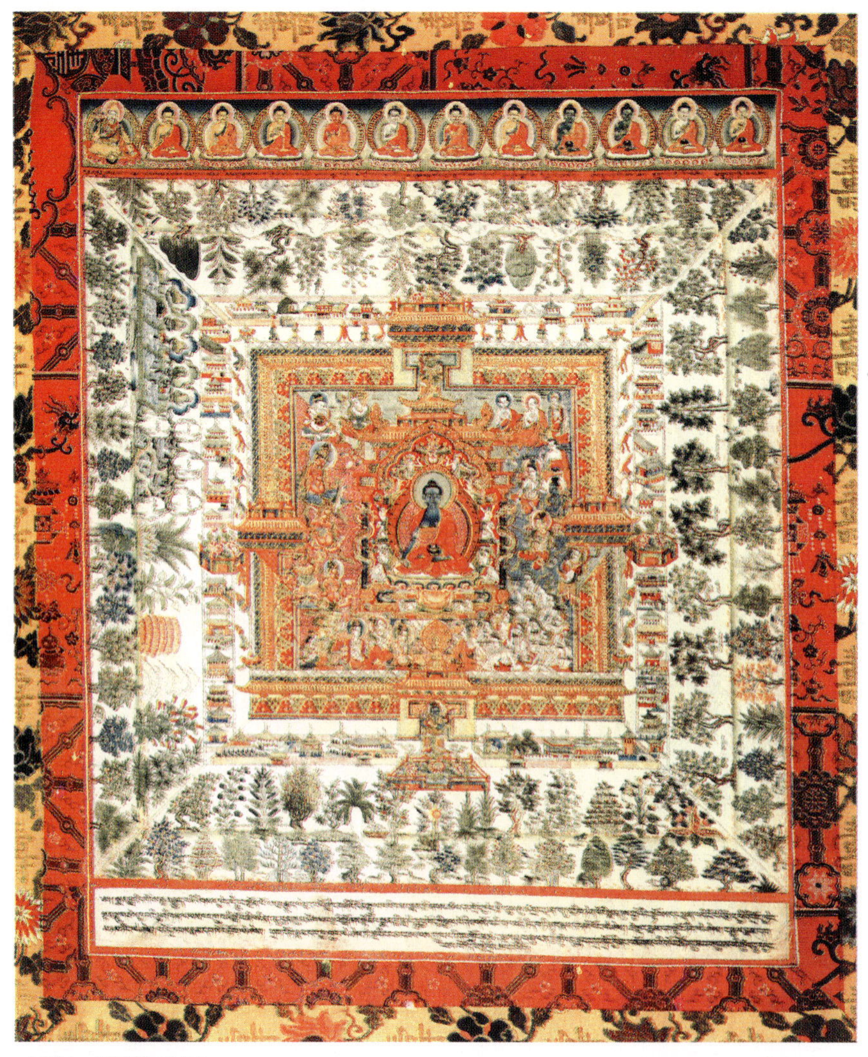

<그림 1> 약왕성: 제1도

티베트에서는 일찍이 서기 8세기 경부터 만탕이라 부르는 괘도를 이용하여 의학 교육을 실시하여 왔다. 오늘날까지 전하는 만탕에는 티베트 의학의 정수인 『사부의전(四部醫典)』의 인체의 배태와 발육, 생리, 병리, 해부, 양생, 진단, 치료술, 약물학, 의학의 목적 등의 내용이 아름답게 그려져 있다. 위 그림 1은 의학의 궁극적 결과인 극락정토의 실현을 보이는 약왕성(藥王城)을 그린 것이다. 그림의 한가운데에는 석가모니불의 화신인 약사유리광불(藥師琉璃光佛)이 자리잡고 있고, 그 주변 네 군데에는 각기 하늘나라의 시의, 의선(醫仙), 여러 부류의 신, 여러 보살 등이 유리광불의 의학 강의를 듣고 있다(이 강의록이 바로 『사부의전』의 내용을 이룬다). 약왕성의 사방 둘레는 보석으로 장식되어 있고, 특히 가장 바깥쪽에는 각기 방위에 따라 각종 한병과 열병을 고칠 수 있는 온갖 약재가 갖추어져 있다. 이는 비록 환상적인 내용이지만 질병에서 벗어나 건강과 장수를 누리려는 인간의 간절한 소망을 표현한 것이라 할 수 있다(본문 188~201쪽 참조).

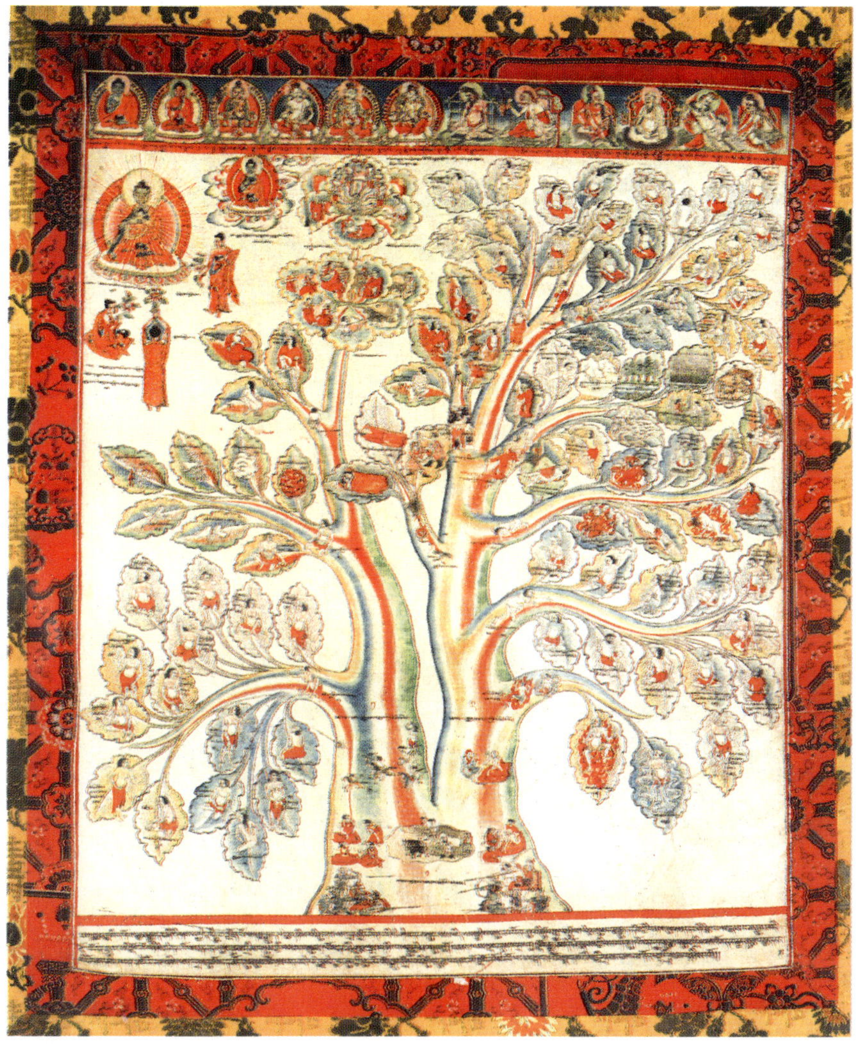

<그림 2> 제2도: 인체의 생리와 병리(전체도)

의학 괘도인 만탕의 특징 중 하나는 의학 내용을 체계적으로 보이기 위하여 줄기, 가지, 잎을 갖춘 원망수(願望樹)를 이용하여 중심적인 것과 파생적인 것을 계통화한 점이다. 이 그림에서 한 가지는 정상 생리를 표시하고 다른 가지는 병적인 병리상태를 표시하고 있다. 인체 생리를 나타내는 줄기는 3대 요인, 7종 물질, 3종 배설물 등 세 개의 가지로 나뉘며, 거기에는 25개의 잎이 붙어 있다. 인체 병리를 나타내는 줄기는 질병의 근원, 발병 원인, 발병 경로, 질병 부위, 병변의 구체적인 위치, 발병의 규율과 연령·지역·계절 사이의 관계, 질병의 결과와 치사 원인, 질병의 전화, 질병의 분류 등 9개 가지로 나뉘며, 거기에는 63개의 잎새가 붙어 있다. 따라서 이 그림에는 모두 88개의 잎새가 있으며, 게다가 건강의 꽃으로부터 신앙과 재산의 열매가 열리고, 장수의 꽃으로부터는 안녕 장수의 열매가 열려 사람이 무지개로 변하여 하늘나라로 올라갈 수 있게 한다(본문 193쪽 참조).

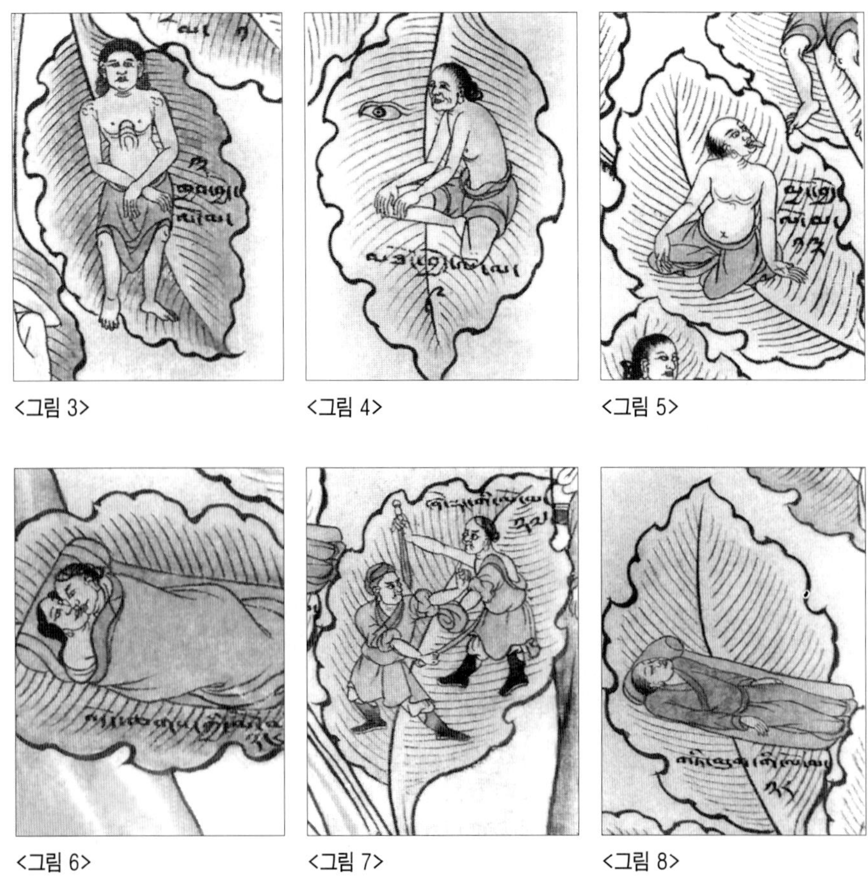

<그림 3> <그림 4> <그림 5>

<그림 6> <그림 7> <그림 8>

인체의 병리와 생리(부분도)

그림 3, 4, 5: 티베트 의학에서는 인체 생리의 3대 기본 요인으로 농, 츠빠, 페이껀을 들고 있다. 농은 생명 유지, 언어 관리, 지기(志氣) 함양, 운동 관리, 음식물 분해, 배설, 분만 등과 관계되며, 츠빠는 몸안의 소화, 기색 유지, 생각과 의식 지배, 시각, 피부의 윤택 등과 관계되고, 페이껀은 몸안 수분의 유지, 음식물의 분쇄, 미각, 순산, 관절의 윤택 등과 관계된다. 그림 3은 농의 한 기능인 표정과 운동을 맡는 치아뿌치농을 그린 잎새이며, 그림 4는 츠빠의 한 기능인 시각을 맡는 츠빠통치에를 그린 잎새이고, 그림 5는 페이껀의 한 기능인 미각을 맡는 페이껀뉴엉치에를 그린 잎새이다(본문 193쪽 참조).

그림 6, 7, 8: 티베트 의학에서는 농, 츠빠, 페이껀 등 인체의 3대 생리 요인과 관련된 질병의 원인으로 각기 농병의 근원으로 탐욕(그림 6), 츠빠병의 근원으로 분노(그림 7), 페이껀병의 근원으로 치매(그림 8) 등을 들고 있다.

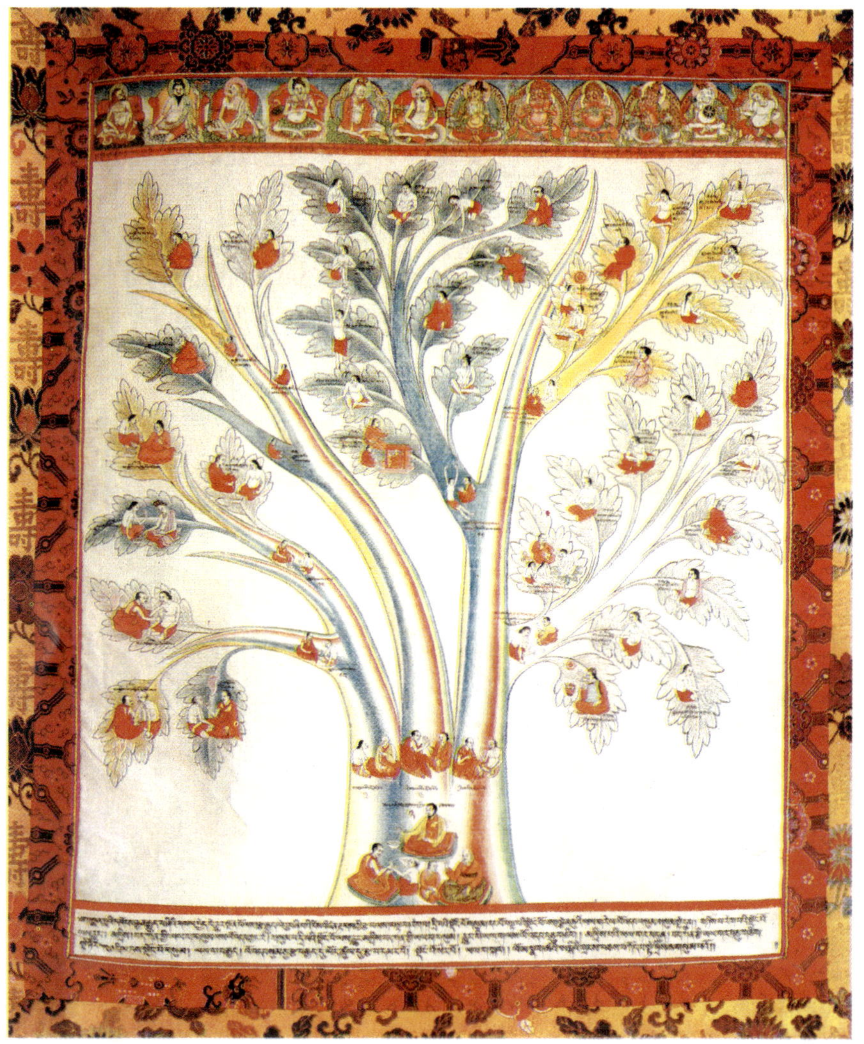

<그림 9> 질병의 진단(전체도)

만탕에서는 질병의 진단 내용을 세 개의 나뭇가지로 나누어 망진, 촉진, 문진을 나타내었다. 망진 줄기는 다시 설진(舌診)과 요진(尿診)으로 나뉘며 한 줄기에는 모두 3개의 잎이 붙어 있다. 촉진 줄기에는 농병, 츠빠병, 페이껜병 진맥 등의 작은 가지가 있으며, 각 가지에는 각기 한 개의 잎새가 달려 있다. 문진(問診) 줄기는 농병, 츠빠병, 페이껜병의 문진을 나타내는 3개의 줄기로 다시 나뉘며, 농병의 문진 가지에는 11개의 잎이, 츠빠병의 문진 가지에는 7개의 잎이, 페이껜병의 문진 부위에는 11개의 잎이 붙어 있다. 그리하여 전체 그림에는 3개의 줄기, 8개의 가지, 38개의 잎새가 있게 된다.

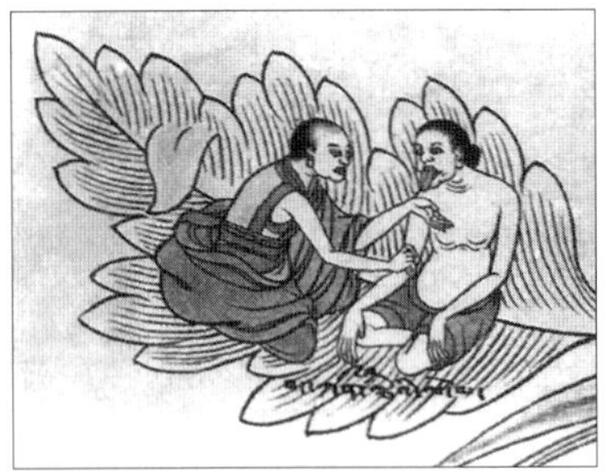

<그림 10>

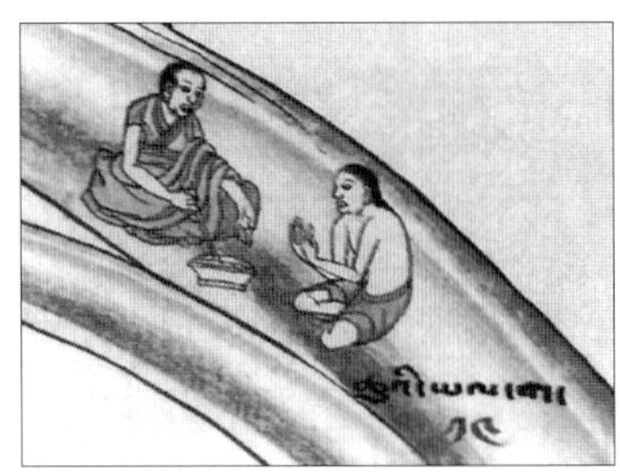

<그림 11>

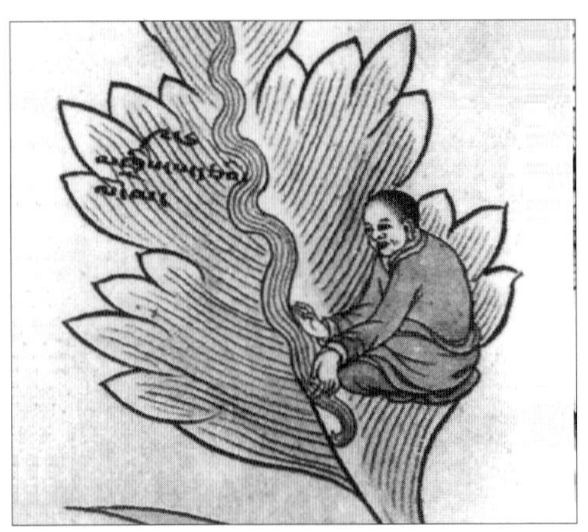

<그림 12>

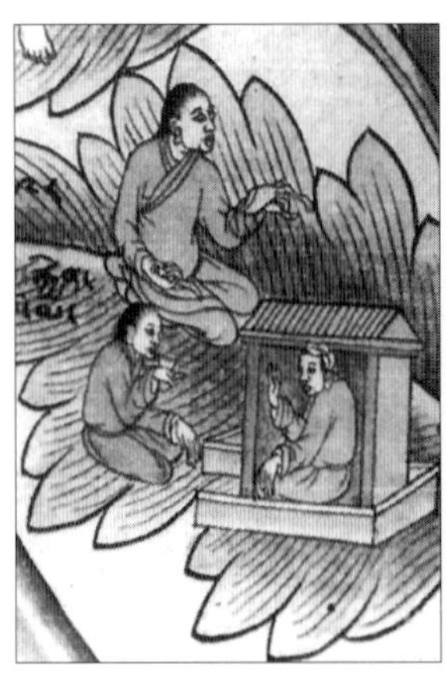

<그림 13>

질병의 진단(부분도)

그림 10은 망진 중 설진을 나타낸 부분도 중 하나이다. 혀를 보아 그 색깔이 담백하고, 축축하고, 매끄러우면 페이껀병으로 진단된다.

그림 11은 망진 중 요진을 나타낸 부분도 중 하나이다. 오줌 색깔이 누르스름하거나 붉으며, 비린내가 나고, 짙으면 츠빠병으로 진단된다.

그림 12는 촉진 가운데 하나인 농병의 맥상을 나타낸 것이다. 진맥한 부위가 넓은 듯하며(洪), 팽팽한 듯하며(弦), 자주 뛰면(數) 츠빠병으로 진단된다. 그림에서 맥상 부위가 넓고, 단단하며, 굽이치는 듯 묘사되어 있다.

그림 13은 문진 중 농병의 병인 중 하나를 나타낸 것이다. 환자에게 물어본 결과 조잡한 음식을 먹거나 기거를 잘못했음이 드러났다. 이는 농병을 일으킨다.

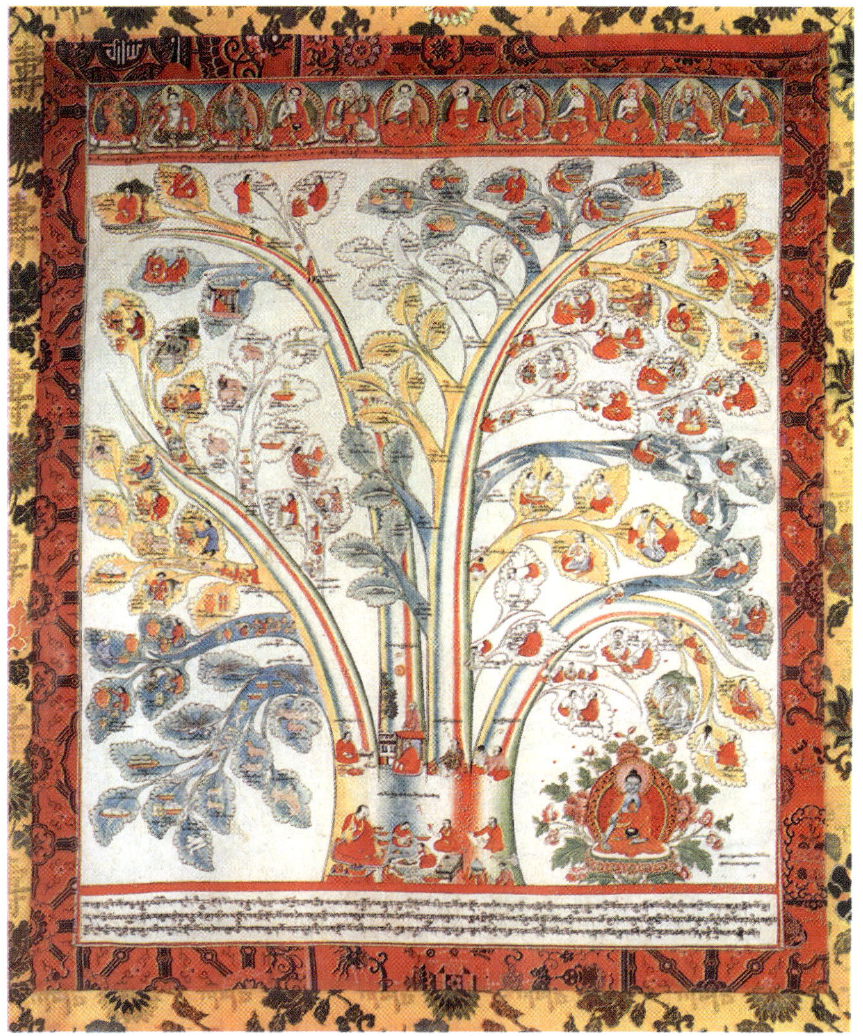

<그림 14> 질병의 치료(전체도)

티베트 의학에서 질병 치료는 크게 음식·기거·약물·외과 처리로 나뉜다. 따라서 만탕에서는 이 넷을 각기 한 줄기로 그렸다. 음식 줄기는 농병·츠빠병·페이껀병 등을 치료하기 위한 먹거리(食物)와 음료 등 6개 가지로 나뉜다. 농병 치료의 경우는 7개의 먹거리, 4개의 음료 잎새가 있으며, 츠빠병 치료의 경우에는 7개의 먹거리, 5개의 음료 잎새가 있고, 페이껀병 치료의 경우에는 6개의 먹거리, 3개의 음료 잎새가 있다. 그리하여 음식 줄기에는 모두 35개의 잎새가 있게 된다. 기거 줄기에는 농병·츠빠병·페이껀병의 기거에 각각 2개의 잎이 달려 있어 모두 6개 잎새가 있게 된다. 약물 줄기에는 15개 가지가 있으며, 거기에는 농병·츠빠병·페이껀병을 치료하는 약물의 성질과 기미(氣味) 18개, 공격성 약물(攻藥) 23개, 몸밖으로 내모는 치료법 9개 등 모두 50개의 잎새가 달려 있다. 외과 처치 방법 줄기에는 농병·츠빠병·페이껀병의 외과 처치 방법 등 3개의 가지가 있고 7개의 잎새가 있다. 이처럼 질병 치료 전체도에는 뿌리 하나에 4개의 줄기, 27개의 가지, 98개의 잎새가 담겨 있다. 이러한 그림을 통해 여러 가지 치료법을 책을 찾아보지 않아도 이해하고 기억할 수 있다. 확실히 이런 괘도를 이용한 괘도법은 티베트 의학의 빼놓을 수 없는 특색이다(본문 194쪽 참조).

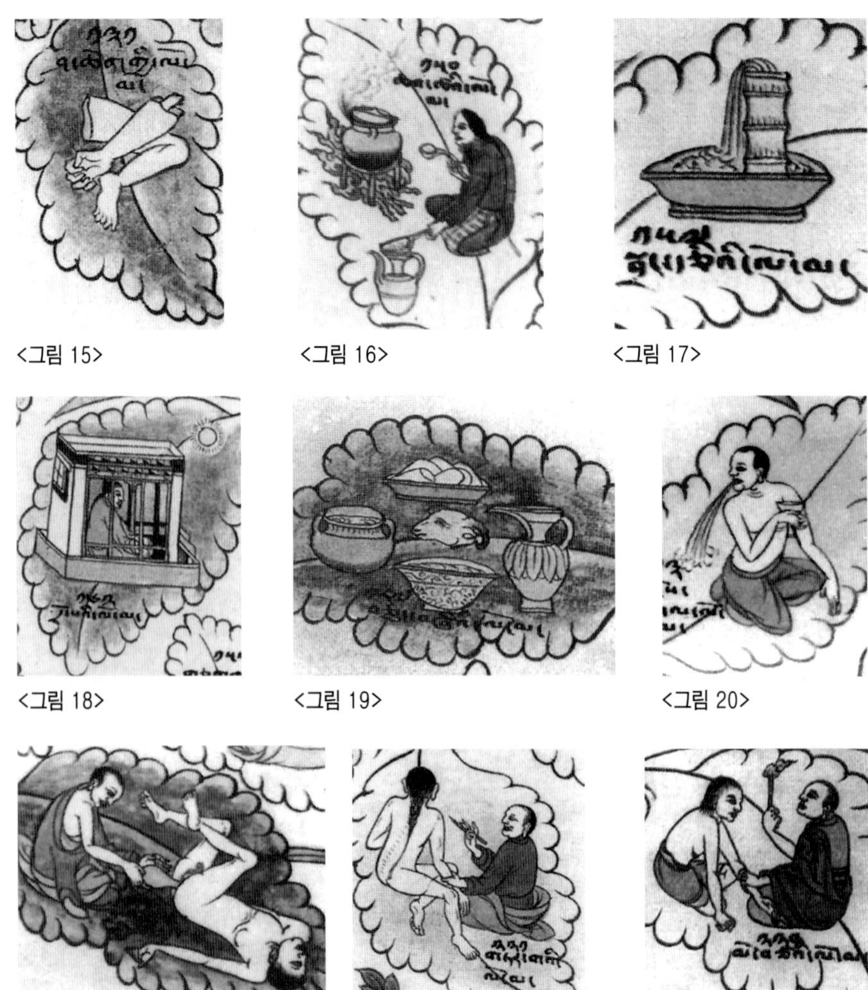

<그림 15>　<그림 16>　<그림 17>

<그림 18>　<그림 19>　<그림 20>

<그림 21>　<그림 22>　<그림 23>

질병의 치료(부분도)

그림15는 농병을 치료하기 위한 먹거리 중 하나인 칼로 죽은 인육이다.

그림16은 츠빠병을 치료하기 위한 음료 중 하나인 펄펄 끓인 물이다.

그림17은 페이껀병을 치료하기 위한 먹거리 중 하나인 벌꿀이다.

그림18은 농병 환자가 온난한 곳에 거처해야 함을 나타낸 것이다.

그림19는 농병 환자를 치료하기 위한 공격성 약물 가운데 하나인 사물탕을 그린 것이다.

그림20은 츠빠병을 치료하기 위한 사법(瀉法) 중 하나를 그린 것이다.

그림21은 농병을 치료하기 위한 내모는 방법 중 하나인 관장을 그린 것이다.

그림22는 외과처치법 중 하나인 방혈을 그린 것이다.

그림23은 외과처치법 중 하나인 뜸치료를 그린 것이다(본문 193~194쪽 참조).

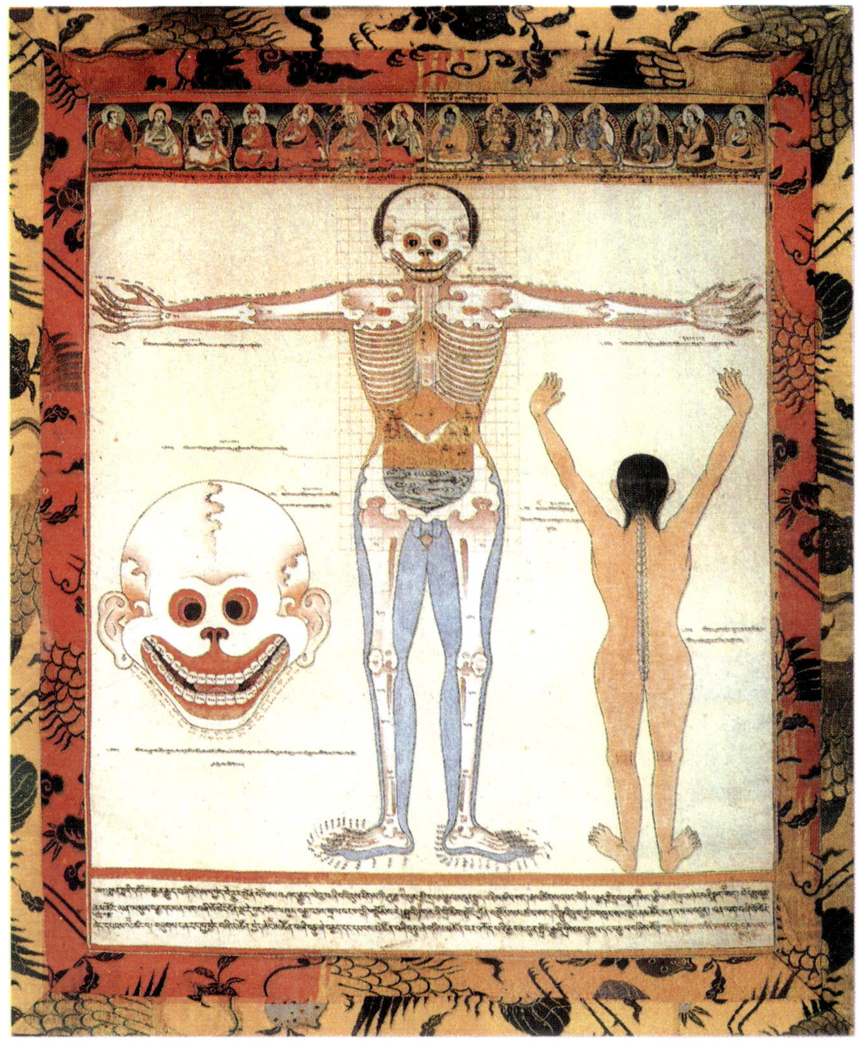

<그림 24> 인체의 골격(정면도)

티베트 의학의 인체 해부도는 서양 문예부흥기에 활약한 베살리우스(1514~1564)에 비해 1세기쯤 뒤지지
만 다른 전통의학 체계에서 찾아볼 수 없는 매우 과학적인 해부도이다. 그림 24는 인체 골격의 정면도이다.
티베트 의학에서는 인체 골격을 23종으로 나누며, 전신 골격은 치아를 포함하여 306개 조각으로 구성되어
있다. 전신은 척추골이 28조각, 근골 24조, 치아 32개, 두발 21,000개를 갖춘다. 전신에는 땀구멍이 3,500만
개가 있는데, 그 가운데 700만 개는 머리 부분에 있고, 1,400만 개는 몸통 부분에, 1,400만 개는 사지에 위치
한다. 기건(肌腱)은 900개이다. 그것은 각각 머리, 몸통, 사지 부분에 300개씩 위치한다.

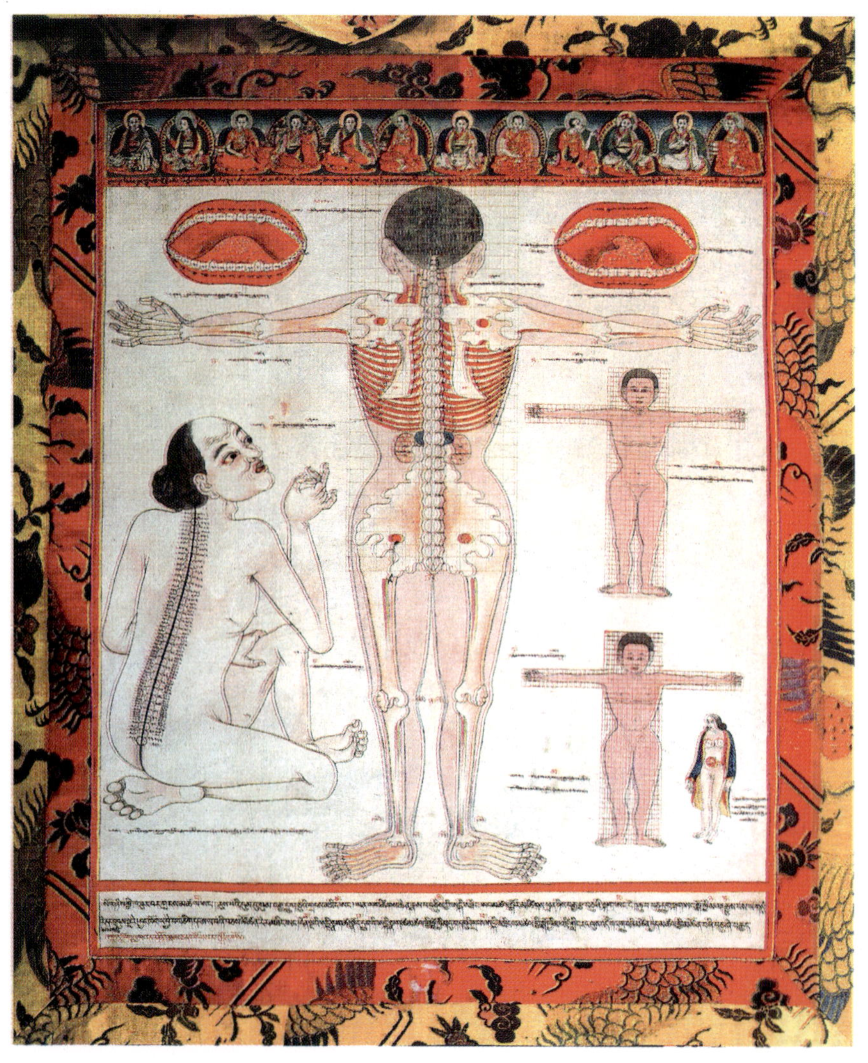

<그림 25> 인체의 골격(배면도)

인체의 전신은 4지 대관절 1개, 소관절 210개를 포함한다. 5장은 간, 심, 비, 폐, 신을 포함하며, 6부는 위, 십이지장, 담, 방광, 생식기관, 장(腸)을 포함한다. 아홉구멍(九竅)은 두 눈, 두 귀, 두 콧구멍, 입, 항문, 요도를 포함한다. 여성은 별도로 산문(産門)과 유두 2곳을 포함한다. 사람의 키는 길게 늘인 양팔의 길이와 비례한다. 키가 팔길이 3개 반 이하는 왜소한 사람이다.

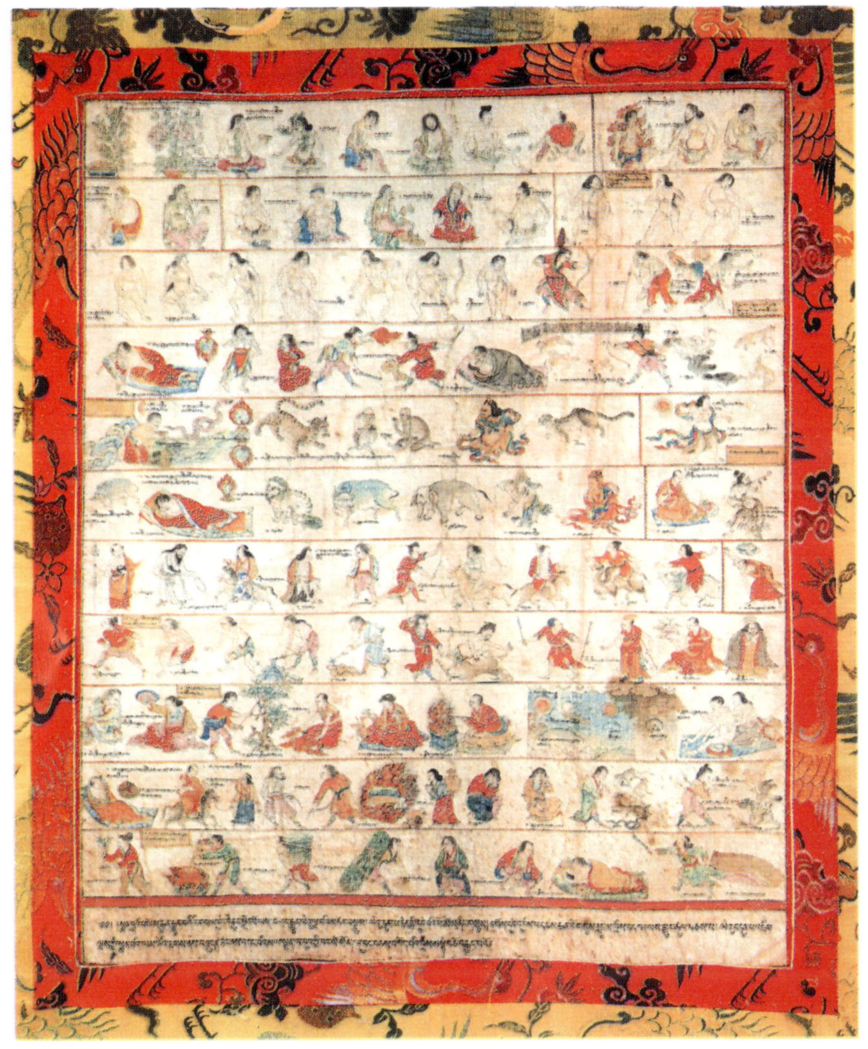

<그림 26> 사람의 생리 특징과 사람의 유형

티베트 의학에서는 인체의 체질을 각기 농병형, 츠빠형, 페이껀형 체질로 나눈다. 예컨대 농병형의 사람은 야위고 약하며 허리가 구부러지고 피부가 회색을 띠며, 말이 많고 노래부르기를 즐기며 싸움과 사냥을 좋아하고 성욕이 왕성하며, 매·까마귀·여우 같은 동물로 비유된다. 쯔빠형은 뚱뚱하며 몸에 땀이 많고 쉽게 노하며 총명하고 질투가 많고, 얼굴색이 노랗고 재산이 많고 명이 길다고 하며, 원숭이·고양이로 비유된다. 페이껀형은 체구가 크고 훤출하며 피부가 희고 윤깔나며, 성정이 온화하며 활동하기를 좋아하지 않고 잠자기를 좋아하며, 장수하고 재산이 많다고 하였으며, 사자·황소·코끼리로 비유된다.

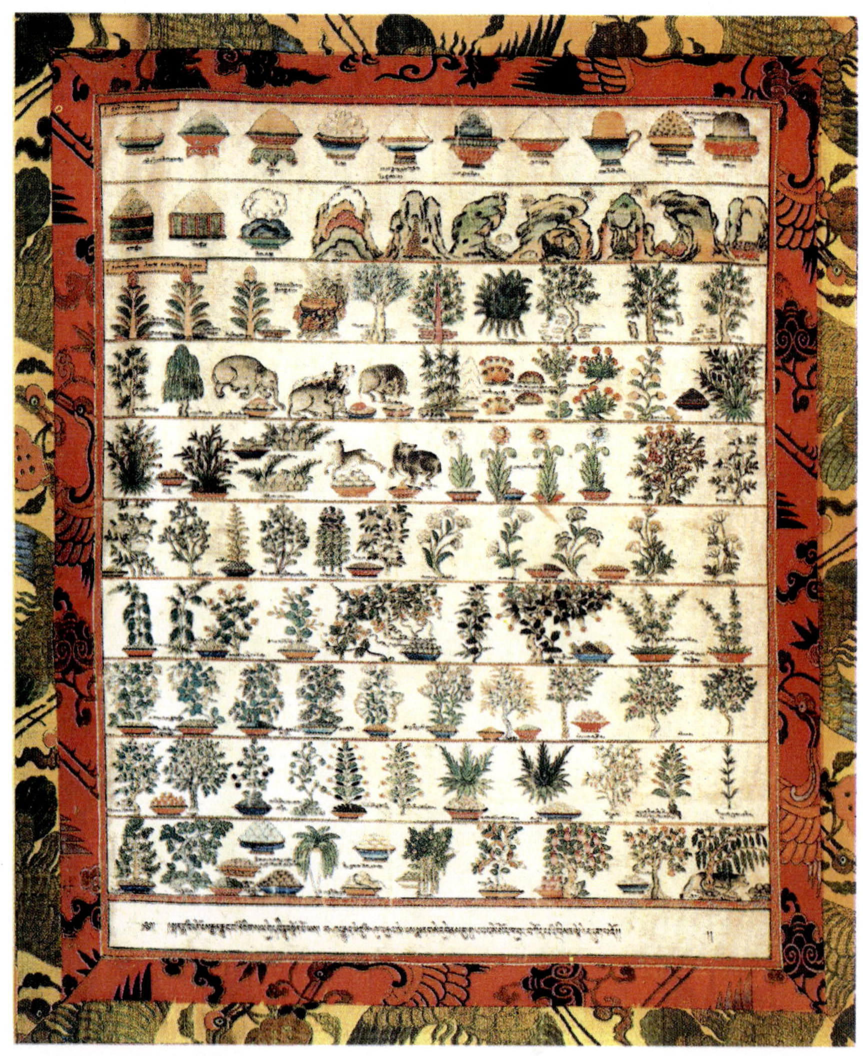

<그림 27> 티베트의 약물

만탕 중 약물과 관련된 내용은 일종의 아름다운 예술작품이다. 이런 그림들은 실물의 맛을 그대로 갖고 있어서 그 형태나 특성을 알기 쉽다. 전문가들은 약물과 관련한 만탕을 매우 높게 평가한다. 약물도에 나오는 대부분의 동식물은 모두 진짜와 똑같아서 어떤 것은 이 만탕만으로도 품종을 감별할 수 있다. 이 약물은 중국의 본초도와 비교해도 조금도 손색이 없을 만큼 훌륭하다. 그림 27는 모두 아홉 그림으로 구성된 약물도 가운데 두번째 것으로 한가지 약종을 약으로 쓰는 약(單味藥)에 관한 것이다. 이에는 금몽석으로부터 안식향까지를 그린 것이다. 처음부터 18번째까지의 약은 토류(土類) 약이며 이에는 초석·망초·지의(地衣)·오령지 등의 약이, 19~28번째까지는 목류(木類) 약으로 단향·침향 등의 약이 포함되어 있다. 29~44번째까지는 정화(精華)약으로 우황·활석·웅담 등의 약이, 45~94번째까지는 평지에서 나는 약으로 면화·목과·후추·생강·계피·안식향 등이 포함되고 있다.

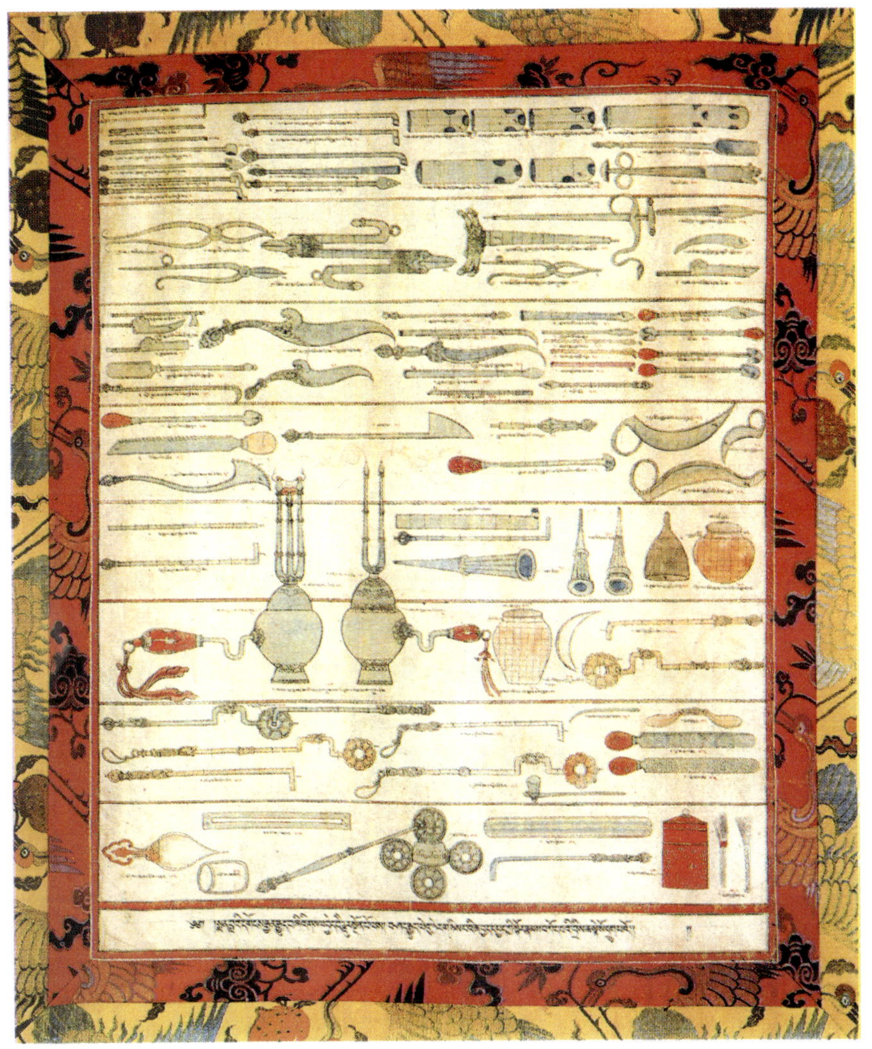

<그림 28> 의료기계

그림 14에서 언급한 바와 같이 티베트 치료술은 음식 조절, 기거조절, 약물 사용, 외과 처치 네 종류로 이루어져 있다. 외과 치료법은 경, 중, 대의 세 가지로 나뉜다. 통증이 가벼운 경우의 외과 치료방법으로는 찜질, 냉찜질, 온욕, 찰유(擦油) 등이 사용된다. 통증이 심한 경우의 외과 처치방법으로는 관장, 뜸, 방혈, 천자(穿刺) 등이 쓰인다. 중대한 외과 처치방법은 수술을 지칭하는데, 베고, 째고, 제거하는 각종 수술방법이 포함된다. 그림 28에 포함된 외과 치료 기구는 중과 대의 외치법에 사용된다. 이같은 각종 기구를 볼 때 티베트 전통의학이 지녔던 외과술이 매우 수준 높았음을 잘 알 수 있다. 여기에는 충치를 외과적으로 발치하고 고관에 생긴 '폴립' 같은 종양을 절개하고 백내장을 수술하고 도뇨(導尿)하고 복수(腹水)를 빼내는 의료기기가 포함되어 있고, 또 복잡한 뼈 수술과 두개골 수술도 할 수 있는 수술용 겸자, 핀셋, 톱, 탐침(探針) 등이 포함되어 있다.

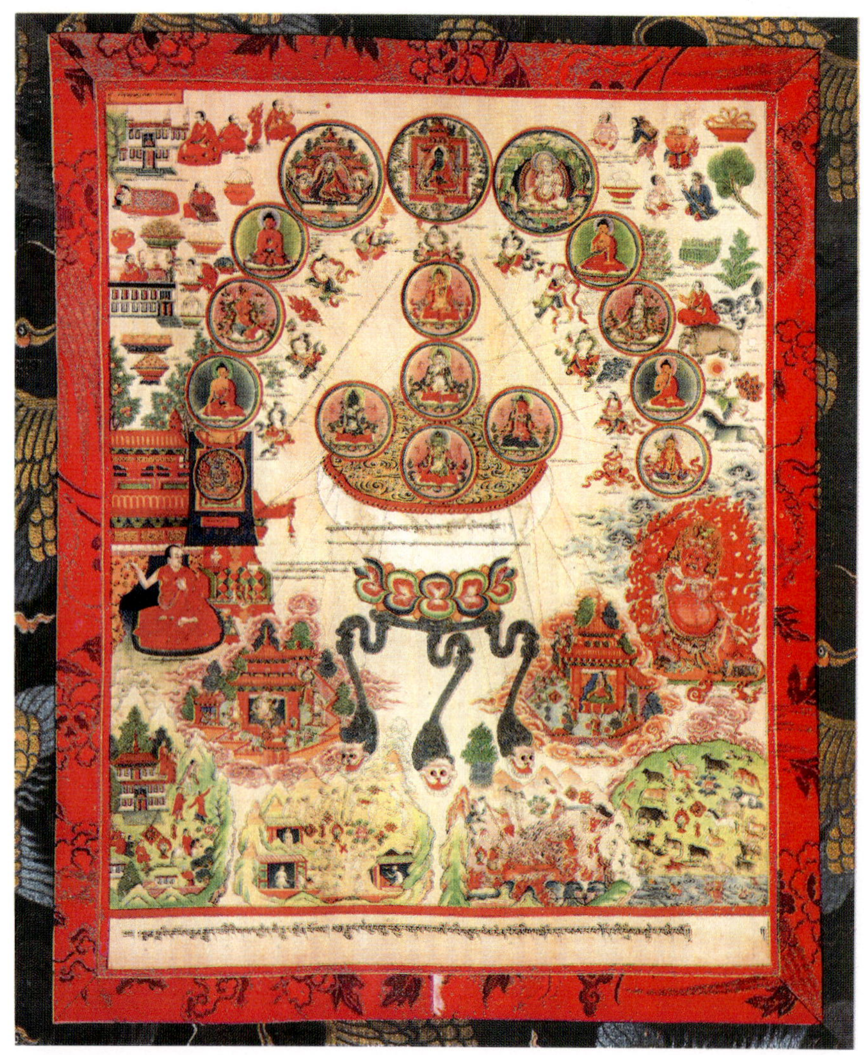

<그림 29> 양생의 방법

티베트 의학에서는 양생의 방법도 중시했다. 양생의 방법으로는 주거가 깨끗하고 호젓해야 하며, 신체의 보온에 신경을 쓰며 태양광선을 늘 쬐고, 성교를 적당할 정도로 하며, 스트레스 높은 일을 피하며, 과로하지 말고, 신경을 과도하게 쓰지 않는 등의 행태적 요인과 백자인(柏子仁), 벌꿀, 양젖 등 좋은 음식을 많이 먹고, 날것과 소금 등 과식하면 좋지 않은 것을 적게 먹는 것이 추천되었다. 아울러 여러 신, 여러 부처, 여러 보살, 여러 신선에게 간절히 기구하는 것 또한 중요한 양생법 중 하나였다. 그림 29는 기거, 음식 등 양생의 방법과 함께 서천극락세계와 육도중생도(六道衆生圖)를 포함한다.

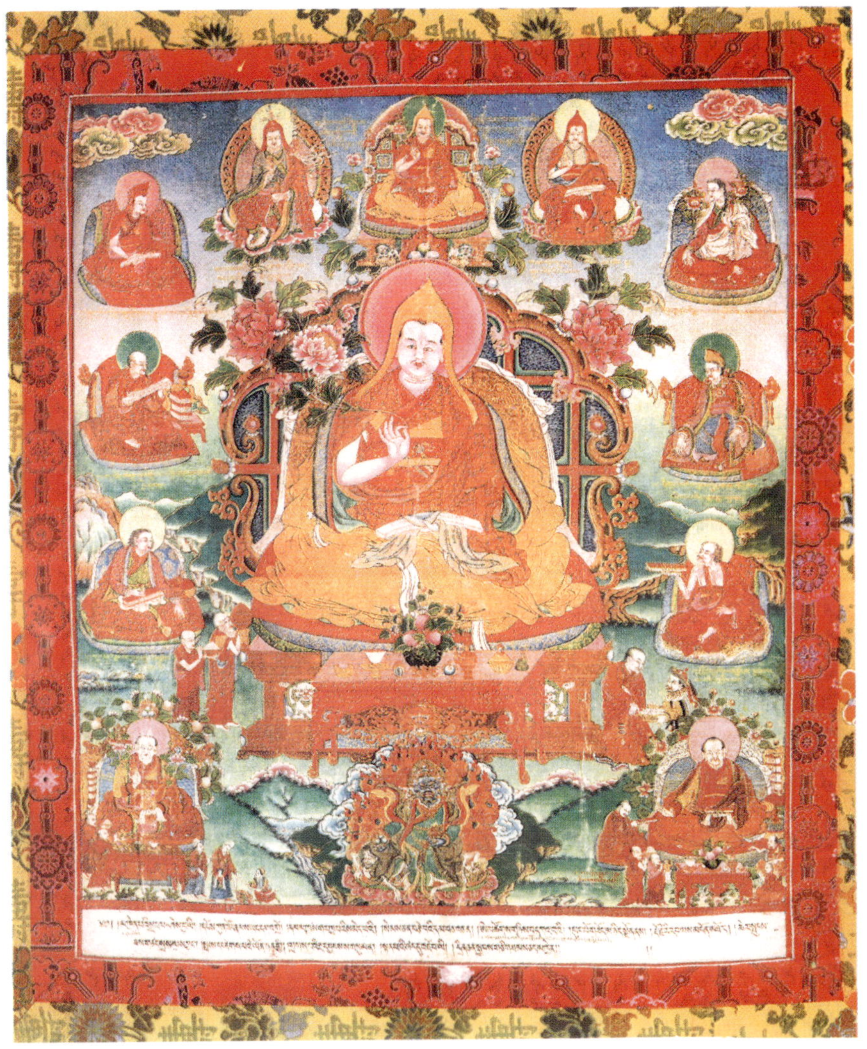

<그림 30> 만탕의 편찬자

티베트 의학에서 괘도를 만들어 학습에 이용하는 전통은 멀리 8세기경까지 거슬러 올라간다. 8세기 말에 나온 『사부의전』 중 「비결의전」 제85장을 보아도 인체 내부의 장기에 대한 그림과 측량방법이 비교적 상세히 소개되어 있다. 따라서 이 시기에 이미 티베트에서는 인체해부도를 그렸을 것으로 생각된다. 13세기에 이르러 티베트 전통의학에는 남방학파와 북방학파가 생겨나 서로 경쟁하면서 의학용 괘도를 만들었다. 북방학파의 훈띠·뚜쯔쉬메이와 그의 아들 훈띠·남지에뚜오지가 만든 만탕은 모두 유명하다. 상지지아추오는 『사부의전람유리』에서 일련의 만탕을 그릴 때 이 두 사람의 그림을 참고하였다고 적어놓았다. 그 후 17세기에 이르자 만탕은 이미 일정한 기초를 갖추게 되었다. 오늘날 우리가 볼 수 있는 한 벌로 된 만탕은 제5대 따라이 라마인 아왕루오상지아추오(부분도 1)가 주

관하여 그린 것으로 1688년에 전체 그림 60폭을 완성하였다. 그 후 만탕은 계속 복제되고 보완되었으며 제13대 따라이(부분도 4) 때에 이르러 세 차례에 걸쳐 만탕이 복제되었다. 최후로 만탕은 1923년에 그림 30 같은 「역대명인도」가 추가되어 만탕 수는 모두 80폭으로 늘어나게 되었다. 부분도의 내용은 다음과 같다.

1. 중앙: 제5대 따라이 라마인 아왕루오상지아추오

2. 상단의 가장 왼쪽·챠빠왕씨

3. 상단 두번째: 리엔화셩

4. 상단 세번째: 제13대 따라이 라마인 아왕투덩지아추오

5. 상단 네번째: 삐에루오챠나

6. 상단 다섯번째: 위타·샤마윈딴꽁뿌

7. 맨 왼쪽 상단: 츄앙띠·빤딴지에지

8. 맨 왼쪽 중간단: 이뿌뻔친

9. 맨 왼쪽 하단: 띠스·상지에지아추오

10. 맨 오른쪽 상단: 치앙빠·난지에챠상

11. 맨 오른쪽 중간단: 수오카·니엔무니뚜오지

12. 맨 오른쪽 하단: 칸야오루오뿌

13. 중간 하단: 상룬·뚜오지툰투이

위구르족의 전통의학

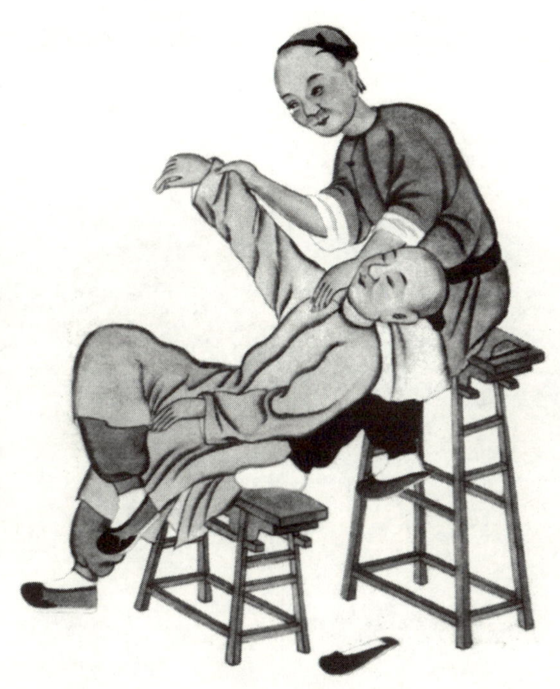

Ⅰ. 역사적 배경

　오늘날의 위구르족 전통의학은 오랜 역사를 지니고 있다. 그것은 멀리 그리스와 로마의 고전의학은 물론 옛 아라비아나 인도의 고대의학과도 관계를 가지고 있고, 또 서역의 여러 민족들과 더불어 몇 천 년 동안 질병과 싸워온 경험의 총결산이자 위구르족의 귀중한 문화유산이기도 하다.

　중국 역사에 따르면 위구르족은 진(秦)나라와 한(漢)나라 때에 이미 서역인(西域人)이라 불렸다. 이 지역은 오늘날의 중앙아시아에 해당하는 중국의 서북지방으로, 고대의 서역이란 말은 범위가 넓은 지리적 명칭으로서 중앙아시아를 가리킨다.

　고대에 서역에서 활동한 민족으로는 흉노(匈奴), 오손(烏孫), 색종(塞棕), 강(羌), 선비(鮮卑), 상연(桑然), 돌궐(突厥), 회흘(回紇), 회골(回鶻), 몽골(蒙古), 키르키스, 만족(滿族), 한족(漢族) 등이 있었다. 서역은 인류의 문화나 역사에서 오랫동안 중요한 지위를 차지해온 지역으로, 많은 풍속과 예술 및 의학의 발원지였으며 동서양의 여러 고대문명 교류에 기여한 훌륭한 매체이기도 하였다.

　많은 사람들이 이곳을 끊임없이 오가고 원정하는 가운데서 동서양의 문명이 전파되었는데, 그들은 이런 과정을 통해 자신들의 문명을 발전시키는 데도 힘썼다. 더욱이 중세기에 들어서는 새로 개척된 '비단길'의 영향을 받아 서역은 또 다시 문화와 예술은 물론 의학의 교류를 촉진하였다.

오늘날 우리들이 말하는 위구르족은 먼 옛날에는 중국에서 회흘(回紇)이라고 하는 회골(回鶻) 사람들이었다. 위(魏)나라 때는 원흘(袁紇), 수(隋)나라 때는 위흘(韋紇), 당(唐)나라와 송나라 때는 회흘(回紇) 혹은 회골(回鶻), 원(元)나라와 명(明)나라 때는 외올(畏兀儿)이라 불렸다.

위구르족은 오랜 역사에서 한족은 물론 여타 민족들과 교류하고 상호 융합하는 과정을 통하여 자신의 전통의학을 만들고 발전시켜 오늘날의 위구르족 고유의 전통의학 이론체계를 갖추게 되었다.

Ⅱ. 고대 서역의학의 기원

먼 과거로 거슬러 올라가보면 원시적 유목생활을 하던 서역 사람들은 항상 물과 목초 그리고 사냥감을 찾아 이리저리 이동하면서 흔히 나무 열매나 날고기를 그대로 먹어 위장에 병이 생기고 야외의 땅굴에서 살았으므로 자연의 풍우한서(風雨寒暑)로 질병에 잘 걸렸을 것이다.

『회남자(淮南子)』 제19권에는 "옛날 사람들은 풀이나 버섯, 나무열매를 먹고 뱀 같은 동물의 고기를 날로 먹어 중독되거나 상처를 많이 입었다"라고 나온다. 그 당시 원시인들의 생활은 너무도 거칠어 음식과 주거를 개선하여 자연조건을 극복하기가 어려웠다. 그러나 그런 환경에 적응하여 살아남으려고 돌로 만든 칼이나 창, 돌 접시, 돌 맷돌 같은 기구를 만들어 썼으며, 또 돌칼과 골침(骨針)으로 생활을 개선하고 질병을 예방하는 데도 힘쓰기 시작하였다.

이러한 기구는 신강(新彊) 지방의 유적에서 많이 발견되고 있다. 이처럼 초원이나 산악지대 그리고 사막에서 생활하던 원시인들은 생활용구를 줄기차게 개선하는 한편 일부 식물이나 소금 그리고 온천, 짐승 껍질 등을 이용하였고 동물의 젖을 바르거나 더운 모래 속에서 모래찜질을 하면 추위 때문에 생기는 관절통 같은 병에 좋다는 사실도 알게 되었다.

또 피를 빼는 사혈요법을 통하여 사막에 흔한 심한 열성두통(熱性頭痛)을 없애기도 하였는데, 실제로 "귀 뒤의 정맥을 째서 피를 뽑아 말타는 사람들에게 잘 걸리는 기마성(騎馬性) 관절통(關節痛)을 치료하였다"라는 기록도 있고, 온몸에 진흙과 마늘 즙을 바르거나 향기가 나는 풀로 해충을 막기도 하였다.

병을 고치기 위하여 점을 치거나 무당을 부르는 것을 치료수단으로 보기는 어렵겠지만 고대 사회에서는 그것이 동서양을 막론하고 사람의 건강을 유지하기 위한 공통된 방법이었다는 사실도 인정해야 할 것이다.

전하는 바에 따르면 지금으로부터 약 3천 년 전에 타림[塔里木] 지방에 '하즈와이'라는 의사가 있었는데 그는 소회향(小茴香), 황가자(黃訶子), 자화지정(紫花地丁), 번사엽(藩瀉葉), 식염(食鹽), 고기 같은 일곱 가지 약물을 써서 사람의 병을 잘 고쳤다고 한다. 그 후 얼마 되지 않아 그 지방의 약물에 관한 책이 그리스 국왕이 보낸 사자의 흥미를 끈 결과, 그리스 왕은 이 약물서(藥物書)를 얻기 위하여 타림 사람들에게 궁전을 지어주고 공주를 시집보내겠다고 제의하기에 이르렀다는 것이다.

물론 이 밖에도 신화에 가까운 많은 얘기들이 후세에 전하고 있다. 이런 사실들을 종합해보면 서역에서는 이미 상고시대부터 원시 부족생활의 기나긴 세월을 거치면서 자연의 위협이나 질병을 극복하고자 부단히 의학지식을 축적해왔는데, 이것은 후세 사람들이 고유의 전통의학을 만드는 데 그 기초를 이루었다.

Ⅲ. 의(醫)와 무(巫)가 뒤섞인 시기

　　고대 원시사회에서는 우주에 대한 인식이 매우 소박하여 자연계의 본래 모습대로 우주를 이해하고 어떠한 외적 간섭도 받지 않는다고 보았다. 최초에는 주로 경험에 의거하였는데, 위에서 언급한 의료수단이나 질병치료를 위한 약물과 치료기술의 이용을 그 예로 들 수 있다.

　　원시사회에서는 서역에도 근대적인 의미의 종교적 신앙은 없었다. 씨족사회에 들어선 후에도 비록 생산수준은 향상되었으나 지식이 이에 따르지 못해 자연현상이나 사람의 인체생리, 해와 달, 천둥, 비, 눈, 가뭄 그리고 질병, 사망 등에 대해서 합리적으로 이해할 수 있는 방법이 없었다.

　　그래서 자연에 대한 숭배가 생겨나고 점차 미신이나 귀신 같은 관념이 형성하였다. 물론 중앙아시아에는 당시로서도 이미 상당히 많은 약물과 치료법이 있었지만 공동체사회가 형성되면서 환상적인 세계관의 영향도 받게 되어 우주의 만물은 모두 신(神)의 지배를 받는다고 여기게 되었다.

　　또 영혼이 자연계에 작용하는 것처럼 흔히 질병의 원인을 귀신의 소행으로 돌렸다. 원시사회가 계급사회로 들어서면서 사유재산과 상하의 지배관계가 출현함에 따라 기도나 제사를 전문으로 하는 무당이 생겨났는데, 이런 무당은 자신의 이익을 대변하고 행동하면서 흔히 의학지식도 도용(盜用)하여 귀신의 형태를 빌려 미신과 마술로 병을 치료하여 원시적이고 소박한 의료활동에 신비한 허울을 씌워 의(醫)와 무(巫)가 혼합된 현상을 연출함으로써 결국 의학의 발전을 저해하였다.

초기에 중앙아시아 일대에서는 물체를 숭상하는 배물교(拜物敎)나 경교(景敎), 배화교(拜火敎)가 성행하였다. 이는 바로 환상적 관념이 만들어낸 최초의 형식이었다. 고비 사막과 초원에 살던 회흘 사람들은 보편적으로 샤마니즘, 즉 살만교를 신봉하였다(서기 605~850년경). 유의당(劉義棠)이 지은 『위구르 연구』를 보면 다음과 같은 기록이 나온다.

"회흘 사람들은 오랫동안 살만교를 신봉하였다. 이 시기에는 보편적으로 살만교를 믿었을 뿐만 아니라 부락 추장의 신임도 얻어서 흔히 무당은 추장 곁에서 나라의 모든 일들을 점쳤다. 그러나 살만교는 실제로 종교의 필요조건을 갖추지 못하였다. 단지 원시적인 자연의 영적 신통력에 대한 숭배로 시종하였다. 따라서 모든 자연계의 물체가 숭배의 대상이 되었다. 무당은 병을 치료하고 점을 쳐 예언하고 사수(邪祟)를 제거하며 귀신의 탈을 쓰고 그릇된 것을 풀어주는 등 거의 모든 사람의 의혹스런 일들을 도맡아 해결 못하는 것이 없었다. 따라서 살만교가 회흘 사람들의 사회와 문화에 끼친 영향은 깊고도 컸다."

천 년이 지난 오늘날에 와서도 위구르족이나 돌궐족 사이에서는 아직도 '카번[卡本, Qam 혹은 Baxshi]'이 존재한다. 이런 점으로 미루어보아 샤마니즘이 회흘 사람들의 마음 속에 얼마나 깊게 영향을 주었는지 짐작할 수 있을 것이다.

당시 회흘 사람들은 그런 존재를 남자는 '샤만(Saman 혹은 Shaman)', 여자는 '우다' 즉 'Muda'라 불렀고 이를 통틀어 무사(巫師)라고 하였는데, 말하자면 의(醫)와 무(巫)의 혼합체로서 일종의 술사(術士) 역할도 겸하면서 병을 치료하는 사람들이었다. 이런 형식의 무의(巫醫)는 아시아 북부지역의 여러 민족에도 큰 영향을 끼쳤다. 몽골이나 시베리아에는 아직도 이들과 관련한 유적이 많이 남아 있다.

중국의 정사(正史)라고 할 수 있는 『당사(唐史)』 권217의 히아아쓰[黠嘎斯] 조에는 "무(巫)가 꿀과 같이 달다[甘]"고 하였다. 이때 감(甘)이란 바로 'Kam'인데, 이는 위구르족 선조가 이러한 무신(巫神)에게 썼던 칭호이기도 하다.

그 당시에 사람들은 질병을 어디까지나 숙명으로 받아들여 무당과 무신이 하는 데로 맡겼는데, 배화교가 살만교를 대신하여 주요 종교가 되면서 선량한 것과 악한 것, 아름다운 것과 추한 것 사이의 투쟁관념이 뚜렷해져 질병에 대해서도 일종의 투쟁적인 태도를 갖게 되었다. 그러나 술사(術士)를 중요한 치료사로 삼은 점에서는 살만교와 다를 바 없었다.

또 노예제도에 의한 생산방식이 부단히 개선되고 문화가 발전하면서 이런 무의(巫醫)는 사악한 세력으로 규정되어 규제를 받기 시작하였다. 타림 분지에서 나온 고대 문헌인 『노문잔권(盧文殘卷)』에는 여자 무당의 질병 치료 행위가 너무 횡행하여 당시의 국왕이 그같은 처사를 금하는 포고령을 내렸다고 적혀 있다. 이 기록은 서역에서 원시 부족사회로부터 노예제도가 확립된 시기에 이 지역 고대의학이 지녔던 여러 가지 특징을 잘 설명해준다.

더구나 승려와 종교 그리고 귀신을 다루던 무당과는 서로 경쟁관계에 있었음을 알 수 있다. 아주 오래전부터 병을 치료하는 데는 종교적인 교사(敎士)가 전문적으로 관여해왔는데, 이런 교사는 흔히 의사로서 인정을 받기도 하였다. 이때 새롭게 나타난 솜씨 좋은 외과의사는 요교(妖敎)의 규정에 따라 "이런 의사가 요교 신도들에게 외과수술을 하기 전에는 반드시 두 명의 비교도를 먼저 치료해야 한다. 만약 신도가 아닌 사람이 치료를 받다가 죽어도 손해는 크지 않다. 의사가 비교도에게 수술을 하여 자기 기술이 확실함을 확인하지 않고서 경솔하게 요교 신도를 치료하면 큰 죄를 범한다"라는 기록이 나온다.

이 시기는 대체로 의사제도(醫事制度)가 생기기 시작한 초기단계였다.

요교 신도들 사이에도 무의는 있었지만 모든 사람은 병들어 죽거나 늙어서 죽었다. 그러나 요교의 규정은 매우 엄격해서 시체를 태우지도 못하고 매장할 수도 없었다. 반드시 황야에 내다버려 새나 들짐승이 먹게 하였다. 이렇게 시체를 내다버리는 풍습은 티베트에는 지금도 남아 있다.

그러나 요교는 같은 혈통끼리의 결혼을 허락하고 장려하였고 그것을 신성한 제도라고 여겼다. 그리하여 이러한 혼인이 중대한 죄악을 없앨 수 있으며 악마의 음모에 대항하는 유력한 무기라고 하여 친족간 결혼이 상당히 오랫동안 지속되었다. 그러나 중앙아시아와 가까운 인도에서는 근친결혼을 가장 무서운 것으로 보고 엄격하게 금하였다.

중앙아시아에는 다른 지역과 마찬가지로 매우 높은 문화가 있었고 의학에서 당시에 질병을 이해하고 해석하는 논리는 귀신을 받아들이고 내쫓는 주술의학(呪術醫學)으로부터 시작되었다.

불은 중요하기로 따져서 태양 못지않다고 여겨졌다. 불은 광명을 전파하고 몸에 붙은 사악한 것을 몰아내기 때문에 제일 신성하고 깨끗한 것으로 믿어졌던 것인데, 이런 생각은 중앙아시아 사람들에게 더욱 두드러졌다. 또 자연계의 불, 공기, 물, 흙과 이 세상 만물의 생(生), 장(長), 성쇠는 서로 의존하고 작용하며, 사람이 자연계에서 생존할 수 있는 조건 및 모든 생명체의 기원과 질병이 생기는 원인 사이에는 뗄 수 없는 관계가 맺어져 있으며 따라서 자연계의 불, 공기, 물, 흙의 상호반응과 변화 그리고 작용과도 깊은 관계가 있다고 인식되었다.

이런 논리는 『황제내경소문(黃帝內經素問)』의 「이법방의론(異法方宜論)」에서도 증명된다. 『황제내경소문』에 보면 "서쪽은 금(金)과 옥(玉)이 많이 나는 곳으로 도처에 모래와 돌이 있고 자연계의 끌어당기는 기운이 있는 곳… 그곳에는 바람이 많고 물과 흙의 성질이 굳세고 외사(外邪)가 쉽사리 침입하지 못해서 병 중에서도 내장에서 생기는 것이 많으므로 약물치료를 해야 하는데 이런 약물요법은 서쪽에서 왔다"라고 나온다.

이는 기원전 8세기경부터 4세기에 이르기까지 감숙성에서 등장하여 자연계의 통일성을 강조하고 사람과 자연의 조화를 중요시한 도교(道敎)의 이론과 공통된 점이 많다. 이 시기에 티엔량[甘凉] 지방에 살던 유목민들은 주로 색종(塞種) 사람들로, 이들의 원명은 '윈롱[允戎]'이었다. 그렇다면 도교의 이론이 색종 사람들로부터 영향을 받았을 것으로 상상할 수 있다. 이런 사실은 히포크라테스의 『문집(文集)』에서 지적된 동방 여러 민족의 의학과 관련한 설명에서도 엿볼 수 있다.

기원전 5세기경에 이르러 중앙아시아의 여러 민족은 이미 진보된 의학지식을 가졌다. 예컨대 버들잎을 넣고 데운 물에 몸을 담그거나 밀 껍질을 볶은 후 열부(熱敷)하고, 약초를 달인 물에 목욕하고, 마사지를 하고, 비비거나 누르고, 불에 쪼이거나 불로 지지고, 접골하고, 발치하고, 시체가 썩지 않게 말리고, 여러 가지 동물이나 식물 중에서 약으로 쓸 수 있는 것들을 얻는 방법 등을 개발해냈다.

천산산맥 북쪽 기슭에서 유목생활을 하던 색종 사람들과 야오샤수이[藥殺水] 지방 즉 지금의 씨얼허[錫尒河] 지역에서 유목생활을 하던 샤마씨안[薩馬希安] 사람들의 어깨에는 불로 지진 흔적을 흔히 볼 수 있다. 아직도 이런 고장에서는 팔이나 가슴, 엉덩이, 허리에 불로 지진 흔적을 볼 수 있는데, 이는 지나친 습기가 어깨 관절 같은 곳에서 말라버리면 오히려 더욱 힘이 생겨 보다 힘껏 활을 당겨 쏠 수 있다고 믿었기 때문이다.

이들은 다른 지역 사람들과 마찬가지로 때로는 소젖을 마시기도 하지만 그래도 일상생활에서 말젖이 가장 중요하며, 흔히 이를 발효시켜 말젖술과 말젖과자를 만들어 가장 중요한 식품으로 삼고 있다. 이렇게 발효시킨 것을 그리스 사람들은 '옥씨갈라(Oxygala)'라고 해왔는데, 지금도 중앙아시아 여러 곳에서 보편적으로 마시는 말젖술(Kumis)과 완전히 같다.

이들은 또 언제나 말을 타기 때문에 관절이 잘 부어오르고 심지어 절룩거리거나 엉덩이에 종기가 잘 생겼다. 이런 병을 없애기 위하여 이들은 귀 뒤의 정맥을 쨌는데, 피를 많이 흘려 어떤 사람은 성기능을 잃어 음위(陰萎)가 되기도 하였다.

중앙아시아의 경제가 발전하고 민족의 이동과 함께 부족 간의 빈번한 기병전쟁을 계기로 짐을 나르는 낙타나 말을 모는 대열에는 반드시 전문적으로 의료를 담당하는 '약사(藥司)'와 '의사(醫士)' 같은 전문인이 있었다. 이들은 골절을 치료하고 외상에 따른 상처를 절개해서 배농하거나 때로는 시체해부도 하고 수술해서 봉합하는 기술도 가졌다. 신강의 어느 고고학자는 일부 지역의 묘지에서 해골을 파보니 다리가 부러진 것을 접골한 흔적도 있을 뿐만 아니라 모체의 골반 속에 모양을 제대로 갖춘 태아의 해골도 있고 심지어 어떤 유골에는 호도만큼 큰 갈색 담결석도 있음을 밝혀냈다.

천산산맥 골짜기에 살았던 색종 사람의 유골에서는 한 소녀의 두개골 중 예리한 기구로 뚫은 0.5cm 정도의 구멍이 있는 것을 발견하기도 하였다. 이런 처리방법을 보면 이미 고대 색종 사람들 사이에서는 뇌수술이 실시되었음을 알 수 있다. 또 일부 색종족은 월지(月氏) 왕국의 핍박에 의해 서쪽으로 이동하여 이웃 민족과 어울리게 되었는데, 특히 샤마씨안 사람들과 잘 융합하였고 나중에는 다시 흑해(黑海) 북쪽 연안에 살던 '사로시인'족과도 어울렸다.

유럽에서는 이렇게 이동해온 민족을 '스키타이[斯基太]'인이라고 불렀다. 그 당시 그리스에서는 히포크라테스(기원전 460~377년)가 대대로 내려오는 의사 집안에서 태어났는데, 그는 젊은 시절 많은 곳을 돌아보았다. 물론 당시 스키타이인이 살던 흑해 북쪽 연안 일대도 돌아보았는데, 그의 문집을 보면 그가 고대 동방의 여러 민족의학에도 아주 익숙하였음을 알 수 있다.

그는 『공기, 물과 지역에 관하여』라는 책에서 스키타이인의 건강상태와 관련한 그들의 풍속도 일부 기록하였다. 그리스 역사가들은 스키타이인 출신 의사들이 오래전부터 그리스에서 큰 명성을 얻었다고 하였다.

이런 사실로 미루어보건대 스키타이인의 의학지식과 질병 치료법이 히포크라테스에게도 영향을 미쳤을 것으로 추측할 수 있다. 히포크라테스 이후에 유행한 두개골 절개술은 이런 스키타이인의 의학과 전혀 관계가 없다고 보기 어려울 것이다.

히포크라테스의 골절 치료방법이나 무릎관절 탈구 및 여러 가지 상처 치료법에서 미루어보면 그 역시 전쟁에도 참가하였음을 추측할 수 있다. 실제로 그는 외과수술을 공부하려는 젊은 의사들에게 군대를 따라 전쟁에 출정하라고 권한 바 있다.

기원전 3~4세기경에 스키타이인들은 크리미아 서북쪽 초원에 자신들의 국가를 세웠다. 그 후 크리미아 반도의 일부 묘지에서는 색종 사람들이 끊어진 팔을 봉합하는 장면과 발치하는 다양한 도자기 그림이 출토되었다. 중국 등 여러 나라 고고학자들이 공동으로 쓴 『중국의 고고학적 발견에 관하여』나 『중국의 도자기와 서방세계와의 관계에 관하여』라는 자료에서도 이러한 사실이 언급되었다.

따라서 사이종[塞種] 사람들과 가까운 종족이었던 샤마씨안 사람들의 서쪽으로의 민족이동은 바로 서역의 예술과 문화 그리고 의학을 서양으로 전파하는 역사적 계기가 되기도 하였다. 먼 옛날 중국 고유의 식물이었던 복숭아와 살구 같은 과일은 중앙아시아와 페르시아를 거쳐 유럽에 소개되었다.

그 후로 중국의 여러 가지 약물과 식물 그리고 대황, 생강, 차 같은 것이 서양으로 들어가 크게 환영을 받았는데, 중앙아시아의 민족이 서쪽으로 이동하면서 전파한 것들을 빼고도 이미 오래전 아우구스트(Augustus) 황제 때에 중국의 비단은 로마에까지 알려졌다. 중국에서 로마로 통하는 비단길은 동서양의 의학문화가 전파되는 중요한 경로이기도 하였던 것이다. 당시 위구르족의 선조는 바로 유럽과 아시아의 교통 요충지인 중앙아시아에서 생활하였다. 따라서 이들의 의학문화 역시 여러 민족의 동서간 이동을 통해 서로 융합하고 교류하는 과정을 통해 발전하였다.

Ⅳ. 한당나라 때의 회골의학

한(漢)나라가 서역까지 원정해서 통일을 이룩한 후 정치적으로 안정을 되찾고 '비단길'이 본격적으로 열리면서 중앙아시아의 경제도 번창하였다. 그후 당(唐)나라가 융성하면서 서역의 의학문화도 크게 발전하였는데, 이 시기에 의학은 점차 종교의 굴레에서 벗어나 경험의학의 단계에 이르면서 차츰 의학이론도 생겨나 본격적인 전통의학으로 발전하였다.

기원전 141년에 한나라 무제(武帝)는 장건(張騫)을 서역에 파견하여 비단길을 열어놓았다. 그리하여 한족(漢族)의 선진적인 의학지식은 물론 생산기술과 물자가 많은 사람들의 내왕과 교역을 통해 중앙아시아로 들어왔고, 반대로 중앙아시아의 선진적인 의학문화도 중국에 전달되기 시작하였다.

중앙아시아의 특산물인 포도, 석류, 호마(胡麻), 호도(胡桃), 호두(胡豆), 호루(胡婁), 호총(胡蔥), 홍당무, 홍화(紅花) 등의 채소와 콩 그리고 여러 가지 약물이 서한(西漢) 때부터 중국 내륙에 소개되어 보급되었다. 『숙주신지(肅州新志)』에는 "장건(張騫)이 서역과 통하게 하지 않았다면 어찌 서쪽에서 좋은 종자들을 들여올 수 있었겠는가?"라고 나와 있다. 중국 내륙과 중앙아시아 간의 의학기술을 둘러싼 교류는 책만

이 아니었다.

1972년에는 한나라 때의 무위(武威)의 무덤에서 78권의 의학관계 서적이 나왔다. 또 스타인(Stein)은 중앙아시아에서 일련의 고적발굴을 통해 나무쪽으로 된 수고(手稿) 즉 목간(木簡)으로 된 75쪽의 편지 필사본도 찾아냈다. 스타인은 이곳에서 한나라 당시 보루 밖에 있던 옛 무덤을 발굴하였는데, 그 속에서 여러 가지 물건의 출고일람표(出庫一覽表), 군대의 편제, 점성술, 의학, 군사기술 등 여러 분야의 책들을 찾아냈다.

수나라와 당나라 때에 이르러서는 중앙아시아의 고대 위구르 의학은 4대 기본물질설과 기질학설을 갖추게 되었다. 이런 사실은 중국의 여러 가지 고대 의학관계 기록에 나와 있는데, 610년경에 나온 소원방(巢元方)의 『제병원후총론(諸病源候總論)』에는 서역의 의학이론도 인용하고 있다. 그 후 625년에 손사막(孫思邈)이 쓴 『천금익방(千金翼方)』과 왕도(王燾)의 『외대비요(外臺秘要)』 21권에는 오랑캐 나라에서 온 호승(胡僧)이 용상도인(龍上道人)에게 주었다는 '논안방(論眼方)'에 대해 다음과 같이 기록하고 있다.

"눈은 육신을 주관한다. 몸은 네 가지로 이루어졌는데 곧 지(地), 수(水), 화(火), 풍(風)의 음양기후(陰陽氣候)이다. 성인의 8척 신체에서 골육기부(骨肉肌膚)는 떳떳하여 큰 땅이고 피와 눈물 등 맑은 진액(津液)이 도는 곳이 곧 수토(水土)이고 더운 기운이 생기는 곳이 화(火)이며 거동과 굴신이 호흡에 의존하고 보는 데 의지하니 곧 풍(風)이다. 이 네 가지는 합쳐진다."

이것은 오늘날 위구르 전통의학의 기초이론과 본질적으로 같다. 『외대비요』에서 인용한 기질과 육음 즉 풍(風), 한(寒), 서(暑), 습(濕), 조(燥), 열(熱)도 위구르 의학이론과 일맥상통한다. 더구나 비단길 교역의 영향을 받아 인도의 3원소설과 히포크라테스의 4체액설 역시 위구르 전통의학에 영향을 줌으로써 고대의 위구르 전통의학은 주변 여러 나라와 민족의 의학으로부터 그 장점을 흡수해서 위구르족 특유의 전통의학을 발전시키게 되었다.

오늘날 우리가 알고 있는 당나라 이후 중앙아시아의 10여 종의 고유 의서들과 2백여 개의 방제(方劑), 수십 종의 치료법에서 미루어보더라도 투르판 지역은 중앙아시아의 역사상 특히 의학문화가 집중적으로 발전한 지방으로서 위구르족의 선조라고 볼 수 있는 회골의학의 중요한 발원지였다.

『회골의학문헌(回鶻醫學文獻)』은 9세기경 고창(高昌)의 회골왕국 때의 의학관계 문헌이다. 회골문자로 되어 있으며 모두 201행이지만 앞뒤로 두 장이 유실되었다. 이 중 약방(藥方)은 회골족 특유의 장점을 지니고 있다. 예컨대 소뿔, 오줌, 젖, 영양(羚羊), '쓰띠시[斯迪系]', '쿠얼무커[庫尒木克]', '쿠이무[庫衣木]' 등을 이용한 처방이 많고, 질병도 내과, 외과, 부인과, 소아과 등 각과별로 나뉘어 실려 있다.

또 개젖을 마시게 하면 낙태할 수 있고 사람이나 돼지, 산양, 토끼의 쓸개를 합쳐서 쓰면 눈병을 고칠 수 있으며, 회향(茴香)을 가루로 만든 다음 물에 타서 백전풍(白癲風)을 치료하고 미친 개의 뇌(腦)로 광견병(狂犬病)을 고칠 수 있다는 등의 내용도 실려 있다. 이것은 모두 회골 사람들의 의학이 이미 높은 수준에 도달하였음을 반증하는 것으로, 이 문헌은 독일의 고고학 탐사대가 투르판에서 발굴한 자료 가운데 일부이다.

고창(高昌)의 '위유환(萎蕤丸)'은 투르판의 '아스라나-츠라허쥐'의 옛 무덤에서 발굴되었는데, 오직 하나뿐으로 무게는 46.3g 정도이며 갈색이고 표면이 치밀하고 손톱 흔적이 있으며 백마지(白麻紙)로 한 겹을 싸고 또 검은 먹으로 쓴 복약법과 관련한 설명이 세 줄 정도 들어 있다. 이 환약의 처방은 알 수 없다. 그러나 명나라 때 이명원(李明元)와 이중재(李中梓)가 지은 『진주낭보유약성부(珍珠囊補遺藥性賦)』와 『뇌공포구약성해(雷公炮灸藥性解)』의 합편에는 이 환약이 풍열(風熱), 해수(咳嗽), 허손(虛損), 위허(胃虛) 등 여러 가지 병을 주로 치료한다고 기록되어 있다. 이 위유환은 당나라 때 회골 왕조가 만든 고창의 환약 중 처음으로 발견된 것이다.

『침경(鍼經)』도 영미(永微) 2년(651년) 당시 투르판 두상(杜相)의 무덤 속에서 나왔다. 검은 먹으로 쓴 열 줄의 글이 남아 있는데 그 서법으로 미루어보건대 수나라나 당나라 때보다 앞선 시대의 것으로 추정된다. 그 의방(醫方)에는 "남자가 정(精)을 상실하면 중급(中級)에" 그리고 "토혈해서 상기하면 신문(神門)에"라고 나오는데 '중급'과 '신문'은 모두 침을 놓는 혈위(穴位)를 가리킨다.

'서주속명탕(西洲續命湯)'은『천금요방』과『외대비요』에 나와 있는데, 여기서의 '서주'는 당나라 때 중앙정부가 동강(東疆) 지역에 설치한 서(西), 이(伊), 정(庭) 3대 주 가운데 하나이다. 이 주성(州城)의 옛터는 바로 고창의 옛 성이다. 이 처방은 투르판에서 출토된 것이기는 하지만『금궤요략(金櫃要略)』중 '중풍력절병맥증치(中風歷節病脈證治)'의 '고금록험속명탕(古今錄驗續命湯)'에서 유래한 것으로 보인다.

이 두 처방에는 아홉 가지 약이 같다. '서주속명탕'에는 또 황금(黃芩)과 방풍(防風)이 더 들어 있는데 이는 중앙아시아가 특히 바람과 추위가 중국 내륙보다 심하기 때문으로 여겨진다. 이러한 사실은 당시의 여러 민족이 서로 배우고 중국의 의학 역시 그와 함께 발전해왔음을 입증하는 실례로 믿어진다.

『투르판 출토문서(吐魯番出土文書)』라는 책은 신강지역의 거의 천년 전의 과거를 밝히는 데 매우 귀중한 자료이다. 이 문서에는 출토된 수장품인 의복, 집 계약서, 호구 등록, 매매 기록, 음식 장부 등이 들어 있어서 고창의 회골 사람들과 여러 민족의 생활상은 물론 보건위생과 여러 의방(醫方) 및 약물 등 각 분야에 걸친 그들의 높은 수준의 문화를 엿볼 수 있다.

예를 들면 '타쥐슈[踏鞠束]'와 '타쥐[踏鞠]'는 고창 사람들이 운동이나 놀이 같은 것을 할 때 공을 차고 받는 데 쓰는 주머니로서 수장품 가운데 들어 있다. 이런 것들로 미루어보면 고창 사람들이 얼마나 답국

운동을 즐겼는지 알 수 있다. 이런 놀이는 수백 년에 걸쳐 변함없이 계속되어 이 고장 사람들의 건강을 증진시키는 데 크게 기여했음을 알 수 있다.

진(秦)나라 때는 전염병과 관련한 규제가 엄격해서 문둥병 환자를 무겁게 처벌하거나 사형에 처하는 규정도 있었다. 투르판에서 발굴된 문서를 보면 몸에 종기가 있는 자는 제사에 참가하지 못한다고 규정되어 있다. 만약 이 규정을 어기면 양 한 마리를 그 벌로 바쳐야 한다고 하면서 건강한 사람과 엄격하게 갈라놓았으며, 물건을 파는 사람들은 "병으로 죽어서는 안된다. 만약 병으로 죽으면 벌금을 내야 한다"라는 또 규정도 나온다. 이런 것은 모두 전염병의 유행을 예방하거나 줄이기 위한 조치였다.

또 이 문서에는 장화(章和) 13년(543년)에 '아스라나' 무덤에서 나온 의복과 관련한 기록도 있다. "나뭇잎과 함께 금축의(錦丑衣) 두 벌이 있다… 위에 든 물건은 본인이 쓰던 물건이다"라는 대목이 나온다. 여기서 말한 축의(丑衣)란 여자들의 월경대(月經帶)를 말하는 것으로, 그 실물이 복주(福州)시 남쪽 교외에 있는 송나라 때의 소녀 황인(黃引: 1243년에 죽은 것으로 추정)의 무덤에서 발견되었는데 갈색 비단으로 길이는 69cm이고 폭이 11cm이며 피 흔적도 남아 있었다. 이것으로 미루어 보건대 지금으로부터 천4백 년 전에 고창의 부녀자들은 이미 월경대를 사용하는 등 위생에 신경을 쓰고 있었음을 알 수 있다.

당나라 초기에 이미 고창에는 포도주가 있었다. 그 후 '포스쌴러쨩[波斯三勒漿]' 즉 '항마러[巷摩勒]', '피리꿔[毗梨勒]', '띵리러[訂梨勒]' 같은 것이 있었고 또 오이샨리꿔[烏弋山離國]이라는 전한(前漢) 때 중앙아시아에 있던 나라에서는 공납한 용고주(龍膏酒)도 있었다. 순종(順宗) 때 처사 이기(伊祈)가 왕의 부름을 받고 궁전에 들어가 바로 이 용고주를 마셨는데 마신 후 몹시 상쾌하고 좋았다고 나온다. 또 당나라 때 노공(魯公)은 서역 사람들과 교류하면서 양생술을 익혔다고 하며, 또 치앙지꿔[康居國]가 부이초(浮苡草)를 바치기도 했는데 이것을 먹으면 남자에게 이롭다고 나온다.

계빈(罽賓)은 당나라 조정에 천문(天文)과 밀방기약(密方奇藥)을 바쳤다고 하며, 또 현종(玄宗)은 기량전(起凉殿)을 짓고 왕공(王供)은 자우정(自雨亭)에서 얼음으로 된 빙설(氷屑)과 마절탕(麻節湯)을 먹었다고 나온다. 이런 것은 모두 중앙아시아에 살던 사람들이 여름의 더위를 막고 몸을 건강하게 지키고자 생진지갈(生津止喝)하고 연년익수(延年益壽)하기 위해 만들어낸 건강증진법이었다. 이들의 기방묘약(奇方妙藥)들은 당나라 조정의 칭찬을 받았고 이런 약물이 소개됨에 따라 중국에서 쓰이는 약물의 범위도 확대되었다.

유양잡조(酉陽雜俎)』에는 당나라 초기의 명의(名醫) 손사막과 서역의 승려가 서로 내왕하면서 약처방을 주고받아 손사막의 『천금익방』에는 중앙아시아의 고유 약물이나 독특한 치료법이 소개된다고 나온다. 예컨대 오풍(五風)과 오장(五臟)을 논할 때도 서역의 자연적 기후조건에 근거하여 다섯 가지 풍질에 대해서 주로 '아위뇌환방(阿魏雷丸方)' 등의 방제가 추천되었다.

수나라와 당나라 때에 이르러 중앙아시아의 전통의학은 더욱 융성하고 유명한 의사들이 사방에서 등장하여 저서도 많이 나오고 동서간의 교류도 활발하게 추진되었다. 여러 갈래의 의술과 의학이 타림 분지를 중심으로 크게 발전하였다. 예컨대『수서경적지(隋書經籍志)』등 256부의 의방류 같은 책들을 보면 이 가운데 5~6부는 중앙아시아의 명의들이 지은 것이다.

『서역제선소설요방(西域諸仙所說要方)』23권,『서역바라선인방(西域婆羅仙人方)』3권,『서역명의소집요방(西域名醫所集要方)』4권,『바라문제선약방(婆羅門諸仙藥方)』20권,『사해류취방(四海類聚方)』2,600권 등이 있었는데 아쉽게도 이제는 그 원본을 찾을 수 없다. 이 가운데 일부는 구자(龜玆)의 명승(名僧) '구마라심(鳩摩羅甚)'이 383년부터 불교를 전도하기 위해 불경을 번역하면서 겸하여 번역한 불교관계 의학서들이다.

이같은 의서들 외에도 『용수보살약방(龍樹菩薩藥方)』 4권과 『용수보살화향법(龍樹菩薩和香法)』 2권도 번역되었는데, 이 시기에는 중국의 발전된 의학문화도 중앙아시아에 전해졌다. 『서수고방기서잔권휘편(西睡古方技書殘卷彙編)』에 따르면 독일과 미국 사람들이 감숙성의 돈황(敦煌) 석굴과 신강의 투르판에서 『한수의방목간(漢獸醫方木簡)』, 『위진의방잔권(魏晋醫方殘卷)』, 『맥경잔권(脈經殘卷)』, 『명당오장론잔권(明堂五臟論殘卷)』, 『장중경오장론잔권(張仲景五臟論殘卷)』, 『신집비급구경잔권(新集備急灸經殘卷)』, 『식료본초잔권(食療本草殘卷)』, 『요풍방잔권(療風方殘卷)』, 『유연자귀방잔권(劉涓子鬼方殘卷)』 등 40여 종의 책을 몰래 발굴해갔음을 알 수 있다.

이처럼 한나라나 당나라 때의 의서들이 발굴된 것만 보더라도 중앙아시아의 의학과 지식수준이 중국의 한족과 크게 다름이 없었음을 짐작할 수 있다.

중앙아시아 특산 약물과 관련한 역사는 이미 선진(先秦) 때의 『산해경(山海經)』이나 『목천자전(穆千子傳)』까지 거슬러 올라갈 수 있다. 여기에는 주(周)나라 목왕(穆王)이 서역을 돌아보며 곤륜산(崑崙山)에 오르고 총령(蔥嶺)을 넘어 서왕모(西王母)를 방문하면서 미주(美酒), 홍화(紅花), 청련(靑蓮), 옥석(玉石), 흑조(黑鳥) 등 서역 특산의 약재를 찾아 책에 실었다는 얘기가 나온다.

『신농본초(神農本草)』 이후 당나라 때 만들어진 『신수본초(新脩本草)』에는 모두 각지에서 나는 850종의 약재가 기재되었는데, 그 중에 처음으로 첨가된 114종의 약물 중 대다수는 중앙아시아 특산의 약물이다. 즉 거사(車師)에서 호동루(胡桐淚)가 나고 언기(焉耆)에서 녹염(綠鹽)이 나며 서융(西戎) 즉 서역에서 뇌사(磠砂)가 나고 곤륜에서 아위(阿魏)가 난다는 등의 기록이다. 또 청간(靑玕)과 백개자(百芥子)는 비록 그 전의

본초서에 기록되어 있지만 『신수본초』에서는 특별히 이 약물들이 신강의 우전(于闐) 혹은 서융에서 난다고 지적하고 있다.

그리고 진장익(陳藏益)의 『본초습유(本草拾遺)』에는 호두, 돌궐작(突厥雀) 등이 약으로 쓰인다고 나오며, 명나라 때 이시진(李時珍)이 쓴 『본초강목(本草綱目)』에는 서역 특산 약재가 더욱 많이 등장한다. 중앙아시아의 민간에서 전해 내려오듯이 깊은 산의 사슴이 사는 곳에 삼령(蔘岺)이 있는데, 정지(霆芝)는 사슴이 알아내며 대황(大黃)은 천산(天山) 속에 있고 설련(雪蓮)은 눈 속에서 자라는데 그 자웅을 배합하면 분만을 촉진하고, 마황(麻黃), 홍화(紅花), 감초, 창이(蒼耳), 총용(蓗蓉), 쇄양(鎖陽), 구기(枸杞)는 온 산천에 널려 있다고 하였다.

"삼령(蔘岺) 선생이 문두구(問蚪樞) 하니 5월은 풍화(風和)하여 사슴이 버섯을 기르고 산이 험하니 스스로 기이한 약초가 많으며 영묘(靈苗)는 지재기층봉(知在幾層峯)이라"고 하는 시가 있는데 작가는 천산이야말로 하늘이 내린 천연의 약재 보고라고 칭송하였다. 확실히 중앙아시아는 예로부터 중국에서 약물 활용 범위를 넓히는 데 결정적인 공헌을 해왔다.

한편 화전(和田) 지방의 '마리커와터[瑪利喀瓦特]' 유적에서 발견된 약을 빻는 작은 맷돌과 돌절구 그리고 절구통 같은 것에서 당시의 공예 수준이 매우 높았음을 알 수 있다. 당나라 개원(開元) 7년(719년)에 당나라 조정은 서역의 서주(西洲), 북정(北庭), 이주(伊州)에 의박사(醫博士)와 침박사(鍼博士)라는 관직을 설치하고 학생들을 가르치는 의학교도 설립하였다.

회흘지방은 당시에 당나라의 지배를 받아 안북도호부(安北都護府)가 회흘의 야장[牙帳] 부근에 설치된 것을 고려한다면 이미 언급한 의사제도가 이 고장에도 있었을 것으로 추측된다. 투르판 같은 곳에서 출토된 한나라와 당나라 때의 의서들은 바로 학생들을 교육하는 데 쓰였을 것으로 여겨진다.

V. 회골의학이 중국과 외국의 의학에 끼친 영향

7~9세기의 약 3백 년 동안 유럽의 의학은 기독교의 손 안에서 철저하게 규제된 암흑기였다. 이때 아랍 사람들은 유럽의 의학관계 서적을 번역하기 시작하여 그 후에 생겨날 문명을 준비하였다. 당시 중국이나 중앙아시아의 전통의학은 완성된 이론체계와 효과적인 치료방법을 갖게 됨에 따라 여러 나라의 의학지식을 흡수한 기초 위에서 뛰어난 전통의학을 형성해 나갔다.

당시에 아랍이나 페르시아 사람들은 중국 사람을 당가자(唐家子)라고 불렀고 자기 자제들을 중국의 장안(長安)으로 유학을 보냈다. 중국의 맥학(脈學), 침구, 전염병 감별법은 물론 4대 원소설이 아시아 특산의 여러 가지 약재와 함께 유럽으로 전파되었다.

회골 사람들의 말은 돌궐어계(突厥語系)에 속하였는데 이러한 언어매체는 동서양 의학문화의 교류에 중요한 교량 역할을 하였다. 9세기 이후에는 아라비아 의학이 비로소 발전하여 그 후 유럽 의학이 또 다시 융성할 수 있는 기초가 되었다.

기원전 122년에 장건이 서역에 진출한 후로 당나라의 융성기에 이르기까지 중국의 관할 영역은 함해(咸海)에까지 미쳤다. 함해과 동쪽지역

민족간의 의학문화의 교류는 그 역사가 이미 오래되었다.

예컨대 기원전 751년경 대원서하(大宛西河)의 안식국(安息國)에서는 쇠를 만드는 주철술(鑄鐵術)을 몰랐으나 타라스[塔拉斯] 전쟁이 있은 후 중국의 주철술과 남루지(襤褸紙) 제조기술을 배웠다. 기록에 따르면

　　"이러한 새로운 종이는 점차 사마르칸트로부터 서양에 전달되어 이슬람 세계와 기독교 문명권에서도 초지(草紙)와 양피지(羊皮紙)를 대신하게 되었다."

라고 나온다. 실제로 의학이나 약물의 전파는 화약이나 종이와 지남침보다 더 빨랐다.

서기 114년에 중국의 대황(大黃)은 상인들에 의해 서역과 '프라하'를 거치거나 또는 인도양을 거쳐 유럽에 전해졌으며 마황(麻黃)은 서방세계에 소개되자마자 곧 귀중한 약물의 상징이 되었다.

'라와로'가 쓴 『약학 4천년(藥學四千年)』에는 "아랍 사람들이 약물을 중요시하게 된 데는 몇 가지 요소가 있다. 그들이 동방과 접촉한 발자취는 반오(般烏)와 중국에까지 이르렀다…"라고 기록되어 있는데, 아랍 사람들의 해부학은 부분적으로 중국으로부터 도입한 지식이다.

중국에는 편작(扁鵲) 혹은 진월인(秦越人)이라는 의사가 있었는데 그가 시체 해부를 실시한 것은 '알렉산드리아'의 의사들보다 앞섰다. 편작은 맥리(脈理)를 연구하여 일종의 맥학(脈學)을 세웠다. 유럽의 연금술과 관련한 역사를 연구해온 '젠슨·데위스'는 줄곧 "연금술은 8~9세기경에 중국으로부터 아라비아에 전달되어 12세기에 들어 유럽에도 전해졌다"라고 지적한 바 있다.

그는 "만약 연금술이 현대화학의 선구자라고 한다면 중국의 연단술(鍊丹術)과 그 본래 이론이야말로 오늘날 제약화학의 뿌리라고 봐야 한

다”라고 말하였다. 미국의 ‘쎌루스’가 쓴 『세계의학사(世界醫學史)』를 보면 아라비아 의사들이 당시에 마취약을 쓸 줄 알았음을 알게 된다. 해상교통이 열리기 전에 이러한 의료기술은 모두 중앙아시아의 육상교통망을 통해 서쪽으로 전파된 것이다.

의료기술이 중앙아시아의 여러 민족 사이에서 교류되자면 우선 그 주류를 형성한 회골 사람들에게 받아들여져야 하였다. 8세기경에 ‘하미’ 즉 고대 ‘이오(伊吾)’ 지방의 유명한 회골족 외과의사였던 ‘쨤바시라하’는 티베트의 국왕 츠쏭떠잔의 청을 받아 티베트로 갔는데, 그의 저서 중에는 『활체측량(活體測量)』과 『시체도감(屍體圖鑑)』이 있다.

‘하미’ 지역은 중국의 중원에서 중앙아시아로 통하는 요충지이므로 이 고장에서 해부학자와 외과의사가 생겨난 것은 당연하다. 송나라 초기에는 서역 ‘아라한’ 왕조 때의 외과의사인 ‘이마지단’이 마취술을 이용하여 군인들의 상처를 수술하기도 하였다.

이러한 사실로 미루어보건대 중국과 외국간의 의학교류가 이루어지기 위해서는 당시에 돌궐말을 사용하는 회골 사람들이나 이 언어를 사용하는 다른 민족이 중간에서 매개가 되어야 했음을 알 수 있다. 당나라 이후에는 회골 사람들이 서쪽으로 이동하여 파미르 고원 동쪽과 서쪽으로 퍼져나감에 따라 중국의 중원에서 생겨난 한의학(漢醫學)과 중앙아시아의 회골의학은 파미르 고원 동쪽에 머물러 있지 않고 회골 사람들의 이동과 함께 비단길을 따라 ‘아무르’ 강 너머 서쪽으로 멀리 전파되었다. 그 결과 프라하에서 탄생한 의학자 ‘아비젠나’는 바로 당나라 말과 송나라 초에 중앙아시아의 의학의 개척자로서 중국의 한의학과 회골의학을 아랍세계에 전달하여 큰 업적을 남겼다.

아라비아 의학이 중앙아시아에 전달된 시기는 불교가 서역에 전해진 연대와 같다. 서기 148년에 안식국(安息國)의 국왕 ‘테르만’ 2세의 ‘파코루’ 왕자가 ‘타림’에 와서 의학과 불교를 전파하였다. 그후 아라비아와 페르시아 상인들이 끊임없이 ‘타림’분지에 찾아와 문화교류도 빈번해졌다.

『당서』 서역전에는 "불림(拂霖)에 훌륭한 의사가 있어 벌레로 눈병을 치료한다"라고 하였고 당나라 때 두환(杜環)이 쓴 『경서기(經書紀)』를 보면 "대진(大秦)에서는 눈병과 이질을 잘 치료하고 병이 없어도 미리 알고 뇌(腦)를 헤쳐서 벌레를 꺼냈다"라는 대목이 나온다.

약재의 교류는 투르판의 성대한 약재무역을 통해서도 알 수 있다. 『투르판 출토문물(吐魯番出土文物)』이란 책을 보면 약명, 수량, 약을 산 사람, 재료가 나는 곳, 상인으로부터 얻은 약값 장부 등이 기록되어 있다. 약재 가운데 각종 향(香)은 제일 흔한 약으로서 유향(乳香), 안식향, 용뇌향(龍腦香), 소합향(蘇合香), 강진향(降眞香) 등이 들어 있다. 향은 혼탁한 것을 제거하며 피를 제대로 운행시키고 어혈(瘀穴)을 풀어주며 지혈을 시키고 아픈 통증을 멎게 하는 효과가 있는 것으로 인정되어 왔다.

이러한 방향약은 지중해 연안과 남쪽 바다의 섬들에서 났는데, 그 밖에도 무역이 이루어진 약재로는 뇌사(腦砂), 유석(鍮石), 울금(鬱金), 석밀(石密) 등이 있었다. 이런 약재들은 육상교통망을 따라 파미르 고원을 넘어 투르판의 교역로를 거쳐 중국에 전달되었다.

이런 사실은 돈황(敦煌) 막고굴(莫古窟) 중 부천경(富天經) 벽화를 봐도 알 수 있다. 이 그림에는 호복(胡服) 차림에 눈이 움푹 패고 코가 높은 대상을 따라온 의사가 복통으로 괴로워하는 환자의 배를 진찰하는 모습과 함께 그 옆에 또 한 사람의 수의사가 뿔을 땅에 대고 누워 있는 병든 낙타에게 약을 먹이는 장면도 있다.

이 그림은 장안과 낙양(洛陽) 그리고 간지엔[乾見] 지방의 당나라 때 묘지에서 출토된 순장인형(殉葬人形)과도 비슷하다. 향과 뇌사(腦砂)는 당나라 때 무덤에서도 출토되었는데, 이런 것들은 오늘날 서안의 박물관에 진열되어 있다. 이런 문물은 중국의 약물학을 더욱 발전시켰으며 서역과 중국의 의학문화 교류에도 크게 공헌하였다.

　수나라와 당나라 때는 서역에 살던 여러 민족 가운데서 많은 의학자
가 출현하는가 하면 번역사업이 늘어나 우수한 의학관계 서적이 나왔다.
그러나 민족의 잦은 이동과 빈번한 전쟁, 외래세력의 영향 그리고 오랜
유교사상의 영향을 받아 의학을 경시한 나머지 소중한 여러 민족의 수
많은 의서들이 전해지지 못하고 유실되고 말았다.

Ⅵ. 아라한 왕조와 이슬람 문화의 전파

　　중앙아시아에 아라한 왕조가 생겨나 이슬람 문화가 지배한 시기는 대략 10세기에서 19세기 중반까지이다. 당나라가 멸망한 후 중앙아시아에는 중국의 경우와 마찬가지로 몇 개의 봉건국가가 생겨났는데, 그 가운데 중요한 국가를 든다면 아라한, 우전(于闐), 고창왕조(高昌) 등이다.

　　아라한 왕조는 대략 10세기 전반에 등장하였다. 그 지배영역은 지금의 '파스카르' 호 동쪽으로부터 남쪽으로는 아무르 강 그리고 지금의 신강 서북부를 포함하였다. 이 왕조의 중심은 두 개로서 하나는 초하(楚河) 부근의 '빠라사군', 즉 당나라 때의 배라장군성(裴羅將軍城)이고 다른 하나는 '카스헐'이었다.

　　아라한 왕조의 왕은 '동방과 중국의 왕'이라는 칭호도 가졌는데 이는 자신이 중국에 속한다는 뜻을 나타내는 것이었다. 아라한 왕조는 중앙아시아에서 역사상 제일 먼저 이슬람교를 받아들인 나라로, 이슬람 문화는 당시 고도로 발전한 수많은 문화적 장점을 흡수함으로써 중세기를 통해 화려한 꽃을 피웠다.

　　이슬람 문화는 신강지역과 위구르족의 역사에 중대하고도 깊은 영향을 주었다. 이 시기의 의학은 그 4대 원소설과 기질(氣質) 그리고 맥학과 침구학이 특히 두드러졌다. 아라한 왕조는 고창에서 생겨난 회골왕국 다음으로 중앙아시아에서는 문화적인 번영의 중심지가 되었다. 그 당시의 훌륭한 철학자이자 언어학자이면서 자연과학자, 의학자이기도 하였던 엘·파라비(870-950)는 회골의 전통의학과 중앙아시아의 문화를 정리하고 연구하여 『인체학(人體學)을 논함』, 『신경학(神經學)을 논함』, 『기관의 공능(功能)』, 『자연계를 논함』, 『자연물(自然物)의 열성, 양성(凉性), 습성, 건성(乾性)을 논함』 등 백여 권의 책을 썼다.

아라한 왕조는 역사적으로 볼 때 각종 유심론(唯心論)과 현학(玄學), 신학, 점성술 그리고 무의(巫醫)들이 판을 치던 시기였다. 그는 이런 시대적 상황에도 불구하고 예로부터 전해 내려온 위구르족의 소박한 철학사상을 바탕으로 일부 유심론적인 부정한 사설(邪說)들과 맞서 싸웠다.

그는 고대 희랍의 철학자인 '아리스토텔레스'의 저작에도 주석을 가하거나 번역해냈다. 또 사원소설을 이용해서 자연계와 사람의 생리 및 병리현상을 설명하고 회골의학의 기초이론 확립에 힘썼다. 이같은 '파라비'의 철학사상과 의학이론은 한나라나 당나라의 한의학은 물론 그 후 '프라하'에서 출생한 아랍의학의 대학자 '아비젠나'에게도 큰 영향을 미쳤다.

아비젠나는 서기 980년에 태어나 1037년에 사망하였는데, 그의 주요 저작인 『의학대전(醫學大典)』은 그 후 중앙아시아에서 만들어진 가장 훌륭한 의학경전으로 추앙받게 되었다. 그는 동서문화의 요충지대에 있었던 만큼 그의 『의학대전』은 중국의 한의학 내용도 많이 포용하였다.

예컨대 왕숙화(王叔和)의 맥학과 침구(鍼灸), 연단술, 당뇨병 진단법, 전염병 감별법, 상사맥(相思脈) 등이 그 책에 소개되었고, 치료면에서도 미친 개에 물린 상처를 째고 치료하는 방법, 관장법, 물 거머리로 독을 빼내는 법, 부황 등이 들어 있다. 『의학대전』에 들어 있는 8백여 종의 약물 가운데는 중국의 중원과 중앙아시아 신강에서 나는 2백여 종의 약물이 들어 있고, 그 밖에도 중앙아시아에서 나는 약물을 쓴 처방도 5백 종이 넘게 포함되어 있다.

더구나 『천금요방(千金要方)』에도 나오는, 중앙아시아 사람들이 많이 썼던 '아위매환방(阿魏霉丸方)'도 들어 있고, 옛날에는 취백(臭柏)이나 사백(沙柏) 혹은 쌍자백(雙子柏)이라고도 했던 신강지역 특산의 원백(園柏)과 창포(菖蒲), 나포마(羅布麻), 천초(茜草), 만다라엽(蔓陀羅葉), 아리홍(阿里紅), 대황, 마황 등도 들어 있다.

아비젠나가 그의 『의학대전』에서 소개한 4대 물질과 4대 체액설은 당나라 때 왕도(王燾)가 『외대비요(外臺秘要: 752년경에 나온 책)』에서 중앙아시아 전통의학의 그 이론적 근거로 제시한 4대 물질, 즉 지, 수, 화, 풍과도 밀접한 인과관계가 있다고 볼 수 있다.

아비젠나는 새로운 지식에 대한 탐구욕이 왕성하던 청년기에 '파라비'가 쓴 『철학의 보석』은 물론 물리학과 형이상학과 관련한 책을 열심히 읽었는데, 그의 저서로 미루어보더라도 파라비가 그에게 훌륭한 길잡이가 되었음을 짐작할 수 있다. 그는 백 만 자가 넘는 『의학대전』을 완성함으로써 중앙아시아의 뛰어난 '의학의 시조'가 되었다.

12세기에 들어 이 책은 '세라도'가 라틴말로 번역하고 유태인 학자들도 주석을 가함에 따라 유럽과 아시아의 여러 나라에서 가장 많이 쓰이는 의학경전이 되었다. 이 책은 '무하마드·카슬리'가 지은 『돌궐어대사전(突厥語大辭典)』과 마찬가지로 아라한 왕조 때 등장했지만 아랍과 이란에도 전해져 그곳에서 역시 큰 찬양을 받았다.

아비젠나보다 약 50년 전에 살았던 아라비아의 명의(名醫) '라지스'도 가장 위대한 이슬람 의학의 시조라고 불려왔는데, 그가 지은 『의학경전』은 임상경험을 집대성한 것으로서 아비젠나의 이론적인 『의학대전』과는 비교가 안 된다. 이것은 바로 15세기 이후 아비젠나의 『의학대전』이 아랍 세계는 물론 유럽의 의학교에서 3백 년이 넘게 의학교재로 이용되어온 근본 이유이다. 그래서 아비젠나를 아라비아의 의학자로 보는 관점이 오늘날까지 이어지고 있다.

물론 아비젠나와 같은 시대를 산 의학자들도 꽤나 많다. 아비젠나는 회향주(茴香酒)로 백전풍을 치료하거나 인삼으로 성기능 장애인 양위(陽萎)를 치료하고 양회향(羊茴香), 아망위(阿盲魏), 카라차이[卡拉茱] 씨앗과 미자(米子)로 약시(弱視)를 치료하는 등 자신의 의료기술을 당시의 의사들에게도 전수하였다. 당시에는 '아르즈', 즉 지금의 '커러수' 주의 '매써드'라는 곳에 일반 학문과 의학을 종합적으로 교육하는 '싸지르' 학당이 세워져 수많은 문학자와 의학자 그리고 수의학자 및 지식인들이 이 학교에서 양성되었다.

그 중에서 제일 유명한 외과의사로 '이마찌딘·카스하리'가 있었다. 그는 당시의 유명한 의학자였던 '아이브아리', 아비젠나 등과 마찬가지로 의학발전에 크게 공헌하였다. 특히 이마찌딘·카스하리는 아라한 왕조 때 많은 사람들로부터 존경받은 의사였는데, 한번은 전쟁터에서 미처 수술기구를 챙기지 못하자 재빨리 자기 이빨로 상처 부위에 들어 있던 쇳조각을 빼냈다고 한다. 그 결과 상처는 고쳤지만 자신의 이빨 두 개가 상하는 등 그는 여러 차례 전쟁터에 나가 외과수술을 성공적으로 펼쳤다.

그의 높은 기술과 인도주의 정신은 당시의 국왕 '싸르코·버그라한'의 인정을 받아 좋은 말과 칼을 선사받기도 하였다. 그는 평생에 걸쳐 전력을 다하여 『의료법규해석(醫療法規解釋)』이란 책을 써서 국왕에게 바쳤고, 파라비의 많은 저서와 아비젠나가 쓴 수많은 책들을 다른 지역에 소개하는 데도 힘썼다.

이 시기에는 또 『돌궐어대사전』과 『푸이에즈후이[福樂智慧]』라는 책이 나왔는데, 이 책들만 보아도 아라한 왕조 때의 높은 의학문화 수준을 엿볼 수 있다. 예컨대 『돌궐어대사전』에는 나병(癩病), 천연두, 티푸스, 백내장, 위염, 이질, 감기, 임신반(姙娠斑) 등의 병명이 나온다. 또 양리(洋李), 창포, 토목향(土木香), 청호(青蒿), 산포도(酸葡萄), 후추, 용구, 홍당무, 철자련(鐵茲蓮), 아월혼자(阿月渾子), 홍첨라자(紅尖辣子), 앵속각(罌粟殼), 산내사약(酸奈瀉藥), 붕산 등의 약이 들어 있고 칼 같은 약물가공을 위한 기구들도 기재되어 있다. 저자는 또 "창포가 있으면 남자가 죽지 않고 토목향이 있으면 말이 죽지 않는다"라고도 하였다.

회교역(回敎曆)으로 460년경(서기 1069-1070), 페르시아 사람 '유스프'는 아라한 왕조의 궁전에서 왕의 건강을 돌보는 시의(侍醫)로 있었는데, 그는 '카스'에서 돌궐말로 『푸이에즈후이[福樂智慧]』라는 은유(隱喩)를 담은 장편 서사시를 써서 국왕에게 바쳤다. 그는 이 시에서 아라한 왕조의 의학자들을 높이 칭송하면서, "이 밖에도 다른 전문적인 직업이 있는데 이들의 지식은 특이하다. 그 중 하나가 의사이다. 이들은 사람들을 위하여 치료한다. 이러한 사람들은 그대에게도 필요하다. 그들이 없으면 생활이 좋아지지 않는다. 사람들이 병에 걸리면 의사가 치료한다. 그대는 보시라, 질병은 흔히 사망의 동반자이며 사망은 사람들의 적이다. 그들을 잘 대하고 그들의 권리를 보호해야 한다"라고 하였다.

『돌궐어대사전』을 엮은 '무하마드·카슬리'는 카스 지방 사람인데 책은 바그다드에서 썼다. 『푸이에즈후이[福樂智慧]』를 쓴 작가 유스프는 빠라싸곤 사람으로, 그는 그 책을 카스에서 돌궐말로 썼다. 이 두 책은 11세기 아라한 왕조 때 돌궐말을 썼던 중앙아시아 사람들의 문화와 생활을 잘 반영하고 있다. 이들은 비록 자기 고장 사람들이 이슬람교를 받아들였지만 이슬람 문화가 자신들의 전통적 정신과 물질생활에서 완전한 승리를 거두지는 못하였다고 하였다. 무하마드·카슬리가 인용한 시에는 볼가 강으로부터 중국의 변방에 이르는 넓은 지역이 표현되어 있다.

영국의 '에드워드·브람'이 지은 『아라비아 의학』에는 "라시드 지방에는 이슬람 국가에서 모여든 약 천 명의 의학도가 있었다. 학습 과목은 그들의 재능에 따라 결정되었다. 이 밖에도 인도, 중국, 이집트, 시리아와 기타 국가에서 청해온 의사가 50명이나 있었다. 이런 의사들에게는 대개 열 명의 우수한 학생이 배당되었다. 그들은 병원에서 일정한 업무를 책임지고 있었고 병원에는 자신의 외과, 안과의사가 별도로 있었으며 이들도 약 5명씩의 학생을 거느렸다”라고 나온다. 이미 언급한 『의학대전』과 『의학경전』은 천산산맥을 사이에 둔 중앙아시아의 넓은 지역의 의학문화를 이어놓았고 아랍과 유럽에도 전파되었다. 이슬람 세계의 의학문화도 많은 나라에 전파되었는데 신강지방에 살던 위구르족의 경우도 예외는 아니었다. 그 결과 위구르족의 의학문화는 더욱 풍부해지고 사람들의 건강 증진에도 기여하게 되었다.

Ⅶ. 중세기 이후의 위구르 전통의학

　　13세기 이후 중앙아시아의 의학지식은 원나라 때 나온『회회약방(回回藥方)』36권에 소상히 소개되었다. 원나라 정부는 위구르 사람들로 이루어진 왕궁 근위대원들의 건강을 돌보고 천산산맥과 파미르 고원 일대에 퍼져 살던 이슬람 교도들의 질병을 다스리기 위해 오늘날의 북경인 대도(大都)에 광혜사(廣惠司)를 설치하고 나중에 '회회약물원(回回藥物院)'으로 명칭을 고쳤다.

　　『회회약방』은 회회약물원에서 주관하여 만든 책으로, 위구르 사람들과 많은 민족이 함께 살았던 중앙아시아 특유의 의학지식이 풍부하게 반영되어 있다. 분명히『천금요방』보다 품격이 높을 뿐만 아니라 이 고장 민족의학의 장점을 그대로 지니고 있다. 여기에는 회회문 즉 아랍말과 한문 두 가지로 기록되어 있는데, 그 중에는 경문고방(經文古方), 속설단방(俗說單方) 외에도 금창문(金蒼門), 접골문(接骨門), 장풍두복문(腸風頭腹門), 중향탕전문(重香湯煎門), 초익문(初益門), 잡증문(雜證門), 중창수독문(重瘡睡毒門), 탈항치루문(脫肛痔漏門), 벽충문(辟蟲門) 등이 나온다. 이는 골상과(骨傷科)나 외과와 피부과를 주로 해서 내과, 소아과, 부인과 질병을 겸한 소백과사전이다. 이것은 위구르족과 기타 민족의 전통의들이 지닌 지혜의 결정체로서 전통의학의 뛰어난 유산이다.

또 저명한 위구르족 의학자인 '웨쥐렌츠해아'가 일찍이 대주조어산(臺洲釣魚山) 즉 사천의 합천에서 "왕명을 받고 곡약(曲藥)을 가공하여 치료하는 데 썼다"라고도 나온다. 번역가인 안장(安藏)은 『난경(難經)』과 『본초』 같은 중국의서를 위구르말로 번역했고, 훌륭한 과학자 류밍산[魯明善]은 그의 저서 『농상의식촬요(農桑衣食撮要)』에서 약초 재배와 해충 방지에 관한 여러 가지 지식도 기록하였다.

많은 위구르족 지식인과 재능 있는 사람들이 원나라의 통치에 직접 참여하게 되면서 중앙아시아의 여러 민족의학이 가진 독특한 치료법이나 뛰어난 의술이 중국의 한족에게도 소개되어 칭송을 받게 되었다. 도종의(陶宗儀)가 쓴 『철경록(輟耕錄)』 20권에는 "어느 회회교 의사가 칼로 이마를 베고 작은 게를 끄집어냈는데 돌처럼 딱딱하고 살아 있었으며, 방금 전까지 죽도록 아프던 통증도 이내 사라졌다… 서역에는 참으로 신기한 치료법이 많은 것 같다"라고 기술되어 있다.

명나라와 청나라 때에 이르러서는 서역의 위구르족이 간직해온 여러 가지 의학적 유산이 더욱 많은 사람들에 의해 계승되면서 이런 치료법과 약재가 중국의 한의학에도 소상하게 소개되었다. 또 수 백 종의 약물이 이시진의 『본초강목』에 수록되었다. 예컨대 고비 사막에서 흔히 볼 수 있는 황앙(黃羊)은 "보중익기(補中益氣)하여 노상허한(勞傷虛寒)을 치료하는" 데 효과가 있다고 하였다. 그 책에는 또 중앙아시아의 유목민들이 먹는 여러 가지 유락(乳酪), 성호(醒糊), 수유(酥油)의 제조법이 구체적으로 기술된 것만 봐도 중앙아시아의 여러 민족과 한족 사이의 교류가 더욱 빈번해졌음을 짐작하게 된다.

서역의 자연환경 탓에 예로부터 민간에서는 '물 요법', '공기요법', '더운 모래찜질 요법'으로 여러 가지 병을 치료해왔다. 『서강잡술시(西疆雜述詩)』에 보면 '야크쑤'에서 북쪽으로 백 리 가량 되는 곳에 있는 '트크허루' 온천은 사계절 내내 물이 뜨거워 온천욕을 하면 한질창선(寒

疾瘡癬)을 고칠 수 있다고 하였다.

또 "동굴 속의 맑은 물 기이할 것 없노라. 기슭에 더운 기운이 뻗으니 언제면 인간의 어지러움을 다 씻어줄까. 사해의 창이(瘡痍)가 가련하도다"라고 한 시도 있다. '쿠츠' 지방의 동북쪽에 있는 화산은 "『당서(唐書)』에 구자국(龜玆國) 북녘 산에 항시 불이 난다고 한 바로 그곳이다"라고도 하였다. 이는 유황이 나오는 곳일 뿐만 아니라 산중턱에 직경이 한 자나 되는 작은 동굴구멍이 있는데, 사계절 연기가 나고 불을 뿜어 당시 사람들은 물을 끓이고 밥을 짓는 데 썼으며 또 이로써 한습풍질(寒濕風疾)을 다스렸다고 하였다.

투르판의 칠천호온천(七泉湖溫泉), 박락온천(博樂溫泉), 이력화룡동(伊力火龍洞), 그리고 화염산 아래의 모래찜질 요법은 당시에 이 고장 사람들이 터득해 널리 이용한 전통적 민간요법이었다.

명나라 때에 이르러 중앙아시아 각 지방의 수령들이 바친 진상품이 널리 알려지면서 서역의 여러 민족들이 지닌 의학문화에 대한 이해도 깊어지고 그 수준도 매우 높다는 사실이 밝혀졌다. 『고창관과(高昌館課)』라는 책에는 "투르판 왕의 사신이 바친 공물 중에는 다이아몬드와 번홍화(番紅花) 50근이 들어 있었다"라고 나오고 고창의 왕이 올린 상주문에는 "대홍주단(大紅紬緞), 황화주단(黃花紬緞), 가죽모자, 뾰쪽한 모자, 금은 그릇 등이 모자라니 도독 '싸이후센'을 파견하여 산호 두 되, 마호(瑪瑚) 두 덩이, 영양각(羚羊角), 번홍화를 드리도록 하겠나이다"라고 나온다.

또 '하미' 지방의 충순왕과 '와라' 지방의 순녕왕, '라이킨' 현 왕과 '바리우세니안' 지방의 왕이 명나라 조정에 바친 공물 가운데는 옥석(玉石), 뇌사(磠砂), 번홍화 등이 들어 있었으며, 그에 대해 조정은 공물을 바친 사신들을 칭찬하면서 은 주전자, 금 사발, 사기 그릇, 그리고 각종 주단을 주었다.

더구나 공물 속에는 언제나 진귀한 약재가 많이 들어 있었다. 제일 많게는 1077년 12월 20일에 우전(于闐)에서 보낸 사신이 3만 천여 근의 양유향(洋乳香)을 송나라 조정에 바친 적이 있었다.

청나라 때 조학민(趙學敏)이 쓴 『본초강목습유(本草綱目拾遺)』와 『사체문감(四體文鑑)』에는 중앙아시아 사람들만의 독특한 음식요법과 특별한 약초가 많이 기재되어 있다. 상갈(上葛) 즉 마내자(馬奶子), 자아차(剌兒茶), 주배등자(酒杯膽子), 사총(沙蔥) 등이 그것이다. 건륭(乾隆) 20년에 건륭 황제는 신강에 고명한 의사가 있다는 얘기를 듣고 특별히 사람을 보내 그를 초빙하였다. 위구르족 의사인 그 '모로하로'는 아뢰기를 '파서약방(帕舒藥方)'이 특히 두통을 잘 치료하는 약이라고 하였다.

위구르족 의사들이 약을 만드는 데 쓴 도구는 원시적인 옛날 돌절구로부터 당나라나 송나라 때 쓰던 옥석 약갈이 통, 맷돌, 비연호(鼻煙壺) 등이었다. 명나라나 청나라 이후에는 생철로 만든 약갈이 통, 그리고 돌, 나무, 쇠 등으로 만든 약을 빻는 그릇도 있었다. 고약은 흔히 가마솥에다 끓여 만들었고 환제(丸製)는 손으로 만들었다. 또 청나라 때부터는 수제약(水劑藥)을 증기가마에서 증류해 만들었다. 전하는 바에 의하면 이런 증류법은 아랍 사람들에게 배운 것이라고 한다.

Ⅷ. 19세기 중반 이후의 위구르 전통의학

　　중앙아시아는 점차 반봉건 반식민지 경제로 전락하였다. 문화가 쇠퇴하고 역사적인 문물 역시 프러시아나 스웨덴, 스페인 등의 탐험가들에 의해 도둑맞았다. 오랜 봉건사회를 거치면서 주옥 같은 전통의학도 버려지고 정부의 관심이나 지원을 받지 못하였다.

　　서양인들과 함께 들어온 의학이 계속 퍼지면서 위구르 전통의학은 막다른 경지에 이르렀다. 당시에는 신강지방 전체를 공식적으로 관장하는 의료기관이 없었고 제대로 병실을 갖춘 병원이나 의료시설도 없었으며 학술교류도 없이 개업의가 근근히 환자를 진료하였다. 그러나 중화민국이 들어서면서 투르판의 명의 '아버리머리'가 백여 개의 침대를 가진 병원을 세우고 의학생을 받아들여 의술을 가르치기 시작하였다.

　　이때 위에청[葉城]의 경문학교(經文學校) 같은 곳에서는 일반적인 경문을 가르치면서도 수학, 역사, 지리, 의학 등도 겸하여 가르쳤다. 거기서는 흔히 돌궐말이나 페르시아말 혹은 아라비아말로 쓴 필사본을 교과서로 썼는데, 이런 필사본 중에는 '아비젠나'가 쓴 『의학대전』도 들어 있었다. 이러한 의학교과서의 하나인 『아크사라이』는 1073년에 묵옥현(墨玉縣)의 명의가 쓴 책으로 인도에서 출판되었다. 또 투르판의 왕이 보존하던 위구르말과 한문으로 된 『본초강목』도 세월이 흐름에 따라 진귀한 여러 의학서적들과 함께 유실되고 말았다.

당시에는 이런 전통의학에 관심을 가진 사람들이 별로 없었다. 그 결과 의학에 대하여 잘 알지도 못하는 일부 사람들이 미신적인 색채가 짙은 민간요법을 썼다. 이슬람교의 아사(阿司)들이 의사 역할을 하기도 했는데, 이런 사람들이 약물을 잘못 쓰거나 남용해서 사람들의 신뢰만 떨어뜨려, 결국 훌륭한 의사도 없어지고 약도 드문 상태에 빠지게 되었다.

진나라와 한나라 때의 기록에 의하면 흉노가 한나라 이광리(李廣利) 장군을 죽인 해에 중앙아시아에는 무서운 전염병인 온역(瘟疫)이 퍼져 죽은 소와 말이 산과 들을 덮었다고 한다. 청나라 광서(光緒) 연간(1875년)까지 화전에도 온역이 창궐해서 사망자가 수 만 명이나 되었는데, 이런 온역은 예로부터 서역에서는 끊이지 않았다고 한다.

청나라 때도 신강지방에서는 천연두, 티푸스, '칼라아자르', 매독, 페스트 같은 전염병이 돌아 무서운 재앙을 안겨주었고, 또 타림 분지에서는 갑상선종(甲狀腺腫)이라는 일종의 풍토병이 많은 사람을 괴롭혔다.

그러나 당시에 정부는 아무런 대응도 하지 않았는데, 다행히도 그 후 '카스' 지방은 물론 화전(和田)과 흑옥현(黑玉縣), 욕보현, 우전현, 투르판 등 여러 고장의 위구르족 전통의사들이 어려운 환경 속에서도 조상의 업적을 계승하고 여러 가지 치료법을 보존하여 오늘날에 이르도록 그 명맥을 이었다.

그 후 중국에 새로운 정부가 등장하면서 중앙정부의 각별한 관심과 지원 아래 위구르족의 전통의학도 새로운 발전의 계기를 맞았다. 모택동은 "중국의 전통의학은 하나의 위대한 보고이다. 응당 노력해서 찾아내고 그 효용을 향상시켜야 한다"라고 지시를 내리기도 하였다. 그리하여 1956년에는 화전현에 민족위생공작자협회와 위구르족 의원이 생겨났고, 이어서 카스, 이녕, 하미, 화전, 우루무치 같은 곳에 연합진찰소와 병원이 세워졌다.

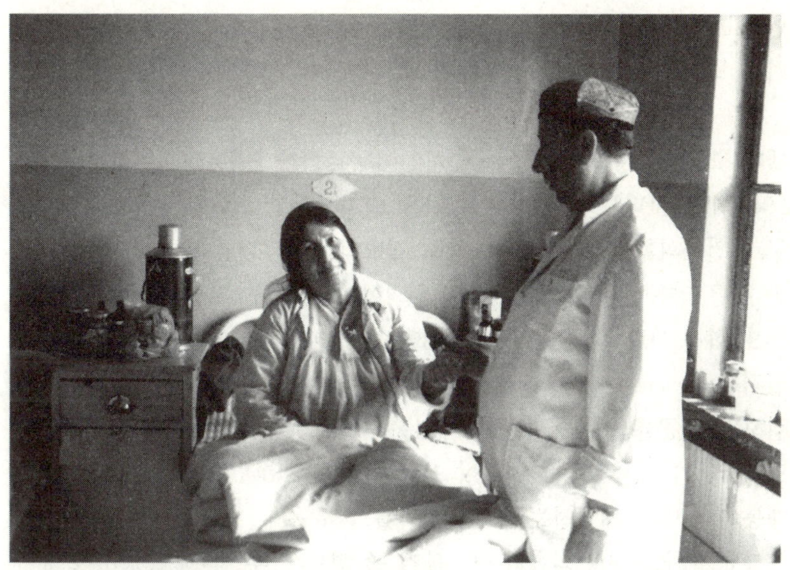

신강자치구 우루무치에 있는 위구르 전통의원에서 위구르 전통의사가 러시아계 여
인의 병을 돌보는 모습.

위구르 전통의학 사업은 그 후로도 줄곧 성장해서 이에 종사하는 전
문요원만 해도 686명으로 늘어나고 위구르족이 모여 사는 우루무치 등
22개 지역에는 위구르 전통의학전문병원이 세워졌다. 더구나 화전과
'카스'의 위생학교에서는 위구르 전통의 양성반과 고급 위구르 의사 양
성과정이 설치되어 전문요원을 육성하기 시작하였다.

한편 위구르 전통의학의 고전 의서에 대한 발굴 및 정리작업도 진행
되어 『위구르의학 상용복방제제(常用服方制劑)』, 『위구르의학 소백과
지식』 같은 의학서적도 나오게 되었다. 예컨대 '유수푸와지'(1876-1961)
는 '카스' 사람으로 부친으로부터 의학을 배우고 투르판의 명의인 '모이
지나스'의 지도를 받아 내과, 외과, 부인과, 소아과와 피부병 치료에 정
통하였다. 그는 맥진과 망진(望診)을 중요시하고 환경요법에도 힘쓰는
가 하면 의학의 윤리교육도 중시하였다. 그는 스스로 작은 제약공장을

만들고 의사를 양성하거나 복방제제를 쓰고 일광욕과 식사요법을 결합하여 백전풍(白癲瘋)을 치료하는 데 큰 성과를 거두기도 하였다.

그는 일생동안 자신의 연구와 경험을 토대로 위구르 전통의학서도 펴냈다. 그는 겸손하고 신중하여 자신이 쓴 의서『카웅체』는 아비젠나의『의학대전』보다는 규모가 매우 작은 의전이라고 하였다.『카눙체』는 위구르 전통의학의 기초이론과 각종 질병의 진단, 치료 및 약물방제에 관한 작은 약물전서로서 위구르 전통의학 교육에서 그 교과서가 되었다.

또 화전 사람인 '투디자자리'(1897-1978)도 큰 업적을 남겼는데, 그는 엄격한 가정교육을 받은 후 의학을 공부하여 스스로 약초를 심거나 채집하면서 곤륜산에는 17종의 새로운 약재가 있다는 사실도 밝혀냈다. 또 여러 가지 특성을 고려하여 약의 용량을 정하고 신경쇠약과 소화기 계통의 질병을 치료하는 데 큰 성과를 거두었다.

그는 위구르 전통의학의 4대 물질 즉 화, 기, 수, 토(火氣水土)와 4진액설 즉 혈진(血津), 담진(痰津), 담진(膽津), 흑담진(黑膽津)을 질병치료에 실제로 응용하였다. 그도 여러 가지 위구르 전통의학과 관련한 책을 펴냈는데, 특히『위구르 의사의 복방수책(複方手冊)』은 중앙정부의 출판상을 받았다.

신강지방의 장수촌은 주로 낙포현(洛甫縣)에 많이 있는데, 특별히 장수한 명의인 '루디아지'는 바로 이 고장에서 1877년에 태어나 121세까지 살았다. 그는 젊어서 여러 곳을 돌아다니면서 의학을 배웠는데, 맥법에 능하고 음식요법과 정신요법을 제창하였으며 내복약을 써서 여러 가지 잡병(雜病)을 치료해 큰 효과를 보았다.

그가 만든 소성환(小聖丸)은 효과가 좋아서 농민이나 유목민들이 언제나 몸에 지니고 다니게 되었다. 그는 양생술을 잘 알고 있어서 주민들은 그가 100세를 넘었어도 안색은 매우 젊다고 하였다. 그는 만년에『위구르의 복방집』을 내놓았다.

2천 년의 역사를 지니는 위구르 전통의학은 이제 점차 완벽한 이론체계도 갖추어 4물질과 4진액설로 사람과 외계환경 사이의 상호관계를 해석하고 질병을 진단·치료하는 방법을 확립하였다.

위구르 전통의학은 진단면에서 흔히 '맥을 짚고', '눈으로 보고', '물어보고', '냄새를 맡는' 방법으로 병을 진단한다. 맥상(脈象)에는 열 가지 유형이 있고 각기 다른 35종으로 맥상을 분류하고 있다.

내과 질병에 대해서는 주로 내복약을 쓰는데, 흔히 환(丸), 산(散), 고(膏), 시럽제를 쓰고 다리에는 탕약도 쓴다. 또 약, 좌약, 피를 빼는 사혈요법, 일광욕, 목욕, 더운 모래에 찜질하는 요법 등 11가지 치료법이 있는데, 이는 특히 간과 쓸개에 나타나는 질병이나 소화기 계통의 질병, 이질, 백전풍, 두통, 당뇨병, 심장병 등에 치료효과가 비교적 높다고 한다.

외과 방면에서도 내복약을 쓰기는 하지만 지지거나 묶고, 절개해서 배농하고, 침을 놓거나 마사지를 하고, 맨손으로 도수정복(徒手整復)을 하는 등 여덟 가지 치료법을 쓴다. 평상시에 흔히 쓰는 약물이 6백여 종에 이르고 복방(復方) 약재가 5백 종이 넘는다.

1970년대 후반에 들어 중국 정부 당국이 이러한 위구르 전통의학을 제대로 계승하기 위하여 여러 지방에 흩어져 살고 있는 경험 많은 노의(老醫)들을 조직하여 5년간에 걸쳐 이들 치료법을 발굴하고 풍부한 의료경험을 정리한 결과, 『중국의학백과전서(中國醫學百科全書)』 중 위구르 전통의학편이 만들어졌다. 앞으로도 정부의 강력한 지원을 받아 더욱 많은 발전과 공헌이 있을 것으로 믿어진다.

제4부

몽골의 전통의학

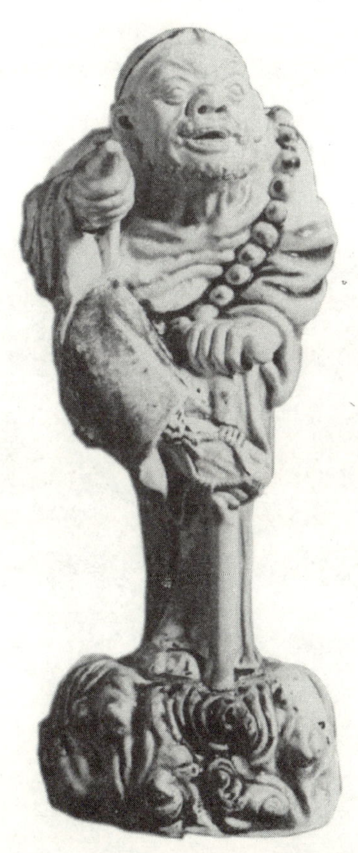

Ⅰ. 몽골 전통의학의 역사

몽골족은 역사적으로 주로 만리장성 북쪽의 넓은 초원에서 유목생활을 해왔으며, 오늘날에 와서는 6백여 만 명이 그들 고유의 문화와 전통을 계승하며 살아가고 있다. 지커무떠[吉格木德] 교수에 따르면 몽골에서는 이미 12세기 이전에 당시의 사회환경이나 생활양식 그리고 기후나 지리적 여건에 맞는 의료기술을 개발하여 적용하기 시작하였다고 한다. 그런 의미에서 몽의학의 발전은 이 시기부터 시작되었다고 할 수 있다.

13세기 초에 칭기스 칸이 몽골의 여러 부족을 통일한 이후 명나라 초에 이르기까지 몽의학은 의료경험을 풍부히 쌓으면서 더욱 발전하였다. 그 후 티베트 의학의 이론을 도입하고 허이[赫衣], 씨라[希拉], 빠따깐[巴達乾]의 이른바 3사(三邪) 학설을 주요 내용으로 하는 이론체계를 도입하면서 장의학(藏醫學)의 영향을 크게 받기 시작하였다. 그 후 중국과의 교류를 통해 중국의 한의학으로부터도 많은 영향을 받아 오늘에 이르렀다.

Ⅱ. 고대 몽골 전통의학의 출현(12세기 이전)

『몽골비사(蒙古秘史)』나 『사집(史集)』에 실린 사실로 미뤄보건대 7세기 이전에 몽골민족은 이미 유목생활을 위주로 하면서 수렵(狩獵)도 하고 간단한 가내수공업도 영위하였다. 이들은 북쪽의 넓은 몽골 초원과 울창한 산림에 살면서 살만교(薩滿敎: 샤마니즘)를 믿었다. 그들은 질병과 싸우면서 점차 기초적인 의료지식을 축적해나갔다.

예를 들면 뜸요법, 정골술(整骨術), 외상(外傷)에 대한 치료법, 말젖을 이용한 마유주요법(馬乳酒療法) 그리고 음식요법(飮食療法)의 기초 위에 발전한 것이었다. 이같은 뜸요법의 사용은 다른 민족보다 훨씬 앞섰다. 지금으로부터 1천여 년 전에 만들어진 장의학(藏醫學)의 원전 『『사부의전』(四部醫典)』에는 이미 몽골 뜸에 관한 기록이 나온다. 몽골의 전통적인 뜸은 일종의 기름(버터)과 소회향(小茴香)을 섞어 바르고 가열이부(加熱裏敷)하는 요법이다.

『황제내경』의 「이법방의론(異法方宜論)」 중에는 "북방은 천지(天地)가 폐장(閉藏)된 곳으로 지세가 높고 추운 곳이다. 이곳 사람들은 들에서 살며 유식(乳食)을 즐긴다. 따라서 추위에 오래 노출되어서 병이 생기게 되며 그 치료에는 뜸이 좋다. 뜸[灸]은 북방에서 온 것이다"라고 나온다. 여기서 '구(灸)'란 뜸을 의미하며 북방이란 몽골을 꼬집어 밝히지는 않았지만 '들에서 살며 육식을 즐긴다'라는 말로 미뤄보아 몽골지방과 몽골민족을 가리킨 것으로 믿어진다.

이같은 열부요법(熱敷療法)과 뜸요법은 몽골지방에서 생겨나 아주 일찍부터 중국과 티베트에 전파되었다. 뜸요법은 몽의학의 전통요법으로서 조작이 간편하고 용구가 간단해서 유목민족의 생활양식이나 북방의 추운 기후에 적합한 이점을 지니고 있다.

또 다른 몽의학의 전통적 외과치료술로는 자혈요법(刺血療法)을 들 수 있다. 티베트의 유명한 의학자 위태[宇佗]의 『위타전(宇佗傳)』에 따르면 몽골의 전통 자혈요법이 서장(西藏)에 전파된 데 대한 기록이 나오는데, 이런 자혈요법은 이미 6세기 이전에 서장에까지 전파된 것으로 여겨진다.

또 몽골 전통의학의 음식요법은 질병을 음식으로 치료하려는 시도로부터 발전되어 왔다. 먼 옛날에는 생식을 많이 하였기 때문에 흔히 소화불량이나 식중독이 많았다. 몽골의 오랜 속담에 "병은 식(食)이 소화되지 않은 데서 시작되고 약원(藥源)은 백전수(百煎水)이다"라는 말이 있다. 이것은 옛날 사람들이 음식으로 소화기 계통 질병을 치료한 경험과 약의 기원에 대한 설명이라 여겨진다. 유제품(乳製品)과 육식, 육탕(肉湯) 같은 것들을 잘 활용하면 여러 가지 병을 치료하고 예방할 수 있었던 것이다. 이런 음식요법은 장기간의 유목생활에서 얻어낸 지식으로, 유목생활을 하면서 수렵을 부업으로 하는 몽골민족에게는 매우 적합한 것이었다.

몽의학에서 음식요법은 특히 중요한 의미를 가지며 마유주요법 역시 아주 독특하다. 마유주는 말의 젖을 발효시켜 만드는데 맛이 좋아 어느 정도 마시면 취하게 된다. 이 술은 몽골 사람들이 특히 즐기는 전통음료로서 아직도 7~8월에는 말젖이 흔해 많이 마시고 질병을 치료하는 데도 쓰인다. 또 손님을 접대하거나 큰 잔치 때도 반드시 쓰인다. 음력 7월에 열리는 나담 축제(那達幕) 같은 행사에서 특히 많이 마시는 음료이다.

몽골에서는 먼 옛날부터 목축업에 종사하면서 말젖의 발효기술을 터득해 마유주를 많이 마시며 천지(天地)에 제사를 지내는 데도 써왔다. 『몽골비사』에 보면 몽골에서는 흔히 말젖으로 술을 만들어 마신다는 기록이 나온다. 예컨대 칭기스 칸의 10대 선조인 뽀뚜안차얼[孛端叉兒]은 "매일 마유주를 만들어 마셨다"라고 나온다. 그 당시는 마유주를 '으어수커[額酥克]'라 하였다.

오늘날 우리가 가지고 있는 문헌에 의해 마유주요법의 기원을 보면 이미 13세기 이전 원나라가 생기기 전에 몽골에서는 마유주을 이용해서 출혈한 환자를 고치는 데 썼다고 『몽골비사』에 나온다.

사료에 근거해 보건대 몽골민족의 골상요법(骨傷療法)이나 골상과(骨傷科)는 퍽 오래전부터 발전해왔다. 몽골 사람들은 대부분 목축업과 사냥에 종사해왔기 때문에 달리는 말에서 떨어져 가볍게는 탈구(脫臼)가 되고 골절이나 뇌진탕 같은 부상을 입기 쉬워 오래전부터 정골요법이 발전하였다. 또 몽골에서는 활이나 무기에 부상한 사람들을 치료하는 방

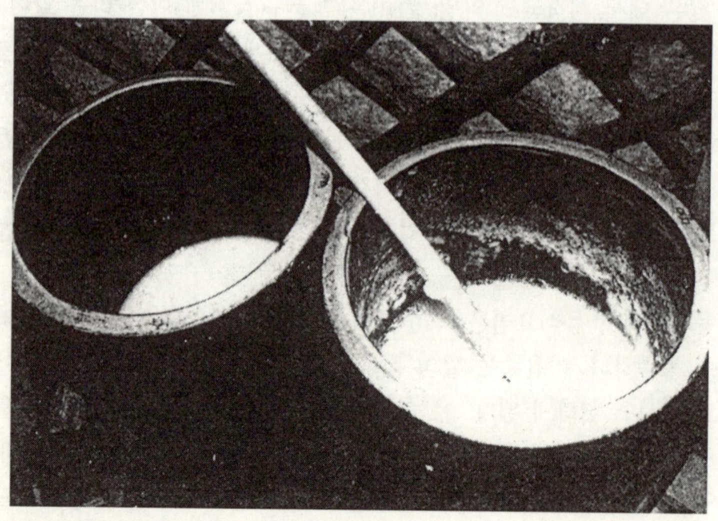

제조과정 중의 마유주는 하얀 거품이 난다.

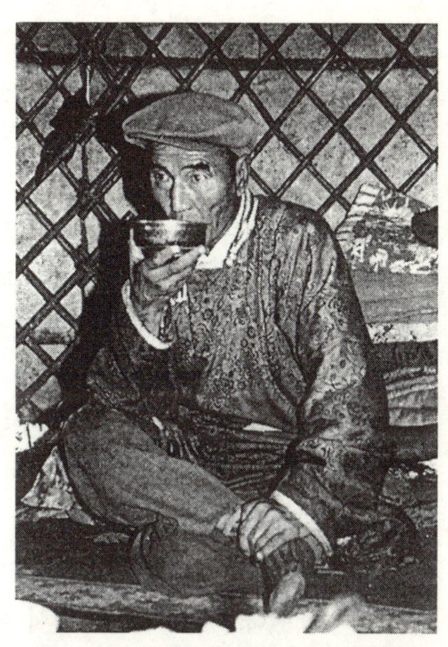

은사발로 마유주를 마시는 모습.

법도 일찍부터 발전하였다. 예컨대『몽골비사』를 보면 빨갛게 달군 쇠꼬챙이로 피가 흐르는 상처 부위를 지져 치료하는 방법은 물론 증기열엄(蒸氣熱罨)으로 피를 돌게 하고 몸 안의 내상을 치료하며 소나 양 같은 내장으로써 열엄요법(熱罨療法)을 해왔다.

『원사(元史)』에 보면 이런 외상요법과 관련된 기록이 나온다. 칭기스칸 휘하의 명장 뿌즈얼[布智兒]은 싸움터에서 용감히 싸우다가 온몸에 수많은 화살을 맞았는데, 태조(太祖)가 이를 보고 사람을 시켜 화살을 뽑았더니 온 몸에 피가 흘러 기절하고 말았다. 그러자 태조가 사람들에게 명하여 소 한 마리를 가져다 배를 가르고 뿌즈얼을 그 속의 기혈(氣血) 중에 넣어 점차 살아나게 하였다는 얘기가 나온다. 그 후로 이러한 치료경험은 더욱 발전하여 몽의학의 독특한 외상치료술이 되었다.

몽골 초원과 숲속에는 약용식물도 풍부하다. 몽골 사람들은 이런 약용식물을 이용해 많은 질병을 치료하고 외상치료에도 이용하였다. 이미 오래전에 몽골 특산의 약물인 육종용(肉蓯蓉)이 이용되기 시작하였다.

지금으로부터 6백 년 전에 라스따땡[拉施達丁]이란 사람이 쓴 『사집(史集)』에 보면 칭기스 칸이 어떤 고장에 살고 있었는데 그곳에서 나는 여러 가지 약재로 병을 잘 치료하여 주민들 사이에서 그 이름을 날렸다는 기록도 있다.

그러나 당시에는 살만교를 믿는 많은 사람들에 의해 의학 역시 큰 영향을 받았다. 살만교의 의식을 거행하는 무사(巫士)들의 독특한 질병인식과 치료법도 많이 이용되었다. 예컨대 12세기경에 홍지츠뿌[弘吉刺部] 고장 사람들은 일종의 심한 발병이 났는데, 당시의 살만교 무당들은 이런 발병이 난 것은 다름아닌 불구덩을 짓밟았기 때문이라고 하였다.

그 후 의학이론이 발전하고 세월이 흐름에 따라 무(巫)와 의(醫)의 역할도 구분되었지만 일부 지방에서는 오래도록 미분화 경향이 지속되었다. 이런 샤마니즘의 영향은 우리 나라의 경우에도 20세기 초까지 그 명맥을 유지해왔다. 예컨대 몽골에서 아직도 볼 수 있는 무희(舞姬)들이 사람을 매료시키는 안대무(安代舞)의 기원을 살펴보면 몽골 살만교의 무당들이 병을 치료하는 일종의 정신요법으로 이용된 것이 오늘날까지 이어진 것임을 알 수 있다.

이런 사실로 보건대 몽골에서는 이미 오래전에 비록 원시적이긴 하지만 전통적인 치료법과 경험이 축적·발전하여 왔음을 알 수 있다. 그러나 이런 치료방법이나 경험은 어디까지나 독자적 의학체계를 형성하지는 못하였다.

Ⅲ. 고대 몽골 전통의학의 형성(13~16세기 상반)

10세기 말부터 몽골민족은 점차 세력을 확장하기 시작하여 13세기 초에 칭기스 칸이 70여 개 부족을 통일함으로써 드디어 통일된 몽골 제국이 건설되었다.(1206년) 이런 통일제국의 출현은 필연적으로 정치적 융성은 물론 여러 부족 간의 광범위한 교류와 함께 유럽이나 아시아 여러 나라와도 교류가 빈번해져 몽골 의학도 새로운 도약을 하게 되었다.

몽의학의 임상경험도 풍부해지고 체계화함에 따라 비록 초보적이긴 하지만 의학이론도 생겨났다. 또 과거로부터 전해 내려온 몽의학 고유의 골상과(骨傷科)나 뜸요법, 자혈요법(刺血療法), 외상요법 그리고 음식요법과 마유주요법 같은 지식도 더욱 발전하였다.

특히 이 시기에 이르러서는 인체의 해부도 시도되었다. 예로부터 몽골 사람들은 수렵이나 목축업에 종사하여 여러 동물을 도살하는 과정을 통해서 초보적인 해부지식을 갖게 되었고 이런 지식으로 인체조직을 해석하였다.

그러나 몽의학 특유의 골상과가 발전함에 따라 동물 해부지식에서 빌려온 인체해부이론은 기마(騎馬)생활에서 생기기 쉬운 여러 가지 외상이나 골절, 탈구, 뇌진탕 같은 외상치료의 요구를 만족시키지는 못하였다. 이런 실제적인 요구에 부응하기 위해 몽골에서는 13세기부터 외상의 치료와 관련해서 인체해부가 시작되었다.

『원사(元史)』에 보면 1262년에 몽골군 장수 한 사람이 싸움터에서 왼쪽 어깨에 화살을 맞았으나 빼낼 수가 없었는데, 결국 사형을 받게 된 죄수 두 사람의 어깨를 해부하여 어깨뼈의 깊고 낮음을 헤아린 다음 장수의 어깨에 박힌 화살을 뺄 수 있었다고 한다. 이같이 실제로 외상을 치료하는 과정에서 얻어진 인체해부와 관련된 지식은 인체조직에 대한 지식을 풍부하게 하였을 뿐만 아니라 골상치료법을 크게 발전시켰다.

원래 골상외과(骨傷外科)는 외상을 치료하고 정골할 수 있는 지식에 그쳤으나 이 시기에 접어들면서 임상경험이 풍부해지고 기술도 발전하자 크게 발전하였다. 그 후 이러한 정골술은 중국의 여러 고장에 전파되어 원나라 때는 골상외과의 발전이 비약적으로 이루어졌다. 명나라 말기에는 이런 정골술에 뛰어난 사람들이 등장하기도 했는데, 기록에 따르면 몽골에서는 동물의 가죽을 이용하는 피료술(皮療術)도 생겨났다고 한다.

이 피료(皮療)라는 것은 동물을 죽인 후 즉시 가죽을 벗겨 환자의 몸에 덮어주거나 환자의 외상 부위에 덮어서 치료하는 것이다. 이 가운데 흥미있는 것으로 물에 사는 동물 가죽으로 각동(脚瞳)이라는 발병을 치료하였다는 기록이 있다.

1267년에 쿠빌라이·칸은 고려(高麗)에 사람을 보내 특별한 물고기 가죽을 구해오도록 했는데, 그 물에 사는 동물 이름은 기록에는 아지니허몽허어[阿吉尼合蒙合魚]라고 되어 있다. 생김새는 소와 비슷하며 그런 병을 앓는 사람이 그 동물의 가죽으로 구두를 만들어 신으면 낫는다고 하였다. 아마도 왕 자신이 그 병에 걸렸던 것 같다고 전한다. 실제로 정인지(鄭麟趾)의 『고려사(高麗史)』에 보면 그 물에 사는 동물 가

죽 17개를 바쳤다고 나온다. 오늘날에 와서도 여러 가지 병을 피료(皮療)하기 위해 양가죽이나 특별한 동물 가죽으로 구두를 만들어 신는다고 한다.

음식요법 역시 발전을 보게 되었다. 몽골에서는 원시시대부터 음식으로 질병을 치료하는 방법이 시도되었다. 이런 음식요법은 13세기 이후 더욱 발전하였다. 1330년에 원나라 태의(太醫) 홀사혜(忽思慧)는 『음선정요(飮膳正要)』라는 책을 펴냈는데, 이 책은 음식으로 병을 고치려는 영양관리에 관한 것이다.

이 책에는 당시까지 전해 내려온 여러 명의(名醫)들의 비방과 치료법이 광범위하게 정리되었고 질병의 예방이나 치료에 관한 몽골 특유의 말젖과 유제품, 소와 양고기 그리고 각종 동물 골수 등의 이용법에 대한 기록이 나온다. 이 책에 나오는 약물이나 음식의 명칭을 훑어보면 빠이뿌탕[八兒不湯: 양의 다리살로 만든 육탕], 아빠얼후어[阿八兒忽魚: 물고기 이름], 허하나(赫哈納) 같은 이름이 나온다. 이것들은 모두 몽골말로 불리는 것을 한문으로 옮긴 것이다.

또 마유주요법도 크게 발전하였다. 『음선정요』에 보면 "말젖은 성질이 냉(冷)하고 맛이 달아 갈증을 없애고 열(熱)을 다스린다"라고 기록되어 있다. 또 다른 기록을 보면 "후미스[忽迷思: 몽골말로 마유주을 뜻한다]는 몽골 사람들이 흔히 마시는 음료로 오래 보관할 수 있고 예로부터 전하는 바에 따르면 몸을 보하고 채질(瘵疾) 같은 병을 치료한다"라고 나온다. 이런 기록들로 보건대 이 시기에 이르러서는 마유주에 대한 지식이 보편화하고 마유주요법에 관한 기초이론도 생겨났음을 알 수 있다.

더욱이 병을 치료하는 데 이용되는 약물학 지식도 보다 풍부해졌다. 기록에 따르면 1226년 몽골군에 전염병이 크게 번졌는데, 이 전염병을 다스리는 데 대황(大黃)이 큰 도움이 되었다고 나온다.

13세기부터는 몽골 내부에서도 부족 간에 교류가 활발해지고 아라비아나 유럽과도 통상을 하거나 문화교류를 갖게 되어 여러 약물이 몽골에 수입되었다. 또 몽골 초원의 특산물인 육종용(肉蓯蓉) 같은 약물도 중국 등 외국으로 수출되었다. 페르시아나 아라비아는 물론 중동의 여러 약재들도 많이 들어왔다. 1292년에 이르러 몽골에는 회회약물원(回回藥物院)이 세워졌는데, 말하자면 중동지방의 약물에 관한 기관이 설치된 것이다.

그리하여 중국을 비롯한 여러 나라의 약재가 수입되면서 약물에 관련된 약물학이나 방제학(方劑學)에 관한 지식도 발전하였다. 씨린꿔진밍[錫林郭勤盟]이라는 몽골 사람이 쓴 『약방(藥方)』이란 책에도 인도와 서장(西藏) 그리고 아라비아나 중국에서 이용된 약방(藥方)이나 치료방이 나온다. 이러한 기록으로 보건대 당시에 몽골에서는 이미 여러 가지 약품이 널리 교류되고 수입되어 몽의학의 발전에도 크게 기여했음을 알 수 있다.

오랜 기간에 걸쳐 의료경험이 축적됨에 따라 몽의학의 초보적 의학이론도 생겨났는데, 이러한 이론은 임상경험이 쌓이면서 더욱 보강되고 체계화하였다. 이미 천 년이 넘는 의학경전인 『황제내경(黃帝內經)』에도 나오는 몽골의 구애법(灸艾法)이나 몽골뜸은 이열치한(以熱治寒)의 이론을 기초로 한 것이고 홀사혜 같은 사람의 저서에 나오는 마유주요법은 자양(滋養)과 이한치열(以寒治熱)의 이론을 근거로 한 것이다.

다시 말해서 질병을 한(寒)과 열(熱) 두 가지로 크게 나누고 음식이나 약물 및 치료법도 한·열 두 가지로 크게 나누어 진료에 임하였다. 이러한 이한치열과 이열치한의 한열대립학설(寒熱對立學說)은 몽의학 이론의 핵심으로, 환자 진료의 기초이론으로 정립되었다.

또 몽의학 고유의 뇌진탕요법의 이론체계도 생겨났다. 18세기의 의학 관계 서적을 보면 정뇌술에 대한 기록이 나오지만 뇌진탕요법이나 정뇌술의 이론적 근거에 관한 기록은 없다. 그러나 몽골에 전해 내려온 민간의 오랜 정뇌술에 관한 이론이나 설명은 매우 흥미있는 자료를 제공한다. 정뇌술에 숙련된 나이 먹은 노몽의(老蒙醫)들의 설명을 들어보면 과거의 기록에는 없지만 그 원리는 이진치진(以震治震), 진정결합(震靜結合), 생진후정(生震後靜)의 이론임을 쉽게 알 수 있다. 물론 모든 뇌진탕을 구별하지 않고 치료하는 것은 아니지만 틀림없는 사실은 정뇌술의 근간은 진동(震動)에 있음을 알 수 있다.

14세기 초에 이르러 라마승 커칭[格曾]은 위구르말과 티베트말로 번역된 인도의 불교경전『금광경(金光經)』을 몽골말로 번역하였다. 이 중에는 고대 인도철학인 4대원소설과 아유르·베다 의학의 기·담·담(氣膽痰) 이론이 들어 있다. 이 책은 필사본과 목각본으로 간행되었다.

오늘날에 와서 당시의 몽의학의 기초이론을 분명하게 밝혀내기는 어렵지만 이미 그 시기에 이르러 몽의학은 풍부한 임상경험과 기초적인 의학이론을 갖추게 되었음을 짐작할 수 있다. 이 시기에는 몽골족과 여러 나라 사이에 경제 및 문화적 교류가 확대되면서 의학의 교류도 늘어났다. 원나라 때에는 여러 가지 본초서(本草書)나 약제학(藥劑學)에 관한 책이 몽골말로 번역되었다. 원나라 정부에는 의약(醫藥)을 관장하는 광혜사(廣惠司)가 설치되었는데, 거기에는 아라비아에서 온 의사들도 있었다.

더구나 기록에 따르면 이탈리아에서 온 4명의 의사들도 원나라 조정에서 진료를 담당하였다고 하며, 중국의 한의사(漢醫師)나 아라비아 의사는 물론 이탈리아 의사들도 몽골에 들어와 환자를 진료하였던 것이다. 이러한 과정을 통해 몽골 전통의(傳統醫)는 몽골에 적합한 치료법이나 의료경험을 쌓음으로써 몽의학도 크게 발전하게 되었다. 12세기에 몽골에서는 위구르문자를 사용하기도 하였는데, 위구르족의 유의학(維醫學)은 아라비아 의학과 비슷한 점이 많아서 몽의학 역시 위구르 의학을 통해 아라비아 의학도 간접적으로 도입하게 되었다.

이러한 상호교류를 통해 몽의학 특유의 골상요법(骨傷療法)이나 뜸요법 같은 진료법은 티베트나 멀리 신라(新羅) 같은 나라에도 퍼져나갔다.

그런 의미에서 볼 때 원나라와 빈번한 교류를 가진 고려는 물론 삼국시대의 고구려, 백제, 신라도 몽의학이나 위구르 의학, 아라비아 의학 등과 상호 교류가 있었음을 짐작할 수 있다.

이 시기에 이르러 몽의(蒙醫)의 사회적 지위도 크게 달라졌다. 1957년에 내몽골에서 출간된 쓴 『몽골족발전사개술(蒙古族發展史槪述)』 같은 책이나 『청사고(淸史稿)』 같은 문헌을 보면, 칭기스 칸은 "의생(醫生)의 세부(稅賦)는 면죄한다"라는 조항을 법령에 명확히 규정해서 의학의 발전을 도모하였음을 알 수 있다. 1206년부터 몽골군에는 군의관이 등장하여 부상자를 전문적으로 치료하였다. 그 후로 몽의의 숫자가 늘어나면서 사회적인 지위도 높아졌다.

확실히 이 시기는 몽골민족이 사회, 경제, 문화면에서 크게 융성하였다. 그러나 몽의학에 관한 문헌은 많지 않다. 현재 여러 가지 기록을 종합해보면 이 시기에 몽골 전통의학은 임상경험이 풍부해지는 한편 여러 나라들과 교류가 빈번해짐에 따라 초보적인 의학이론도 형성되었음을 알 수 있다.

Ⅳ. 근대 몽골 전통의학의 발전(16세기 후반 이후)

　17세기 후반부터 몽골민족은 중국의 다른 소수민족과 비슷한 처지에서 점차 근대화과정을 밟아나갔다. 특히 몽골에서는 16세기 말부터 황교 혹은 라마교가 전파되기 시작하였는데, 황교의 전파는 여러 가지 사회적인 문제점을 유발하였다. 라마승은 결혼을 할 수 없도록 되어 있어서 몽골민족의 인구감소를 더욱 촉진하였다. 질병의 원인도 미신적으로 해석하는 황교 때문에 17세기 후반부터 몽골의 전통의학은 여러 면에서 지장을 받기 시작하였다.

　예컨대 안대무 같은 춤으로 정신병을 고치는 전통적인 치료법은 일종의 정신요법으로 큰 도움을 주어 왔지만 황교를 라마교의 교리에 맞지 않는다는 이유로 배척해서 안대무로 정신병을 고치는 전통적인 방법도 사라지게 되었다. 또 중국이나 인접한 여러 지역의 문화적인 영향도 더욱 많이 받게 되었고, 티베트족이나 한족 같은 여러 민족과 인도의 의학이론 및 경험이 도입되어 근대 몽골 의학에 영향을 주기 시작하였다.

1. 전통적 몽골 의학

17세기 후반부터 몽골은 티베트나 중국의 한족 같은 인접한 여러 민족의 의학이론은 물론 인도의 고대 의학이론을 도입하였지만 몽골민족 특유의 전통의학과 그 이론 역시 보존해왔다.

1) 전통적인 골상요법

몽골의 전통적 정골술과 외상요법은 아직도 몽골 전통의학의 핵심을 이루고 있다. 몽의학 특유의 정골요법에 관한 기록도 많은데, 명나라 말의 유명한 몽골 의사 투오니지모니껀[托尼濟墨尼根]은 이런 정골술과 외상치료에 뛰어났다고 한다. 그는 내몽골에서 태어나 어릴 적부터 몽의학을 공부해 정골과 외상치료에서 뛰어난 성과를 거두었으며, 『성경통지(盛京通志)』 같은 책에도 그는 의학에 깊이 통달한 사람이었다고 나온다.

『청사고』에 보면 여진족의 수령인 누루하치 휘하의 백기(白旗) 선봉장이었던 악석(鄂碩)의 몸에 화살이 깊이 박혔는데 투오니지모니껀이 시술하여 화살을 뽑아내고 약을 발라 고쳤다고 나온다.

또 청나라 때 도통(都統) 직에 있던 우파이[武排]라는 사람이 전투 중에 서른 개가 넘는 화살을 맞아 의식불명에 빠지자 칭기스 칸 시절부터 내려온 몽의학의 전통적 치료법을 써서 흰 낙타의 배를 갈라 그를 낙타의 더운 뱃속에 집어넣어 의식을 회복시킨 후 상처에 약을 발라 고쳤다고 한다.

이 밖에도 묘군직(苗君稷)이란 사람의 팔이 굽어 펴지지 않는 것을 보고는 증기로 엄법(罨法)을 쓴 후 작은 나무망치로 뼈를 두드리고 안마를 하니 팔 관절이 펴졌다고 한다. 과학이 발달하지 않은 당시 환경에서 이런 치료법에 숙달되기 위해서는 그만큼 임상경험이 풍부해야 가능하였을 것으로 짐작된다.

『성경통지』에 보면 투오니지모니껀이 "이미 죽은 사람을 살려낸 경우

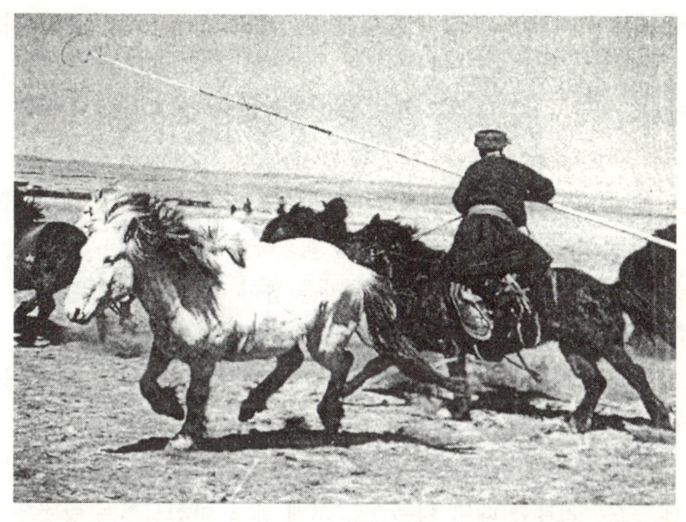

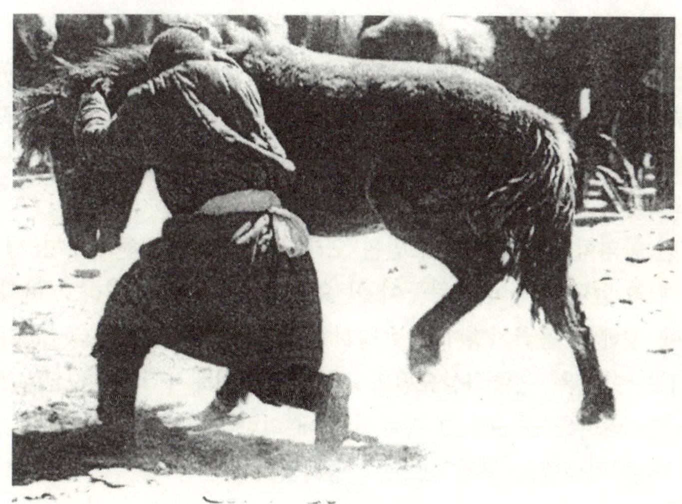

말과 뗄 수 없는 관계인 몽고인의 삶. 그러나 늘 낙마 등의 위험성이 도
사리고 있다.

가 이루 헤아릴 수 없었다"라고 나온다. 당시 사람들은 그를 마치 화타
(華陀) 같은 명의와 비유하기도 하였다. 청나라 때에 이르러서는 외과술

이 발달하고 마취법도 이용되었다. 몽골 전통의사가 골절 환자를 치료할 때는 그 부위를 얼음으로 차게 해서 마취시킨 후 수술을 해서 부러진 뼈를 제대로 맞춘 다음 뽕나무 속껍질로 봉합하면 닷새가 되기 전에 걸을 수 있게 되었다고 나온다.

이같은 몽의학의 정골요법은 소문이 널리 퍼져 청나라 조정에서는 몽골족 중에서 정골술에 능한 전문가를 채용하였다고 나온다. 예컨대 이런 정골요법에 능한 10명의 몽골 전통의를 뽑아 상사원(上駟院)이란 관청에 주재시켜 궁 안에 부상자가 생기면 이들로 하여금 치료하도록 하였다. 그러나 정한 날짜까지 제대로 치료가 되지 않으면 그 의사는 처벌을 받았다고 『청사고』에 나온다.

청나라 건륭 연간에 이상아(伊桑阿)라는 유명한 정골사가 있었다고 하는데, 그는 치료할 때면 얼음으로 차게 해서 마취시키는 방법을 썼으며 제자도 많이 양성하였다고 하며 가르칠 때에는 실기를 중요시했다고 한다. 그뿐만 아니라 후세에 이름을 남긴 사람들도 많다. 청나라 때 시랑(侍郎) 벼슬에 있던 제소남(齊召南)이라는 사람이 말에서 떨어져 머리에 뇌가 드러나자 몽골에서 온 의사가 소의 방광으로 그 부위를 덮어서 고쳤다는 기록도 있다.

이런 몽의학 고유의 정골요법은 오래전에 중국에 전해져 1728년에는 북경에 와 있던 러시아 사람들이 이 요법을 배우기도 하였다고 한다. 18세기에 청해와 몽골지방에서 유명하였던 의사 이씨빠러쥬니[伊希巴勒珠尼]는 이같은 정골외상요법의 경험을 정리해서 『사부감로(四部甘露)』라는 의서를 펴내어 그 속에서 칼에 의한 외상이나 창상 그리고 탈구에 대한 치료법을 구체적으로 설명하였다.

2) 정뇌술과 내장손상의 치료

정뇌술도 크게 발전하였다. 이미 언급한 『사부감로』에는 '몽골의 정뇌술'이란 제목 아래 뇌진탕을 고치는 방법이 자세히 나온다. 또『모든 경우에 도움이 되는 몽골 전통의 치료법』에 보면 "어린애가 뇌진탕이 되면 땅바닥에 머리통 크기만한 구멍을 파고 어린애를 엎드리게 해서 머리를 구덩이에 넣은 다음 발바닥을 세 번 때린다. 양머리를 통째로 쪄서 어린애 머리 위에 얹어 덥게 해준다. 보통 때는 뇌진탕이 되면 눕혀 놓고 두 발바닥에 나무판을 대고 세 번 친다"라고 소개하고 있다. 또 낙타가 뇌진탕이 되면 그 머리를 천으로 싼 다음 나무망치로 두들겨 진동을 주어 고친다고도 나온다.

이런 설명으로 미루어보아 사람이나 동물에 다같이 정뇌술이 이용되었던 것 같다. 또 내장에 손상을 입었을 때도 진동을 주어 고치는 방법이 전해지고 있다. 예컨대『모든 경우에 도움이 되는 치료법』에는 간장이나 부적당한 운동 때문에 생긴 허리나 엉덩이 뼈의 손상을 고치는 전통적인 방법도 나와 있다.

3) 전통적인 음식요법

영양관리를 통해 병을 고치려는 음식요법도 여러 의서에 나온다. 특히 요구르트 비슷한 산마유(酸馬乳) 치료법은 여러 부족들 사이에서 크게 유행하여 요양소도 등장하는 등 많은 실적을 남겼다. 예컨대 산마유로 수종(水腫)을 고치거나 제대로 접합되지 않은 뼈나 류머티즘 같은 병은 물론 폐병을 고쳤다는 기록이 전해지고 있다. 이러한 문헌들을 보면 말젖의 효능과 말젖을 약으로 쓰는 경우가 많았다는 사실을 알 수 있다.

4) 전통적인 엄요법(罨療法)

엄요법은『사부감로』같은 책에 보면 두 가지로 나누어진다. "열성(熱性) 질병에는 찬물, 얼음 그리고 별이 비치는 밤에 밖에서 떠온 찬물인 성

수(星水)나 흐르는 물 속의 돌로 냉엄법(冷罨法)을 쓰고 추운 기운의 한성 (寒性) 질병에는 석탄이나 벽돌·말똥·흰돌 같은 것을 데워서 버터와 함께 싸거나 보릿가루·뼈·동물 배설물 같은 것을 섞어 쓰면 좋다"라고 나온다.

이 밖에도 사혈요법(瀉血療法), 뜸요법, 광천요법(鑛泉療法), 더운 모래 찜질요법, 동물 가죽으로 치료하는 피엄법(皮罨法), 양이나 말 같은 동물을 죽여 그 위주머니를 환부에 대어 병을 치료하는 슬박소요법(瑟博 素療法) 등 수많은 치료법이 『사부의전』의 이론과 결합해 통용되었다.

2. 『의경팔지』와 『사부의전』의 도입

『의경팔지』와 『사부의전』은 라마교와 함께 몽골에 전래되었다. 13세 기에 원나라 쿠빌라이·칸은 티베트의 라마교를 국교로 정한다고 공식 선포하였지만 당시의 여러 조건에 비추어볼 때 라마교가 몽골에 쉽게 전파되지는 못하였을 것이다. 라마교가 몽골에 본격적으로 전파된 것은 16세기 후반부터였다.

1577년 아륵단한(阿勒坦汗)은 티베트의 라마교 수령인 제3세 달라이· 라마를 초청해 라마교에 귀의하면서 그로 하여금 몽골에 포교토록 하였 다. 그 후 여러 곳의 칸들이 잇달아 라마교에 귀의하자 몽골에도 라마교 사원이 세워졌다. 이러한 라마교의 전파는 황교 전파 이전부터 원시종교 로 자리잡고 있던 살만교 즉 샤마니즘을 대신하게 되었다. 라마교의 전파 는 인도나 티베트지방 문물의 유입을 촉진시켜 많은 책들이 몽골말로 번 역되었다. 이런 과정에서 『의경팔지』와 『사부의전』도 몽골에 전해졌다.

1) 『의경팔지』의 도입

몽골에 도입된 『의경팔지』는 2백24권으로 되어 있는 『단주니경(丹珠

尼經)』의 일부인 『팔지심요(八支心要)』이다. 이 책은 고대 인도의 아유르·베다 의학경전 가운데 하나로서 인도의 라반파포(羅斑巴布)라는 사람이 3세기경에 쓴 것이다. 기본이론은 기·담·담(氣膽痰), 칠정력(七精力) 및 삼예(三穢)에 관한 이론과 고대 인도의 5원소설 즉 토·수·화·기·공(土水火氣空)에 관한 이론이다.

『의경팔지』에는 오장육부(五臟六腑) 같은 이론이나 중국에서 생겨난 목·화·토·금·수(木火土金水)의 오행설(五行說) 같은 것은 없다. 이것은 『사부의전』과 이론상 다른 점이라 할 수 있다.

17세기에 관포찰복(官布札卜) 같은 사람이 『단주니경』을 티베트말에서 몽골어로 번역함으로써 그 속에 들어 있는 『의경팔지』도 몽골에 소개되었다. 이 책을 통해 몽의학은 고대 인도의학 이론의 영향을 받기 시작하였다.

2) 『사부의전』의 도입

『사부의전』이란 한 마디로 의학과 관련된 네 가지 기본경전이란 뜻이다. 이 책은 8세기경에 티베트의 유명한 의학자 여우투오커윈딴꽌삐[由托克雲丹官卜]가 티베트말로 쓴 후 12세기에 같은 이름의 후세 사람에 의해 다시 정리된 것이다. 이 책은 티베트 전통의학을 기초로 해서 인도로부터 들어온 『의경팔지』의 이론과 중국의 한의학을 결합하고 여기에 티베트 전통의학을 합쳐서 정리한 의서라고 할 수 있다.

이 책은 16세기에 몽골에 본격적으로 전파되었는데, 청나라 때에 이르러 주선민쥬니따오지니[固什敏珠尼道尼吉]란 사람이 몽골말로 번역해서 펴냈다. 일부에서는 원나라 때 몽골에 들어왔다고 하지만 분명하지는 않다. 하지만 원나라 때에는 널리 보급되지 않았다는 것만은 분명하다.

『사부의전』을 보면 『의경팔지』에 나오는 바와 똑같이 기·담·담 이론과 칠정력, 삼예 그리고 고대 인도의 5원소설이 들어 있다. 또 오장육부설과 오행설은 한의학에서 받아들인 것으로 보인다. 물론 이러한 이론들은 단지 그대로 받아들인 것이 아니라 몽골의 전통의학과 유기적으로 결합시켜 한층 더 발전되었다. 예를 들면『사부의전』중 육부(六腑)의 하나인 샤무사이[薩木塞] 즉 내생식기(內生殖器)는 한의학에서 말하는 삼초(三焦)와는 다르다.

『사부의전』은 몽골에 전래되어 곧 몽골말로 번역되었다. 이런 과정을 통해 몽골에서도『의경팔지』와『사부의전』을 근거로 하는 의학자와 의사들이 늘어났는데, 이들의 이론이나 주장은 몽골 전래의 전통의학과 차이가 나서 학파가 갈리기 시작하였다. 더구나 종교적인 신앙도 달라서 『사부의전』을 근거로 하는 사람들은 라마교를 믿고 대부분의 몽골 전통 의학자들은 살만교를 그대로 따랐다.

3. 여러 학파의 출현

학술·사상면에서 몽골 전통의학에도 여러 유파가 생겨났다. 16세기에서 오늘날에 이르기까지 몽골의 전통의학은 크게 세 가지 유파로 나눌 수 있다. 그 하나는 몽골 전래의 전통의학을 고수한 몽골 고전의학파와 티베트 의학의 영향을 많이 받은 티베트 의학파, 그리고 이 두 개의 학파와도 구별되는 제3의 근대 몽골 의학파로 나눌 수 있다.

1) 몽골 고전의학파

이 학파는 몽골 전통의학이 크게 발전한 14~16세기의 전통의학 형성기를 거쳐 일관해서 고대 전통의학을 계승한 학파이다. 여기에 속하는 의사들은 몽골 특유의 전통적 치료법에 능통해서 특히 정골술이나 외상 치료, 정뇌술 같은 치료법은 물론 산마유와 여러 음식으로 병을 고치려는 음식요법, 안마와 엄법(罨法), 광천요법이나 약욕 등에 풍부한 경험을 가진 사람들이었다. 이미 언급한 투오니지무니건이나 이상아 같은 의사는 이런 유파에 속하는 의사였다.

이들은 몽골민족 고유의 전통의학을 계승·발전시켜 많은 업적을 남겼다. 이 유파에 속하는 대부분의 의사들은 살만교를 믿었는데, 일부의 의사는 살만교의 기도사인 보액이었다. 이들은 안대무를 추게 해서 사랑에 실패한 정신병환자를 고치기도 하였다.

2) 티베트 전통의학파

이 학파에 속하는 의사들은 『사부의전』의 이론을 근거로 하였다. 16세기 후반부터 『사부의전』이 몽골에 전파되면서 이를 따르는 의사들이 점차 늘어났는데, 『사부의전』의 이론과 경험은 몽골의 고전의학과는 차이가 나서 새로운 학파를 형성하게 되었던 것이다. 이들은 이론적 근거가 뚜렷하였으며 학문적 수준도 높았다.

이 유파에 속하는 의사들은 『사부의전』의 이론에 능통해서 당시 사람들은 이들을 경전의(經典醫) 혹은 경전의생(經典醫生)이라 불렀다. 이 유파에 속하는 의사 중에는 의학자가 많이 배출되어 티베트 의학서의 번역뿐만 아니라 이론발전에도 공헌하였다. 예컨대 농리커딴따이[隆利克丹達爾]가 쓴 『사부의전 해석』이나 윈딴아란빠[雲丹瑪然巴]가 쓴 『사부의전 난해사 선석(四部醫典難解詞選釋)』같은 책을 꼽을 수 있다. 이 학파에 속하는 사람들은 대개 라마교 신자였다.

이 두 학파 간에는 오래도록 논쟁이 계속되었지만 서로의 장점을 받아들이기도 하였다. 라마교가 도입된 초기에는 살만교와 황교 사이의 알력이 심해서 살만교를 믿는 의사들은 황교를 믿는 의사들을 배척하고 황교를 믿는 의사들은 살만교를 믿는 의사들을 사교도나 이교도라고 배척하였다.

3) 근대 몽골 의학파

17세기 말부터 18세기 초에 걸쳐 고전의학파와 티베트 의학파 외에
또 다른 학파가 생겨났다. 이 유파에 속하는 사람들은 『사부의전』의 이
론이나 경험은 받아들이지만 이를 몽골의 독특한 자연조건이나 몽골민
족의 생활양식 및 체질 같은 구체적 조건에 결합시킬 것을 주장하였다.
따라서 예로부터 전해져온 몽골의 전통의학과 『사부의전』을 다같이 중
요시하는 입장을 취하였다.

이들은 17세기 초부터 『사부의전』과 『의경팔지』 중 기·담·담 이론을
유기적으로 흡수하고 몽골의 특수한 상황과 결합시키면서 몽골의 고전
의학에서 얻어진 풍부한 경험을 바탕으로 많은 책을 펴냈다. 이미 이 시
기에 이르면 한의학의 『본초강목』이나 『보산기요(保産機要)』, 『아과약
방(兒科藥方)』 같은 책이 몽골말로 번역되어 한의학의 의료경험이나 약
물학 지식도 부분적으로 흡수하였다.

이런 세 가지 학파가 서로 영향을 주고받는 과정에서 근대 몽골 전통
의학은 성장·발전하였고 19세기에 이르러서는 많은 의학자들을 배출하
였다. 18세기 청해와 몽골지방의 유명한 의학자 이씨빠러쥬니, 그리고
19세기 나만치[奈曼旗] 지방의 약물학자 띠엔뿌뤄따오이지[占布勒道
爾吉] 같은 사람은 모두 이러한 학파를 대표하는 사람들이었다.

4. 의학교육

몽골의 전통의학은 원래 집안사람들이나 가까운 제자들에게 전수하는
형식을 취해왔는데, 그 후 사회가 발전하고 의학이론이 발달하면서 전문
적인 의학교가 생겨났다. 『원사』에 보면 원나라 때에는 의학교육을 관장
하는 정부기관도 생겨났다. 명나라 말부터 청나라에 걸쳐 유명한 의사들

은 모두 제자들을 교육시켰다. 17세기에 티베트에서는 의학교육을 담당하는 먼빠자창[門巴札倉]이라는 전문의학교가 생겨났고, 몽골에서도 라마 사원에 의학교가 세워져 이런 의학교를 역시 먼빠자창이라고 하였다.

예컨대 어투오커치[鄂托克旗] 먼빠자창은 17세기에 생겨났는데 그 후 1826년에 독립된 먼빠자창으로 바뀌었다. 1868년에 회교도들의 반란으로 이런 먼빠자창도 일부 파괴되었지만 1876년에는 다시 재건되었다. 이 의학교가 융성하던 시절에는 2백 명 정도의 의학생이 있었고, 강의를 위해 침구에 쓰이는 동인(銅人)도 사용하였다고 한다.

이 밖에도 요녕성 몽골진갈근(蒙古眞葛根)에 세워진 먼빠자창은 1821년에 생겨나 내몽골 동부지방의 의학교육에 크게 공헌하였는데, 이런 먼빠자창은 대개 라마 사원의 일부나 사원 형태로 존재하였다.

이런 먼빠자창 중 일부 의학교는 높은 수준의 교육을 실시하였다. 의학교에서는 몇 해 동안 티베트말을 배우고 일정한 수준에 도달하면 시험을 거쳐 정식 의학생이 되었는데, 이렇게 정규 학생이 된 후에도 다섯 단계의 진급을 거쳐 졸업하였다. 또 언제나 시험에 합격해야 진급할 수 있었으며, 만일 합격하지 못하면 몇 해씩이나 유급해야 하였다.

해마다 여름에는 산에 가서 약초를 채집하였고, 제5급으로 졸업할 때는 최종 심사를 거쳤다. 의학교 교수격인 만빠한뽀[曼巴罕卜]의 지도 아래 선생과 학생이 모두 모인 자리에서 구두시험이 실시되었는데, 거기에서 합격하면 한 세트의 의료용구와 함께 마란빠[瑪然巴]라는 칭호가 부여되었다. 이 칭호를 받은 의사는 먼빠자창에서 의학교육을 할 수 있는 자격이 주어졌다. 그래서 이런 의학교육을 받은 사람 중에서 의학자가 배출되었지만 일부 라마 사원의 의학교육은 질적으로 그다지 높지 않은 경우도 있었다.

당시의 먼빠자창은 의학교의 역할을 할 뿐만 아니라 실제로 의료의 중심지이기도 하였다. 특히 여름이면 그 주변에 몽골파오(蒙古包)를 친 채 진료를 기다리는 사람들로 북적대었다.

5. 기초이론의 체계화

몽골 전통의학의 이론은 풍부한 임상경험을 기초로 체계화하였다. 몽골족의 경제생활 습관이나 지리, 기후 등을 반영한 풍부한 임상경험은 의학이론의 형성에도 중요한 기초가 되었다. 이미 16세기 이전에 한열(寒熱) 이론이나 인체구조에 관한 초보적인 이론이 싹텄고, 『금광경(金光經)』에 기술된 인도의 5원소설이나 기·담·담 이론을 받아들이기도 하였지만 아직 체계화하지는 못하였다.

그 후 16세기 말부터 인도 고대의학의 원전인 『의경팔지』와 티베트 의학의 고전인 『사부의전』이 몽골에 전해지면서 몽골 의학의 이론형성에도 큰 영향을 끼치게 되었다.

특히 고대 인도의 자연철학사상이었던 5원소설이 몽골에 들어와 전통의학 이론에 큰 영향을 끼쳤는데, 다른 나라의 경우도 비슷하지만 임상경험을 기초로 해서 생겨난 고대 의학이론은 대개 자연철학사상에 의해 체계화하였다. 이런 사실은 중국의 한의학, 고대 인도 의학 그리고 그리스 의학의 이론형성에서도 비슷한 경향을 엿볼 수 있다.

또 음양설, 5원소설, 기·담·담 이론, 칠정력 이론, 장부 이론 등도 많은 영향을 끼쳤는데, 이런 『의경팔지』나 『사부의전』 이론은 물론 한의학 이론도 몽골에 들어와 이 지역의 자연조건과 몽골인의 체질 같은 고유 특성과 결합해서 몽골 전통의학 이론 속에 흡수되었다. 이런 사실은 여러 가지 전통의학의 내용을 훑어보면 쉽게 이해할 수 있다. 약물의 경우를 보더라도 『의경팔지』나 『사부의전』에 기록된 약물 이름은 주로 티베트에서 일컫는 명칭으로 쓰여 있다. 그러나 수백 년에 걸친 토착화·동질화 과정을 통해 티베트말로 되어 있는 약재의 40% 이상은 현재 티베트의 의사들이 쓰고 있는 약물과 이름은 같지만 그 내용은 다르다.

예를 들면 오늘날 몽골 전통의학에서 쓰이는 삼자탕(三子湯), 청목향사미탕(靑木香四味湯)은 『사부의전』에 나오는 처방으로, 티베트나 몽골에서는 흔히 쓰이는 탕약이다. 이 두 가지 처방에 들어 있는 일곱 가지 약재의 이름은 티베트나 몽골 의사들이 모두 티베트말로 아자(訶子), 동자(楝子), 치자(梔子), 청목향(靑木香), 고삼(苦參), 진주간(珍珠干), 산나(山奈)라는 이름으로 부른다. 그러나 몽골에서 쓰이고 있는 약물을 보면 이들 처방 가운데 아자를 뺀 나머지 여섯 가지 약은 티베트에서 쓰이는 것과 다르다.

이렇게 약의 내용에 변화가 생긴 원인을 살펴보면 주로 이런 약재가 몽골지방에서는 생산되지 않거나 구하기 어려운 탓도 있고, 또 이런 약물을 몽골지방에서 생산되어 손쉽게 구할 수 있는 약으로 대용해도 그 효과가 같거나 오히려 더 좋은 경우가 있는데다 몽골 사람들의 체질에 더 잘 맞은 데서 비롯되었다는 설명이 정설이다.

몽골에서 전통의사들이 쓰는 처방 중에는 『사부의전』에 근거한 처방이나 전통적인 처방도 있지만 인도, 중국의 한족, 러시아, 아라비아 같은 지역에서 들어온 처방도 많다. 이처럼 약물 사용에도 점차 변화가 일어남에 따라 약성이나 효능에 대한 평가 같은 약물학 이론도 발전하였다.

또 의료면에서도 몽골 고유의 의료경험과 『사부의전』의 이론을 결합한 경우가 늘어났다. 수많은 몽골 의학자들이 말젖이나 산마유로 치유하는 전통적 의료법을 『사부의전』에 나오는 치료법이나 처방과 결합시켰던 것이다. 예컨대 말젖에 약을 넣어 끓여 마시게 함으로써 수종(水腫) 같은 병을 고치는 비방은 티베트에까지 전파되어 유명해졌다.

요컨대 몽골의 전통의학 이론은 수백 년에 걸친 여러 외국의 우수한 의학이론과의 교류과정에서 몽골인의 체질과 생활습관 그리고 지역적인 특성과 결합됨으로써 체계가 잡혔다. 그런 의미에서 『의경팔지』나 『사부의전』의 여러 이론은 몽골의 특수한 환경과 결합해서 몽골 의학이론을 형성하게 되었다고 할 수 있다.

무엇보다도 몽골 전통의학의 기본이론으로 들 수 있는 것은 한열(寒熱)의 대립과 통일 이론이다. 16세기 이전부터 몽골 의학에서는 한열 이론이 실제 진료에 적용되었다. 『사부의전』에도 병의 본질을 한열의 대립 개념으로 보고 있는데, 열병(熱病)과 관련해서는 자세히 설명하고 있지만 한병(寒病)이나 한열상극(寒熱相剋)의 질병에 대해서는 제대로 설명하지 않고 있다. 18세기에 이르러 청해 지방의 몽골인 이씨빠러쥬이(伊希巴勒珠爾)가 쓴 『사부감로』에는 질병의 한열이론이 열병의 치료, 한병의 치료, 한열상극병의 치료 등의 제목으로 구분되어 있음을 알 수 있다.

『사부감로』에서 한병과 한열상극병을 강조한 것은 확실히 몽골 전통의학 이론과 관계가 깊고, 추운 몽골지방에서 흔히 나타나는 한병을 다스리기 위한 의도가 깔려 있다고 본다.

또 몽골의 전통의학에서는 기본적인 6병(六病)의 이론이 뚜렷하다. 이 기본적인 6병이란 기·담·담·혈·황수·충(氣·膽·痰·血·黃水·蟲)의 6병을 의미한다. 『사부의전』을 보면 "기(氣)와 담(痰)은 한(寒)으로서 물과 같고 혈(血)과 담(膽)은 열(熱)이어서 불과 같고 충(蟲)과 황수(黃水)는 한열의 두 가지가 혼합된 것이다"라고 설명되어 있다.

따라서 여섯 가지 질병은 곧 한열의 두 가지 개념으로 요약할 수 있다. 그러나 당시에는 이같은 여섯 가지 질병이 중요한 기본 질병으로 파악되지는 않았다. 이씨빠러쥬이는 『감로(甘露)의 샘』이란 책에서 "기·담·담의 세 가지 병 외에도 충·혈·황수의 세 가지를 합치면 6병이 된다"라고 설명함으로써 사람의 기본 질병으로서 6병이라는 개념을 제시하였다.

그 후 그는 이런 6병의 이론에서 나아가 기·담·담이 각기 세 가지 병을 만들고 또 두 가지 병이 합쳐진 병이 세 가지이고 세 가지 병이 복합된 것이 한 가지여서 7병(七病)이 되지만 사람의 병은 기본적으로 6병이라는 관점을 제시하였다. 그러나 그는 그가 쓴 여러 의서에서는 기병(氣病), 담병(膽病), 담병(痰病), 혈병(血病), 황수병(黃水病), 충병(蟲病)으로 나누어 6병 이론의 체계를 세웠다.

기초이론의 체계화를 위해 빼놓을 수 없는 것이 진단학(診斷學)이다. 몽골 전통의학에서는 문진(問診), 시진(視診), 촉진(觸診)의 세 가지 진단법을 중요시하였는데, 이 세 가지 3진법(三診法) 외에 특정한 약을 먹여 그 효과에 따라 진단하는 독특한 약탐법(藥探法)으로 이루어지는 4진법(四診法)이 발전하였다.

특히 여러 의학자들은 갖가지 진단지식이나 이론을 전하고 자신의 진단경험을 정리해서 다양한 책들을 펴냈다. 18세기에 차하르[察哈爾] 지방의 뤄뽀상추러하무[羅卜桑楚勒合木]가 쓴 『맥진요강(脈診要綱)』 같은 책은 진단학과 관련한 전문서이다. 이씨빠러쥬이가 쓴 『감로의 샘』에도 병을 진찰하는 방법이 나온다. 요진(尿診), 맥진(脈診), 문진(問診) 그리고 환자가 부끄러워서 제대로 대답하지 않는 것을 완곡하게 묻는 문진법의 하나인 궤비진(詭秘診) 외에도 처방 중에 일부 약을 늘리거나 줄이고 바꾸어서 그 효과에 따라 병을 진단하는 취사진(取捨診) 등 다섯 가지 방법이 나온다. 이 가운데 취사진이나 궤비진 그리고 약탐법 같은 것은 확실히 몽골 전통의학에서만 볼 수 있는 독특한 진단법이라 할 수 있다.

6. 약물학과 약제학의 발달

1) 약물학의 발달

약물이 늘어나고 그 지식이 축적되면서 약물학도 점차 그 기초를 다지기 시작하였다. 중국의 한족이나 다른 나라에서 생산되는 약물의 유입도 그러한 발전에 한몫을 하였다. 17세기 이후에는 약물이나 약제학을 연구하는 사람들이 배출되고 그 방면에 대한 책도 간행되었다.

18세기에 이르러 이씨빠러쥬이(伊希巴勒珠爾)는 약의 이름과 약물을 식별하는 『수정(水晶)의 거울』이란 책을 펴냈는데, 이 책을 보면 약물을 크게 여섯 가지로 나누어 801종의 약물을 그 형태, 맛, 성질, 효능 등에 따라 설명하고 있고 광천욕(鑛泉浴)에 관한 내용도 부록으로 다루었다.

　　19세기에 들어서는 유명한 약물학자 띠엔빠러따오이지[占巴勒道爾吉]가 『아름다운 눈의 장식』이란 책을 펴냈다. 이 책은 몽골의 전통약학과 관련한 가장 훌륭한 고전적 저서이다. 또 티베트산 약재나 한약에 관한 책은 물론 여러 가지 약물에 대한 책들이 몽골로 들어와 번역되기도 하였다. 이런 약물을 계통적으로 정리한 것이 바로 이 『아름다운 눈의 장식』이란 책이다.

　　이 책 서문에서 띠엔빠러따오이지는 "오늘날 의사들은 약물을 잘못 식별하는 경우가 많다. 이름도 없는 풀에 이름을 붙이거나 한약의 이름을 잘못 알아서 작약(芍藥)을 청목향(靑木香)이라 하고 황기(黃芪)를 고삼(苦參)이라 하는 경우도 많다. 이런 잘못된 식별을 바로잡기 위해 의사들의 경험을 모아 이 책을 엮었다"라고 설명한 바 있다.

　　그 내용을 보면 약물을 크게 8부 24류로 나누어 879종의 약물을 설명하였는데, 각각의 약물의 산지와 생김새, 맛, 성질, 효능, 성분, 채집시기, 조제방법 그리고 그 명칭을 한자, 몽골말, 티베트말 등으로 붙여 해설하

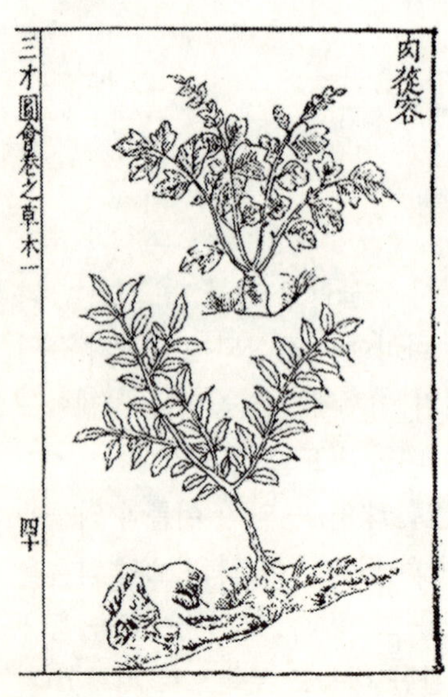

내몽고 특산약 중의 하나인
육종용(肉蓯蓉)의 그림.

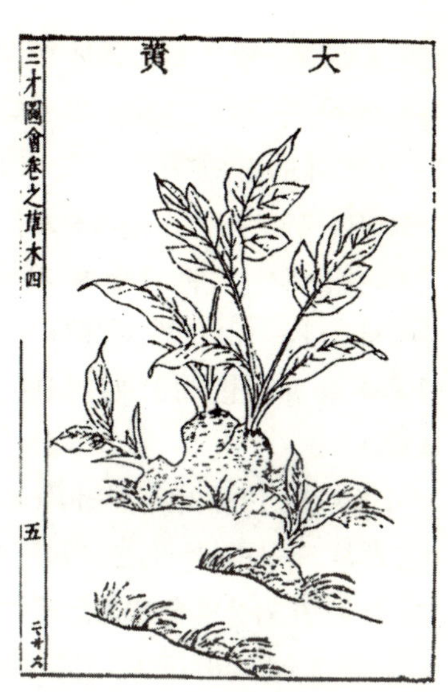

몽고에서 약용으로 널리 쓰이는
대황의 그림.

고 576매의 그림을 넣었다. 이 책은 목판으로 간행되어 근대 몽골 약물학의 중요한 문헌이 되었다.

이미 이 시기에 이르러서는 약물 사용량이 늘어나면서 약재의 교역도 확대되어 티베트나 중국 내륙에서 들어오는 약재들도 많았다. 그래서 이런 약물의 이름을 몽골어, 한어, 티베트어, 만주어, 때로는 인도어 등 다섯 가지 말로 정확하게 밝혀내는 작업이 필요해지기 시작하였고, 그에 따라 그러한 약물명을 여러 나라의 의서와 대비해서 밝힐 필요도 있었다. 예를 들면 띠엔빠러따오이지는 『아름다운 눈의 장식』 속에서 약물의 그림에다 티베트말, 한자, 몽골말을 함께 수록하고 경우에 따라서는 중국의 『본초강목』이나 티베트의 『정주본초(晶珠本草)』 같은 약전(藥典)을 참고로 하였음을 밝혀놓았다. 이런 작업에서는 학자나 지역에 따라 약물의 명칭에 차이가 나서 때로는 논쟁이 오랫동안 지속되기도 하였으나, 이런 과정을 통해 보다 정확한 약물명이 여러 나라 말로 기재되어 이용하기가 편리해졌다.

예컨대 18세기 초에 꽌뿌차삐[官布札卜]가 쓴 『처방(處方)』이나 『티베트말과 몽골말로 대조해본 약물명』같은 책을 보면 흔히 쓰이는 약물명이 한어, 몽골어 그리고 티베트어로 표시되어 있다. 그러나 이런 책에는 틀린 데도 많았다.

그러나 꽌뿌차뽀는 엄격하게 과학적 태도를 지닌 학자였다. 그는 자신이 수정해서 펴낸 두번째 저서『약물명의 티베트어와 한어의 대조』중에서 "나는 이미 쓴 책에서 적절하지 못한 것이 많아 수정할 필요가 있어서 옹정(雍正) 12년(1734년)에 이 책을 재판(再版)한다"라고 적어 놓았다.

이 밖에도 17세기에 뿌리아터[布里雅特]가 쓴『인도말과 티베트말로 대조해본 약물명 사전』도 있다. 20세기 초에 인쇄된『보제잡방(普濟雜方)』에 보면 약물명을 티베트말, 한자, 몽골말 등 세 가지로 밝힌 바 있다.

이런 책들은 티베트나 중국에서 쓰이는 약물 지식을 흡수해서 몽골 고유의 약물학 발전에도 중요한 역할을 하였다. 그러나 티베트말로 이름이 붙은 약물 중에는 140가지가 넘는 약물이 이름이 같지만, 오늘날 티베트 의사들이 쓰는 약과는 그 내용이 전혀 다르다.

이런 얘기는 우리 나라의 전통의학이나 향약(鄕藥)의 경우에도 비슷하다.『향약집성방』에는 향약을 한자로 표기해서 그 사용법을 강조하고『동의보감』에서도 향약 사용을 강조하고 있다. 또 같은 명칭의 처방이라도 그 내용이 중국이나 다른 나라와 달리 우리 나름대로 사용되고 있는 것들이 많다. 그런 의미에서 보더라도 우리 전통의학이 중국의 한의학 이론을 빌려다 쓰고는 있지만 우리 고유의 독자적인 발전을 해왔다는 사실을 새삼 이해할 수 있을 것이다.

2) 약제학의 발달

약물의 연구가 발전함에 따라 약제에 관한 지식도 풍부해져 이와 관련된 책도 늘어났다. 17세기에 뤄뿌상딴진차러상[羅布桑丹津札勒桑]

이 쓴 『하제(下劑)와 한병(寒病)을 치료하기 위한 처방』과 『25종의 처방』 같은 처방서는 한병이 많은 몽골지방의 특성을 잘 반영한 책이다.

18세기에 관포찰복이 쓴 『처방』에 이어 19세기 초에는 청해, 몽골지역에서 민뤄러띠엔빠러쟈오지딴진빠린리[敏羅勒占巴勒喬吉丹津巴林里]가 쓴 『비방(秘方)의 바다』라는 책은 몽골 전통약제학의 거의 완벽한 고전적 저서로 알려져 있다.

이 책을 보면 내과질환, 외과질환, 부인과병, 소아과병, 오관(五官)병, 전염병 그리고 열병(熱病) 같은 임상 각과에서 쓰는 2백여 종의 처방을 임상이론, 치료원칙, 음식, 기거(起居), 개별적 요법 그리고 간호법 등과 결합시켜 유기적으로 응용할 수 있도록 상세히 안내하고 있다.

이 책은 『사부의전』의 이론과 경험은 물론 몽골지역의 실제 상황과 밀접히 결합시켜 독창적으로 엮어낸 것이다. 예컨대 기(氣) 때문에 생기는 질병을 중·중·경(重中輕)의 세 가지로 나누어 이것을 대보양법(大養生法), 중보양법(中補養法), 소보양법(小補養法)으로 다스리도록 한다는 원칙을 제시하였다. 또 성숙한 열, 즉 한열 이론에 따라 생겨난 열과, 왕성한 열, 즉 앞에 지적한 열보다 더 높은 고열의 양자로 구별해서 설명하였다. 그리고 눈에 생기는 병을 94종으로 나누어 그 치료법을 상세히 설명하고 갑상선종을 마유주로 고치는 방법도 설명해놓았다. 물론 이같은 몽골 전통의 치료법 외에도 중국에서 들어온 한약 처방도 들어 있다.

이 밖에도 19세기에는 약제학에 관한 많은 책이 나왔다. 『보제잡방(普濟雜方)』은 물론 따리깡아이[達里岡崖] 지방의 띠엔빠리따오이지가 쓴 『처방』, 그리고 20세기 초에 차하이아여우이뤄뽀상라란빠[察哈爾優阿優爾羅卜桑拉然巴]가 쓴 『수종(水腫)을 고치는 금강석(金剛石)』, 어이뚜오스[鄂爾多斯]의 『차러샤오뗘저이[札勒薩敎德澤爾]의 처방』, 무이껀커껀[墨爾根格根]이 펴낸 『약의 노래』, 몽골말로 쓰인 저자 불명의 『붉은 술을 만드는 법』(붉은 술이란 술에 붉은 설탕, 고기즙, 약을 혼합한 것) 등 많은 처방서가 그것이다.

7. 임상의학의 발달

16세기 후반부터 몽골의 전통의학은 임상 각과로 세분되고 그 내용 또한 풍부해졌다. 이러한 발달은 몽골 자체의 전통의학이 발전하고 티베트나 인도의 고전의학이 도입됨에 따라 그 이론이 더욱 체계화한 결과라고 볼 수 있다. 17세기에 이미 외몽골의 뤄뿌상딴진차러상[羅布桑丹津札勒桑]이 쓴 『질병의 분류』라는 책이 나와 여러 가지 병의 분류와 임상 각과의 내용에 대해 구체적으로 설명하였다.

18세기에 접어들어 이씨빠러쥬이(伊希巴勒珠爾)가 쓴 3권으로 된 의서는 『사부의전』과 『의경팔지』의 이론이나 경험뿐만 아니라 몽골지방의 추운 기후 풍토 및 예로부터 전해 내려온 몽골의 전통의학을 유기적으로 결합시켜 임상의학의 발전에 기여하였다.

예컨대 『사부의전』에 나오는 임상 각과를 망라한 전문의서인 『비결의전(秘訣醫典)』에는 창상(瘡傷) 치료법이 구체적으로 설명되어 있는데, 거기에는 『사부의전』의 내용 가운데 『비결의전』에서 인용하지 않은 것들도 기록하고 있다. 이런 의서에는 『사부의전』에는 없는 좌상(挫傷)의 치료라든지 탈구의 정골, 몽골 전통의 정뇌술 같은 것들이 자세히 설명되어 있다.

그는 『비결의전』에 나오는 임상 각과의 내용이나 순서를 따르지 않았다. 그가 쓴 의서를 보면 『기본적인 여섯 가지 질병의 치료』라는 제목 아래 기·담·담·혈·황수·충의 여섯 가지 질병을 맨먼저 열거하였고, 또 이 여섯 가지 질병의 치료이론을 임상 각과에 모두 적용시켰다. 이 기본적인 여섯 가지 질병이론은 『사부의전』과는 다른 내용이다.

『사부의전』에 보면 열병(熱病)에 관해서는 상세히 설명되어 있으나 한병(寒病)에 관해서는 별로 설명되어 있지 않다. 그러나 이씨빠러쥬이가 쓴 책을 보면 『사부의전』의 열병에 관한 내용은 그대로 받아들였지만 한병 또한 강조해서 중요한 열 가지 질병 중 첫번째로 설명하고 있다. 또 한병의 치료, 한열상극에 의한 질병의 치료에 관해서도 상세히 설명하고 있다. 그는 한열의 이론에 입각해서 모든 질병을 한열의 양자로 귀납시켜 분석하였다.

또 그는 몽골말로 '타루바간', 중국말로 한뢰(旱瀨), 영어로 누런 쥐(Yellow rat)라는 것 때문에 생겨나는 전염병을 발견하기도 하였는데, 이러한 발견은 흑사병 연구와 서역(鼠疫) 연구사에서 높이 평가될 만한 업적이라 할 수 있다. 몽골에 현존하는 문헌에 따르면 이씨빠러쥬이 이전에 타루바간의 전염병에 관한 기록은 발견되지 않는다.

몽골초원에는 예로부터 타루바간이 많이 서식했다. 몽골 사람들은 이 타루바간을 잡아 털과 고기를 이용해왔다. 따라서 서역(鼠疫), 즉 흑사병은 타루바간으로부터 사람들에게 쉽사리 전염될 수 있는 조건을 갖추고 있었다. 이런 서역은 흔히 '타루바간의 역병(疫病)', 혹은 '타루바간의 독'으로 불렸다.

1740년대에 그가 쓴 『감로의 흰이슬』란 책을 보면 타루바간의 역병이 생기는 원인과 그 증상 및 치료법, 피해, 방역방법, 전염경로 등이 상세하게 기록되어 있다. 예컨대 "병에 걸린 타루바간의 고기를 잡아먹으면 타루바간의 병에 걸린다"라고 나온다. 이런 타루바간의 역병 혹은 흑사병과 관련된 기록은 그 후 『감로의 물방울』과 19세기에 나온 뤄뽀상취에뽀러[羅卜桑確泊勒]의 『몽골의학정선(蒙古醫學精選)』 같은 책에도 기록되어 있다.

『몽골의학정선』에는 임상 각과를 세분해서 97장으로 나누었는데, 같은 19세기에 나온 『산호(珊瑚)의 장식』이나 20세기 초에 지커무떠딴진차무수[吉格木德丹津札木蘇]가 쓴 『의약품 전통의 처방』 같은 책을 보아도 모두 임상 각과로 나누어 설명하고 있다. 이런 과정을 통해 몽골 전통의 임상의학은 점차 개별 분과로 분화·발전하였던 것이다.

8. 의료기술의 발전

이미 언급한 바와 같이 먼 옛날부터 몽골에는 고유한 전통적 뜸요법, 사혈요법 그리고 안마요법이 전해 내려왔다. 이러한 전통적 의료기술의 기초 위에 『사부의전』을 통한 뜸요법, 사혈요법, 화침(火針) 요법 등이 도입되어 몽골 고유의 생활조건이나 전통요법과 결합함으로써 더욱 발전하였다. 또 몽골에는 광천(鑛泉)이 많아 예로부터 광천치료법이 몽골 의료 특유의 치료법으로 확립되었다. 이 가운데 뜸, 사혈, 화침 그리고 광천요법을 중심으로 의료기술의 발전을 살펴보기로 한다.

1) 뜸요법

불에 달군 쇠나 불에 달군 돌로 뜸을 하는 것은 퍽 오래전부터 해왔던 몽골식 뜸요법이다. 오랫동안 뜸요법을 해오면서 점차 부족한 점을 보완하고 그 장점을 더욱 발전시켜 여러 가지 뜸요법이 생겨난 것이다. 더구나 뜸요법에 사용되는 몽골말로 '도놀'이라 하는 기구도 개량되었다. 여러 가지 문헌을 종합해보면 뜸요법도 다양했는데, 붉은 버드나무 가지를 태워서 쓰는 경우도 있고 종이나 구리, 금 같은 것으로 뜸을 하기도 하였다.

① 붉은 버드나무 가지를 재료로 한 뜸요법
이것은 붉은 버드나무 가지를 써서 하는 뜸요법으로, 버드나무 가지는 길이가 6~7치쯤 되고 굵기는 중지나 약지 정도로 한다. 뜸의 방법은 뜸을 놓을 혈위(穴位)에 약이 발라져 있는 아홉 장 정도의 종이를 대고 붉은 버드나무 가지의 한쪽 끝에 버터를 발라 태워가며 종이 위에 대고 뜸을 하는 것이다. 이 뜸요법은 특히 붉은 버드나무가 잘 자라는 지방에서는 지금도 이용되고 있다.

② 종이 뜸요법

이것은 붓글씨 연습에 쓰는 습자 종이 같은 것에 약을 발라 말아 딱딱해진 것을 뜸으로 이용하는 방법이다. 종이의 길이는 약 5~6치쯤 되고 굵기는 뜸요법에 따라 다르지만 대개 버드나무 가지를 쓰는 경우와 비슷한 굵기로 한다. 뜸의 방법을 보면 딱딱해진 종이 한쪽 끝에 불을 붙인 다음 뜸을 놓을 혈위에 접근시켜 환자가 열기를 참을 수 있는 데까지 계속 뜸을 한다. 19세기 말에서 20세기 초에 걸쳐 유명한 전통의(傳統醫)들은 이런 방법을 이용하였다.

③ 구리 뜸요법

이것은 구리를 써서 뜸을 하는 것으로, 이 요법에는 특수 구리기구가 사용되었다. 그러나 유목민들은 이런 특별한 기구보다는 구리로 된 여러 가지 기구의 끝부분을 소똥을 태운 불로 달궈서 뜸을 하였다. 이 구리 뜸은 대개 입가의 염증이나 입술의 궤양(潰瘍), 그리고 피부염 같이 세균에 오염된 상처를 치료하는 데 이용해왔다.

④ 금을 쓰는 뜸요법

이것은 금으로 된 기구의 끝부분을 뜨겁게 가열한 버터 속에 집어넣은 뒤 뜸을 하는 방법이다. 청해 지방의 몽골인 이씨빠러쥬이는 『감로의 흰이슬』라는 책에서 금으로 뜸을 하는 치료법을 설명한 바 있다. 실제로 18세기에 대부분의 전통의들은 이런 뜸요법을 썼는데, 거기에 어떤 기구가 사용되었는지는 명확하지 않다. 지커무떠 교수에 따르면, 그는 1982년에 의학사(醫學史)의 조사연구를 위해 찾아간 내몽골의 빠얀주오이밍[巴彦卓爾盟]이란 곳에서 실제로 금으로 된 뜸요법 기구를 보았다고 하였다.

이미 18세기에 이씨빠러쥬이는 그의 의서 『감로의 샘』에서 뜸과 관련한 치료법을 상세히 다루어 뜸에 쓰이는 기구, 뜸에 잘 듣고 듣지 않는 질병,

뜸의 혈위(穴位) 등을 상세하게 지적한 바 있다. 그 후 19세기에 나포상확백륵이 쓴『몽골의학정선』에도 뜸요법에 관한 설명이 자세히 나온다.

이 책에는 7개 항목, 즉 뜸에 사용되는 재료, 뜸을 해서 효과를 볼 수 있고 또 효과를 볼 수 없는 질병, 뜸의 혈위, 뜸의 방법, 뜸의 크기 그리고 뜸의 효능으로 크게 나누어 설명하고 있다. 이 가운데 '뜸의 혈위'에 대해서는 130여 개의 혈위와 그 명칭, 혈위의 확정방법과 주로 고칠 수 있는 질병이 자세히 설명되어 있다.

2) 사혈요법

『사부의전』을 보아도 사혈요법이 들어 있다. 이런 사혈요법은 몽골에 들어온 후 몽골의 풍토와 몽골인의 체질 그리고 전통의료와 결합하여 정착되었다. 또 작은 삼릉침(三稜針)으로 작은 양의 피를 내게 하는 중국 한의학의 사혈요법의 영향도 받게 되었다.

이씨빠러쥬이(伊希巴勒珠爾)는『감로의 샘』에서 사혈요법을 특별히 다루고 이 치료법이 잘 듣는 질병과 듣지 않는 질병, 그리고 사혈하는 방법과 아울러 어떤 병에 어느 혈관에서 사혈하며 사혈 중에 생길 수 있는 여러 가지 문제점과 질병의 예방 및 치료법 등을 구체적으로 설명하였다. 또『감로의 물방울』에서도 사혈요법에 관해 구체적으로 설명한 바 있다. 뤄뽀상추러하무[羅卜桑楚勒合木]도 『맥진강요(脈診綱要)』라는 책에서 사혈요법을 설명하였다.

19세기에 이르러 띠엔빠뤄따오이는『아름다운 눈의 장식』이란 책을 통해 사혈을 실시하는 혈위를 그림으로 해석한 바 있다. 또『몽골의학정선』에도 사혈법이 설명되어 있는데, 사혈을 해야 할 병과 하지 말아야 할 병, 사혈의 시기, 혈관의 수축법, 사혈의 방법, 혈위, 각 혈위가 가지는 치료할 수 있는 병들, 그리고 주의사항 등이 구체적으로 설명되어 있다.

어린애들을 위한 사혈안마법은 몽골 특유의 사혈요법과 안마법을 결합한 것이다. 작은 삼릉침 같은 것으로 일정한 혈위에서 피가 나오게 찌른 후 안마를 해서 어린애의 좋지 않은 전염병이나 소화불량 그리고 경련 같은 것을 고치는 것이다. 이 치료법에 관한 문헌은 많지 않지만 몽골에서는 전통적으로 많이 이용해왔다.

3) 침요법

16세기 이후 티베트나 한족 사이에서 발달한 침요법이 몽골에도 도입되었다. 18세기에 이씨빠러쥬이는 그의 『감로의 샘』에서 "침 치료법에는 한열의 두 종류가 있다"라고 말하고 있다. 열(熱)에는 그저 침을 놓으면 되고 한(寒)에는 뜸과 결합한 열침(熱針)이나 화침(火針)을 놓는 방법이 포함되어 있다. 그러나 몽골에서는 대개 뜸과 결합한 열침이나 화침이 주로 이용해왔다. 이런 특징은 한병이 흔한 몽골의 풍토에서 유래한 것이다. 몽골에서는 전통적으로 침은 대개 은침이나 때로 금침을 썼기 때문에 흔히 몽골의 침요법은 은침법(銀針法)이라 부르기도 하였다.

18세기에 이르러 『감로의 샘』에는 침요법에 대한 설명이 구체적으로 나온다. 침에 잘 듣는 병과 잘 듣지 않는 병, 침의 혈위, 침요법의 종류, 침놓는 방법이나 효능 등이 자세하게 설명되어 있다.

4) 침구동인(針灸銅人)

몽골에서는 18세기에서 19세기에 걸쳐 먼빠자창(門巴札倉)에서 침구를 가르칠 때면 언제나 동인, 즉 구리로 만든 인형을 이용하였다. 19세기 말부터 20세기 초에 걸쳐 침구동인을 많이 썼다는 얘기도 있지만 오늘날 이런 동인은 남아 있지 않다.

예컨대 이커자오밍오빤치[伊克昭盟烏番旗]에서는 두 개로 된 동인 한 세트를 1966년 문화대혁명 중에 난(亂)을 피하기 위해 초원의 모래

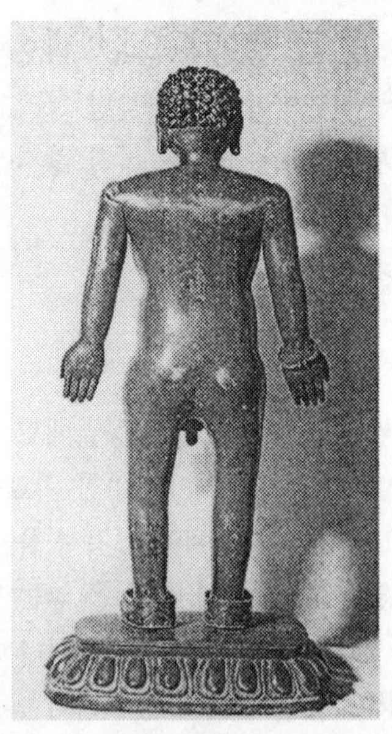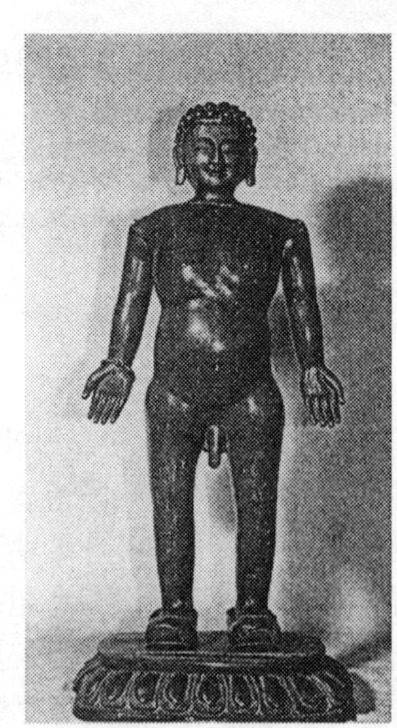

침구 강의에 사용되는 침구동인(針灸銅人).

언덕에 파묻었으나 결국 다시 찾지는 못하였다. 다른 곳에서도 이와 비슷하게 문화대혁명 중에 유실되어 버렸다.

오늘날 우리가 가지고 있는 동인을 보면 동인 밑바닥에 새겨진 연도로 보아 1928년에 주조된 것임이 분명하다. 이 동인은 키가 61cm, 무게는 21kg으로, 전신에 침구에 쓰이는 혈위가 머리에 102개, 목에 8개, 동체에 198개, 상지(上肢)에 124개 그리고 하지에 116개 등 모두 548개가 있다. 이런 혈위의 분포나 위치 그리고 수는 중국의 한의학에서 침구에 쓰이는 혈위와는 다르며 『사부의전』의 내용과 똑같지도 않다.

5) 광천(鑛泉) 및 약욕요법

① 자연광천법
13세기의 『음선정요(飮膳正要)』를 보면 일부 지방에서 상처를 물로 씻었더니 출혈이 멎고 눈병이 나았다는 기록이 나오고, 원나라 때 몽골의 황제들은 광천물을 마셨다고 적혀 있다. 몽골의 추운 지방에서는 지금도 파오에서 생활하는 사람들이 그 고장의 광천수로 목욕을 해서 병을 고쳤다는 얘기가 있는데, 이런 광천을 감로천(甘露泉)이라 한다. 더구나 그런 경험이 점차 축적되면서 그 효과 또한 이론적으로 밝혀져 이른바 광천요법이 크게 발전하였다.

내몽골만 하더라도 예로부터 이렇듯 여러 가지 질병치료에 이용되어 온 광천이 많다. 그 가운데서도 뚱수니터치[東蘇尼特旗]의 광천과 후뤈파이이밍[呼倫貝爾盟]의 광천 등이 유명하며, 이 밖에도 과거에 많이 이용되다가 버려진 광천도 많다. 예컨대 어뚜오커치[鄂托克旗]의 아이빠스산[阿爾巴斯山], 먼빠자창의 광천은 정석(晶石) 광천이다. 이 광천은 19세기에 정부가 금령(禁令)을 내려 폐지시켰다. 오늘날까지 이용되어 온 광천의 약용성분, 성질, 냄새, 주로 잘 듣는 질병, 이용방법 그리고 요양법 등과 관련해서 예로부터 전해 내려오는 전설이나 처방, 그림 같은 것들이 아직도 많이 남아 있다. 예컨대 뚱수니터치의 광천에서 쓰였던 광천요법의 처방 사본은 지금도 현존하고 있다. 그 내용을 보면 광천물에 들어가기 전의 준비사항과 구체적인 약욕방법, 약용 후의 요양, 위생상 주의사항, 땀을 내는 법, 그리고 안마요법을 어떻게 광천요법과 병행시킬 것인지가 분명하게 기록되어 있으며 그림도 부록으로 붙어 있다.

예로부터 몽골에서는 이처럼 광천요법에 쓰이는 물의 약용성분이나 성질, 그리고 효능 등을 자세히 연구해왔다. 오라터중치[烏拉特中旗] 남쪽에 있는 온천은 예로부터 한수석(寒水石), 오령지(五靈脂), 유황, 백반 등이 들어 있는 것으로 밝혀졌고, 동쪽에 있는 검은 빛의 '쓴물'이란 이름이 붙은 샘물은 '검은 백반이 들어 있는 광천'이라고 하였다. 그 후 많은 사람들에 의해 이들 광천은 특히 머리에 생기는 병을 잘 고치는 광천, 눈에 좋은 광천, 매독을 치료하는 광천, 몸에 좋은 광천, 피부병에 좋은 광천 등으로 분류되어 왔다.

여러 가지 전설을 종합해보면 인적이 드문 산이나 원시림 속에 있는 광천은 대개 처음에는 사냥꾼들에 의해 발견되었다. 예를 들면 후륀파이이밍에 있는 한 광천은 마음의 병을 고치는 광천, 머리에 생기는 병을 고치는 광천, 귀와 코에 좋은 광천, 눈에 좋은 광천, 간과 위의 열을 고치는 광천, 몸을 깨끗이 하는 광천 등 11개의 샘물로 유명한 광천이지만 처음에는 어느 사냥꾼이 자신이 쫓던 산양이 이 샘물에 들어가 상처를 고치고 도망치는 것을 확인함으로써 알려졌다고 한다.

아직도 이런 유의 전설이 많이 남아 있는데, 그 모두 역사적으로 근거가 있다고 보기는 어렵겠지만 그 진실성을 밝힐 수 있는 것도 없지 않다. 18세기 이후에는 이같은 광천요법에 관한 책도 많이 나왔다.『감로의 샘』이나『감로의 물방울』같은 책을 보면 각기 천연온천에 대한 기록이 상세하게 나온다. 또 19세기의『몽골의학정선』에서도 천연온천이란 제목 아래 천연광천의 소재지나 종류, 그 효과, 입욕방법과 요양법 그리고 입욕시간 등이 자세하게 설명되어 있다.『아름다운 눈의 장식』같은 책에서도 천연광천의 종류나 그 성질, 효능이 설명되어 있다.

② 인공약욕법

13세기부터 몽골에서는 이미 인공약욕법이 이용되기 시작하였다. 16세기 말에 들어온『사부의전』에 의해 약욕법이 급격히 보급되었는데, 이때 사용된 약재를 보면 자백(刺柏), 마황(麻黃), 소백호(小白蒿), 동청(冬青), 하백(河柏) 같은 약재를 끓여 그 즙을 이용하였다. 그래서 이같은 다섯 가지 약재를 넣은 물이라고 해서 '오천(五泉)'이라고도 하였다. 18세기 초부터 구체적으로 각종 의서를 통해 이런 인공약욕에 쓰이는 처방이나 만드는 방법, 효능, 요양법 등이 구체화하였는데, 이같은 몽골의 전통적 치료법 외에도 더운 모래를 쓰는 열사요법(熱砂療法), 안마요법 같은 것은 지역에 따라 아직도 이용되고 있다.

9. 의인전(醫人傳)

몽골에서는 16세기 말부터 오늘날에 이르기까지 많은 의학자가 배출되었는데, 이들은 몽골 전통의학의 유산을 체계화하고 정리해서 책으로 남겼다. 이렇게 몽골 전통의학에 크게 공헌한 의학자들의 전기는 대개 몽골말이나 티베트말로 쓰였다.

티베트로부터 라마불교 즉 황교가 몽골에 본격적으로 도입된 이후 몽골의 지식인들은 티베트말을 배우기 시작하면서 17세기 이후 몽골 의학자들이 쓴 책은 대부분 티베트말로 기록되었다. 이와 함께 인도나 티베트의 고전의학에 관한 책들이나 중국의 한의학에 관한 의서들도 몽골말로 번역되어 목각판이나 필사본으로 널리 이용되었다. 그러나 아직도 몽골 전통의학의 역사는 제대로 밝혀져 있지 않으며, 대부분의 책들은 제대로 정리되지도 못하였거니와 알려져 있는 것들도 많지 않다.

외국의 전문가나 학자들이 몽골에 들어가 과거에 널리 이용되었던 의학과 관련한 목각판이나 필사본을 구하기는 매우 어렵다. 우선 몽골은 교통편이 좋지 않아 여행하기가 힘들고 몽골말이나 티베트말을 잘 아는 사람도 많지 않다.

유럽에서도 티베트말이나 몽골말로 된 과거의 문헌들을 가장 많이 소장하고 있는 곳은 러시아 과학원의 동방학연구소 부설 도서관이다. 이곳에는 몽골 사람들이 쓴 의학관련 책들이 많이 소장되어 있지만 아직도 그것을 제대로 정리해서 발표한 적이 없다. 또 외몽골에 있는 몽골 인민공화국 도서관에는 몽골 사람들이 티베트말로 쓴 많은 책들이 소장되어 있다. 1960년대 초에 꽌뿌차뼤[官布札卜]가 쓴 논문을 보면 208명의 저작자들이 소개되고 있는데, 그 가운데 일부는 의학관련 책도 많이 쓴 사람들이지만 제대로 소개되지 않고 있다.

또 1960년대 초에 나온 중국 의학사를 연구하는 중국학자들의 책을 보면 『보제잡방(普濟雜方)』이란 이름의 작은 처방서가 제시되었을 뿐

몽골 의학자들이나 이들이 쓴 책에 대해서는 본격적으로 조사·연구한 것이 거의 없다. 아직도 몽골 전통의학의 역사는 제대로 연구되어 있지 않는데, 아마도 필자가 내몽골 호아호투에서 만난 지커무떠 교수가 유일한 몽골 전통의사학자라고 믿어진다. 그의 저서를 통해 몽골 전통의학에 큰 발자취를 남긴 의학자들의 면모를 살펴보면 다음과 같다.

1) 뤄뿌상딴진차러상[羅布桑丹津札勒桑]

이 사람은 외몽골 추이인뤄얀한뿌[袞音諾顔汗部]의 라마활불(喇嘛活佛) 1세였다. 1639년 1월 15일에 칭기스 칸의 후예로 태어났고 아명은 치아오지따오이지[喬吉道爾吉]이었다. 일곱 살 때 출가해 사미계(沙彌戒)를 받은 후 비로소 뤄뿌상딴진차러상이란 계명을 받았다. 어릴 때부터 매우 영리해서 여러 고승(高僧)들의 제자가 되어 6년간 경전을 배웠고, 열 살이 넘어서는 몽골말과 천문, 역법 그리고『사부의전』에 들어 있는 「근본의전(根本醫典)」과 「후속의전(後續醫典)」 같은 의학서를 배웠다.

그 후 20세가 넘게 여러 절을 돌아다니며 공부를 계속하면서 비구계를 받은 뒤『사부의전』과『결규비적(訣竅秘籍)』 같은 비방과 비법을 배우고 철학과 역법 등 다방면에 걸쳐 공부를 계속한 후 고향으로 돌아왔다. 그는 의학만이 아니라 역법과 문장, 철학 등에도 능통하여 많은 업적을 남기고 1704년에 죽었다.

그는『따깐뿌파왕쥐뿌상딴진차러상전집(大堪布法王羅布桑丹津札勒桑全集)』을 남겼는데, 제1권에는 주로 축사나 찬가, 시가 같은 것이 들어 있고 제2권에는 경문이나 경전과 관련한 기록이 나오며 제3권에는 수행이나 철학, 경문 같은 것이 들어 있다. 또 제4권에는 의학과 천문, 시가 그리고 자신의 전기 같은 글이 들어 있다.

이 밖에도 의학관계로 4권의 책을 남겼는데, 주로 질병의 종류나 원인, 증상, 요법 그리고 병리이론과 약물 및 치료법을 깊이 다루었다.

2) 이씨빠러쥬이[伊希巴勒珠爾]

이 사람은 몽골이 낳은 대학자로 몽골학(蒙古學)에 관심을 갖는 많은 사람들에 의해 연구되었다. 그러나 그러한 연구는 주로 그가 쓴 문학작품에 한정된 것이어서 그의 인생이나 의학관련 업적은 별로 연구된 바 없다. 그는 청해 몽골에서 1704년 8월 15일에 태어나 이미 네 살 때부터 공부를 하기 시작해서 그곳 공릉사(貢隆寺)로 출가하였다. 8세부터 티베트말과 경문, 의학은 물론 문학과 철학을 공부하였고 20세 때 라사로 가서 공부하다가 23세 때 문답시험을 거쳐 높은 학위를 받았다.

그는 티베트에서 의학과 언어를 공부하고 수학과 천문학도 익혔다. 27세에 공릉사에 초청되어 의사로서 학술활동을 계속하면서 거의 반생을 그곳에서 보냈다.

공릉사 외에도 여러 절의 깐뿌라마라마[堪布喇嘛]가 되었고, 청나라 조정으로부터 차나커깐뿌[札那格堪布]라는 친교사(親敎師)의 칭호를 받고 북경에서 2년간 머물기도 하였다. 그 후 몽골 여러 지방에 초청되어 직접 환자를 돌보고 포교하면서 학술활동을 계속하였다. 또 오대산(五臺山)에 가서 한족의 여러 학자나 의사들과도 교류를 돈독히 하였다. 그러나 그는 홍교(紅敎)의 사상이나 활동에 찬동하지 않은 탓에 그 후 청나라 조정으로부터 친교사 자격을 박탈당하였다.

그는 여러 학문에 정통하여 빤띠따[班迪達]라는 학위도 받았다. 그의 학식은 매우 뛰어나 몽골과 티베트에 명성이 자자하였는데, 만년에 이르러 매년 봄이면 그가 묵고 있는 공릉사로 수많은 학자들이 찾아와 그의 장수를 비는 찬가를 만들어 바치기도 하였다고 한다. 그러나 그는 1788년에 84세로 입적하였다.

그는 젊은 시절에 고향에서는 물론 티베트로 가서 의학을 배우고 몽골 전통의학도 익혔다. 또 티베트나 인도의 고대의학에도 정통해서 몽골지방의 풍토병을 잘 고쳤다고 한다. 특히 그는 다섯 권의 의서를 써서 몽골 전통의학을 티베트의『사부의전』이론과 잘 결합시킨 한편, 더 나아가 인도와 티베트의 의료경험을 몽골지방의 풍토나 생활조건 및 체질과 유기적으로 결합시킴으로써 몽골의 전통의학자 중 가장 체계적이고도 완전한 의서를 펴냈다.

그가 쓴『감로의 샘』은 생리, 병리, 진단, 치료원칙, 치료법 등의 기본이론을 제시하였고,『감로의 백로』는 그가 49세 때 쓴 것으로 임상관계 전문의서이다. 이 책은 내과병, 열병, 전염병, 오관병(五官病), 장부병 등 임상 각과 차원에서 발병의 원인과 조건, 증상, 치료방법 등을 해설하였다.『감로의 물방울』은 임상 각과의 내용을 중심으로 치료법과 처방을 설명한 책이다.

이런 책들은 그의 전집과 함께 청나라 때 티베트말로 목판본 형태로 출판된 후 19세기에는 몽골말로 번역되어 널리 보급되었다. 확실히 이런 의서는 몽골의학의 이론적 발전에 크게 공헌하였고, 또 몽골지방에 흔한 한병(寒病)의 치료경험을 총괄하여 고대 몽골 전통의학의 한열이론을『사부의전』중 열병을 고치는 이론과 유기적으로 결합시켜 한열병(寒熱病)의 이론을 체계화하였다. 이런 그의 업적은 18세기 이후에 전통의학에서 질병의 본질을 분석하는 데 중요한 열쇠가 되었다.

그는 또 실제 의료면에서도 몽골의 정뇌술, 좌상 치료, 탈구 정복, 식이요법 등 고대 몽골 전통의학의 경험을 정리해냈다. 특기할 만한 것은 타루바간의 역병 즉 서역(鼠疫)에 대해서도 구체적으로 분석함으로써 흑사병(黑死病)의 원인과 조건, 전염경로, 증상, 예후, 방역과 치료법 등을 상세히 설명하였다. 그의 이러한 업적은 뒷날 페스트가 타루바간으로부터 전염된다는 사실을 뒷받침해주는 중요한 단초가 되었다.

3) 뤄뿌상추어하무[羅布桑楚勒合木]

뤄뿌상추어하무는 1740년 건륭(乾隆) 5년에 유목민의 아들로 태어났다. 7세에 백부로부터 몽골말로 공부를 시작하여 절에서 티베트말과 티베트 경전을 공부하였다. 또 10세부터 의학을 배워 몽골 약물학에 통달하였고 철학·역법 등 여러 학문을 배웠다. 그 후 23세에 역사·철학을 공부하고 의학분야에서는 주로 약물을 연구해서 독창적인 업적을 남겼다.

그는 『약의 식별학』이라는 약물에 관한 4권의 책을 썼다. 이 책에서는 주로 6백여 종의 약물을 설명해놓았는데, 그는 의사들에게 약물 식별법 및 이용법도 가르쳤다. 또 말라리아의 치료나 종두법(種痘法), 천연 광천수 감별법 등 당시 몽골의학의 특수분야와 그 내용을 정리해냈다. 더구나 금단(金丹) 같은 단약과 관련한 중국한약의 처방도 정리하여 몽골 전통 약물학의 발전에 기여하였다.

그는 유명한 약물학자일 뿐만 아니라 수사(修辭), 번역, 역법, 철학, 역사 등을 연구해서 10권의 저서를 남겼다. 약물에 관한 그의 저서는 여섯 권이다. 네 권으로 된 『약의 식별학』을 비롯하여 『맥진강요』 등을 통해 몽골 토산의 여러 약품의 사용법을 구체적으로 밝혔다.

4) 아커왕빠러따이마[阿格旺巴勒達爾瑪]

아커왕빠러따이마는 1770년대 초에 몽골에서 태어났다. 어릴 때부터 총명해서 몽골말과 티베트말로 된 경전이나 의서를 배웠다. 17세에 청해 지방의 테르 사원에서 철학을 배우고 문법과 말, 문학, 역법 그리고 의학 등 다방면에 걸친 지식을 쌓았다.

그 후 고향으로 돌아와 의료에 종사하면서 의학연구를 병행해 나갔다. 그의 의술은 매우 유명해서 여러 지방에서 환자들이 몰려왔다. 그는 또 역법이나 수사 및 문학연구도 계속하였는데, 한 권으로 되어 있는 그의 전집은 주로 역법, 수사, 시가 그리고 의학에 관한 것들이다. 그의 전집 필사본은 테르 사원에 소장되어 있었으나 문화혁명 중에 없어져 버렸다고 한다. 그는 1840년대에 67세로 입적하였다고 한다.

5) 꽌뿌차뿌꿍[官布札布公]

꽌뿌차뿌꿍은 1680년경에 태어났다. 어릴 때부터 공부를 시작해서 북경에 있는 당고특문학교(唐古特文學校)의 집사가 된 뒤로 몽골말, 티베트말, 중국어, 만주어에 능통한 학자가 되어 많은 책을 펴냈다.

그는 언어와 문학 그리고 역사에 탁월한 업적을 남겼을 뿐만 아니라 의학도 연구해서 몇 권의 책을 썼는데 의학관계 책은 주로 처방과 약명(藥名)에 관한 것들이었다. 그가 몽골말로 쓴『처방』에는 여러 가지 처방에 관한 내용이 들어 있는데, 몽골약의 처방을 중심으로 인도, 티베트, 회회지방, 중국 등 여러 지방의 약을 포함해 각종 질병에 쓸 수 있는 처방 102개를 수록하고 있다. 그는 1750년 이후에 죽은 것으로 되어 있다.

6) 민뤄러[敏羅勒]

이 사람은 청해의 민뤄러뤄먼한[敏羅勒諾門汗]이자 제4세 활불(第四世活佛)이었다. 1789년에 청해 몽골에서 유목민의 아들도 태어나 어릴 때부터 티베트글과 의학 그리고 불교철학을 공부하였고, 여러 곳에 가서 의학을 연구하고 의사로서 환자를 돌보기도 하였다. 1829년에는『비방의 바다』라는 약제학과 관련한 책을 티베트말로 써냈다. 이 책을 통해 그는『사부의전』의 이론이나 경험을 몽골지방의 실제 환경과 결합시키고 한의학의 지식도 도입해서 약물학 및 약제학 발전에 공헌하였다. 그는 1838년에 50세로 죽었다.

그가 쓴『비방의 바다』는 몽골 전통약학의 경험과 이론을 집대성한 것으로 2백여 개의 약재를 병의 원인·증상·종류·치료법에 따라 설명하였다. 그는 과거의 경험이나 고전을 중요시하면서 고전에 없는 것도 첨가하였다. 예컨대 기(氣) 때문에 생기는 병을 고치는 대·중·소 세 가지 영양제라든가 식도암에 동물의 피를 사용하는 등 독창적인 내용도 많다고 한다.

7) 이씨딴진왕지러[伊希丹津旺吉勒]

이씨딴진왕지러는 19세기의 유명한 시인이자 의학자로, 1853년에 태어나 7세 때 활불 중에서는 지위가 좀 낮은 사뽀눙[沙卜隆]으로 추대되었다. 어릴 때부터 매우 총명해서 몽골말은 물론 티베트말과 의학을 배웠고, 1868년에 회회족의 폭동으로 절이 불타버리자 한때 고향으로 돌아왔다가 절이 복원되자 다시 그 절에서 불교철학을 공부하였다.

그는 20세 때부터 청해의 테르 사원에서 불교철학과 의학을 공부하면서 체계적인 이론과 지식을 습득하였고, 그 후로 여러 지방을 돌아다니면서 책을 쓰고 직접 환자를 진료하다가 1906년에 54세로 죽었다. 그 역시 『사부의전』의 이론을 몽골 사람의 체질과 생활 그리고 풍토와 결합시켜 근대 몽골의학파의 대표적인 의학자가 되었다.

그는 특히 전통적인 산마유 요법을 중요시해서 많은 사람들을 이 산마유로 고쳤다고 한다. 또 몽골 고유의 약을 연구·조제하여 나누어주고 제자를 데리고 다니면서 여름에는 산이나 들에서 나는 약물을 채집하였다고 한다. 재미있는 것은 이런 약용식물의 뿌리를 쇠로 된 기구로 채집하면 약효가 떨어진다고 하였는데 특히 러시아에서 나는 토복령(土伏笒)은 절대 쇠붙이에 닿게 해서는 안된다고 하였고 약을 찌을 때도 쇠로 된 절구보다는 돌로 된 절구를 쓰도록 권하였다고 한다.

그는 또 임상경험을 통해 환자에게 러시아에서 나는 토복령을 중국산 토복령과 섞어서 복용시키면 효과가 더 좋다는 기록도 남겼고, 약을 써서 여러 가지 병을 고치는 치료법은 물론 사혈과 뜸 그리고 광천요법을 실제로 많이 활용하였다. 그 밖에도 중국의 한의학이나 티베트 및 러시아 전통의학의 장점도 받아들였다. 그가 쓴 『산호의 장식』을 보면 티베트는 물론 한의학과 러시아 전통의학의 장점을 받아들여 몽골의 풍토나 몽골사람들의 체질에 맞게 적용하려고 힘쓴 흔적이 엿보인다.

8) 띠엔빠러따오이지[占巴勒道爾吉]

19세기의 유명한 몽골 약물학자로 『아름다운 눈의 장식』이라는 약물학과 관련한 책을 티베트말로 써냈다. 이 책은 몽골 전통약물학에 관한 훌륭한 책이다. 879종의 약물을 약물마다 한자(漢字)명과 티베트명, 산지, 형태, 맛, 성질, 효능, 약효, 채집시기, 조제방법으로 나누어 설명하고 576매의 그림도 덧붙였다.

9) 뤄뿌상치에뽀러[羅布桑確泊勒]

이 사람은 귀족출신 학자로 19세기에 『몽골의약정선』이란 책을 티베트말로 썼는데, 이 책은 임상 각과에 쓰이는 약물, 처방, 치료법을 기록하고 있다.

10) 까오스커[高世格]

까오스커는 19세기 말에 『보제잡방(普濟雜方)』을 펴냈는데, 이 책에는 각과에 쓰이는 처방과 간단한 치료법이 들어 있다. 약의 이름은 모두 티베트어, 몽골어, 한자명으로 되어 있다.

11) 아커왕뤄뿌상띤삐차뤄상[阿格旺羅布桑丹畢札勒桑]

이 사람은 커진사(格根寺)의 빠띠따활불(班迪達活佛)이기도 한데, 18세기에 태어나 일생을 통해 학술연구에 힘써 의학, 철학, 음악, 불교경전 등 다방면에 걸쳐 많은 업적을 남겼다. 그가 남긴 의학관계 책을 보면 난산(難産)에 대한 치료법은 물론 칼에 의한 부상이나 뇌진탕 같은 경우에 쓰이는 약과 치료법도 들어 있으며 술을 많이 먹으면 좋지 않다는 내용의 『주해(酒害)를 삼가라』라는 책도 있다.

이 밖에도 윈딴만란빠[雲丹曼然巴]를 비롯하여 몽골 전통의학 발전에 공헌한 의학자들은 많은데, 이들은 대체로 라마 사원의 활불이거나 큰 스님 아니면 학자로서 흔히 5명(五明)이라 불리는 다섯 가지 학문에 통달한 사람들이었다. 즉 철학과 불교경전은 물론 역사와 문학에 통달하고 의학에도 많은 업적을 남긴 사람들이 대부분이다. 이것은 우리 나라의 전통의학사에서도 비슷하게 볼 수 있는 현상이다.

우리 나라가 자랑하는 『향약집성방』이나 『의방유취』 그리고 『동의보감』의 집필자나 공동집필자는 대개 그 당시의 고급관리이자 여러 가지 학문에 능통한 학자들이었다.

V. 소결

　어느 나라의 전통의학이든 그 사회와 국가 그리고 민족이 겪어온 역사와 분리시켜 설명할 수는 없다. 의학과 의료기술은 그 나라의 정치, 사회, 경제 그리고 문화와 밀접한 관계를 맺으며 발전·변화하여 왔기 때문이다. 몽골의 경우도 마찬가지여서 몽골에서 전통의학이 형성된 과정에는 정치적으로나 사상면에서 볼 때 살만교 즉 샤마니즘과 라마불교 및 황교의 영향을 무시할 수 없다.

　16세기에 이르기까지 몽골 전통의학은 샤마니즘과 깊은 관계를 맺어 왔고, 그 후 황교의 도입과 함께 티베트를 통해 인도의 아유르·베다 의학의 『의경팔지』나 『사부의전』 같은 책을 통해 많은 영향을 받았다. 다시 말하면 16세기 말부터 오늘날에 이르기까지 몽골의 전통의학은 몽골 고유의 전통의학적 경험이나 이론 외에도 티베트나 중국의 한의학, 회회족의 회교의학 그리고 인도의 고전의학 특히 『사부의전』과 『의경팔지』를 통해 보완·발전하여 왔다.

　이러한 과정은 몽골의 고유한 생활환경이나 풍토와 결합되어 구체적으로는 음양이론과 5원소설은 물론 기·담·담과 칠정력 그리고 장부 이론을 받아들여 기본적인 6병설(六病說)에 따라 질병현상을 분석하고 치료하는 기본개념이 정립되고 한열(寒熱) 이론에 따라 질병을 구분해서 다루는 기본원칙이 체계적으로 생겨나 오늘날에 이른 것이다.

물론 오늘날 몽골에서는 공식의료로서 서양에서 도입된 과학적 의료, 중의학(中醫學)에 기초를 둔 한의학적인 진료법 그리고 몽골 전통의학에 따른 몽골 전통요법이 다같이 이용되고 있다. 그러나 중국의 한의요법과 몽골의 전통요법은 서로 협조적인 관계를 유지하면서 대개 같은 병원이나 의료기관에서 시술되고 있다. 독립적인 몽골 전통요법만을 시술하는 몽의원(蒙醫院)도 있지만 중국의 한의요법과 서로 협조적인 관계를 맺고 전통요법을 제공하는 중몽의원(中蒙醫院)이 더 많다. 또 이런 전통요법과 서양의 의료방법을 협진체제로 제공하는 병원도 없지 않다.

이런 경향은 1950년대 이후 외몽골이나 내몽골에서 다같이 두드러지게 나타나는 현상이다. 여기에는 정치적인 요인도 개재된 것으로 봐야 할 것이지만, 어느 나라의 전통의학이든 그 경험은 소중한 유산이다. 확실히 몽골 특유의 산마유 요법이나 정뇌술, 탈구의 정골술 같은 것은 앞으로도 계속 활용·발전시켜야 할 분야라고 생각된다. 특히 몽골의 전통의학은 역사적으로 볼 때 우리와도 밀접한 관계를 맺어왔다. 원나라 때는 국혼(國婚)이 장려되었는가 하면 의사들의 교류도 있었고 원나라를 통해 아라비아나 서역의 약물이 도입된 한편 우리 나라의 향약도 많이 소개되었다. 우리 나라 전통의학의 뿌리를 제대로 찾기 위해서라도 몽골과의 관계나 몽골 전통의학과의 관계도 역사적으로 더욱 상세하게 밝혀나가야 할 것으로 생각한다.

□ 저자소개

허 정(許程)
1932년생.
1957년 서울대학교 의과대학 졸업(의학사).
1960년 미국 미네소타 주립대학교 보건행정학 연구(보건학 석사).
1963년 서울대학교 대학원에서 보건학 전공(보건학 박사).
1967년 미국 하버드 대학교에서 보건행정학 연구.
1977년 서울대학교 보건대학원 교수로 승진.
1978년 서울대학교 보건대학원 원장 겸임.
1979년 한국노년학회 회장으로 선출.
1981년 대한예방의학회 회장으로 선출.
1984년 세계보건기구 서태평양지역 의학연구 자문위원장으로 위촉.
1986년 과학의 날에 과학기술 유공자로서 국민훈장 동백장 수여받음.
1988년 한국 보건행정학회 회장으로 위촉됨.
현재 서울대학교 보건대학원 교수.
주요저서로『西洋保健史』(신광),『東洋醫學史(편역)』(대한교과서),『에세이 의료한
  국사』(한울),『전염병과 인류의 역사』(한울),『건강상식 164가지』(한울) 등
  이 있다.

아시아 전통의학을 찾아서

ⓒ 허 정, 1997

지은이／허 정
펴낸이／김종수
펴낸곳／도서출판 한울

편집책임／최연희
편집／천현주
초판 1쇄 인쇄／1997년 6월 5일
초판 1쇄 발행／1997년 6월 15일

주소／120-180 서울시 서대문구 창천동 503-24 휴암빌딩 201호
전화／326-0095(대표)
팩스／333-7543
등록／1980년 3월 13일, 제14-19호

Printed in Korea.
ISBN 89-460-2423-2 93510

* 가격은 겉표지에 있습니다.